Female
diseases

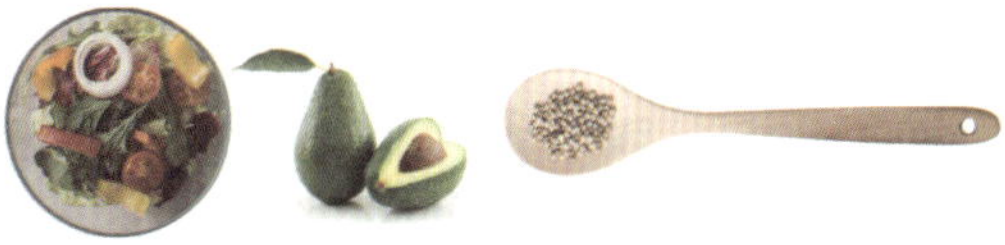

吃对食物，轻松
调理女性病

柴瑞震 / 主编

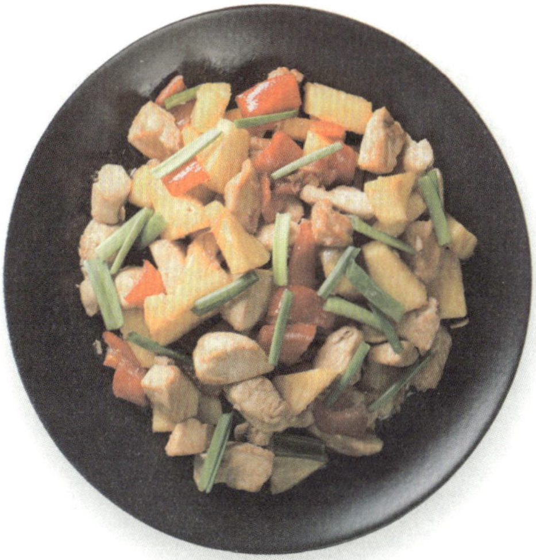

黑龙江科学技术出版社
HEILONGJIANG SCIENCE AND TECHNOLOGY PRESS

图书在版编目（CIP）数据

吃对食物，轻松调理女性病 / 柴瑞震主编．-- 哈尔滨：黑龙江科学技术出版社，2021.6
ISBN 978-7-5719-0861-4

Ⅰ．①吃… Ⅱ．①柴… Ⅲ．①妇科病－食物疗法
Ⅳ．①R247.1

中国版本图书馆 CIP 数据核字 (2021) 第 044585 号

吃对食物，轻松调理女性病
CHI DUI SHIWU,
QINGSONG TIAOLI NÜXINGBING

主　　编　柴瑞震
策划编辑
封面设计　深圳·弘艺文化 HONGYI CULTURE
责任编辑　马远洋
出　　版　黑龙江科学技术出版社
地　　址　哈尔滨市南岗区公安街 70-2 号
邮　　编　150007
电　　话　（0451）53642106
传　　真　（0451）53642143
网　　址　www.lkcbs.cn
发　　行　全国新华书店
印　　刷　哈尔滨市石桥印务有限公司
开　　本　710 mm × 1000 mm　1/16
印　　张　13
字　　数　200 千字
版　　次　2021 年 6 月第 1 版
印　　次　2021 年 6 月第 1 次印刷
书　　号　ISBN 978-7-5719-0861-4
定　　价　39.80 元

目 录

CONTENTS

PART 01 女性健康小百科

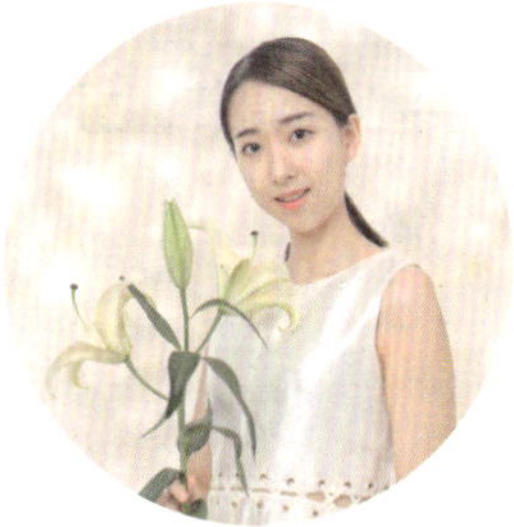

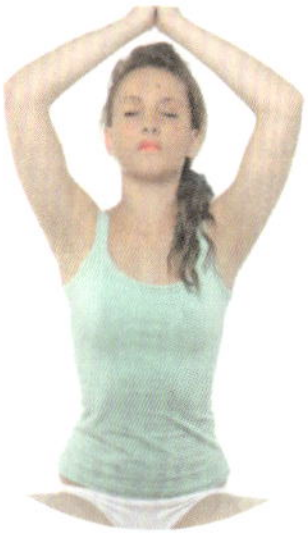

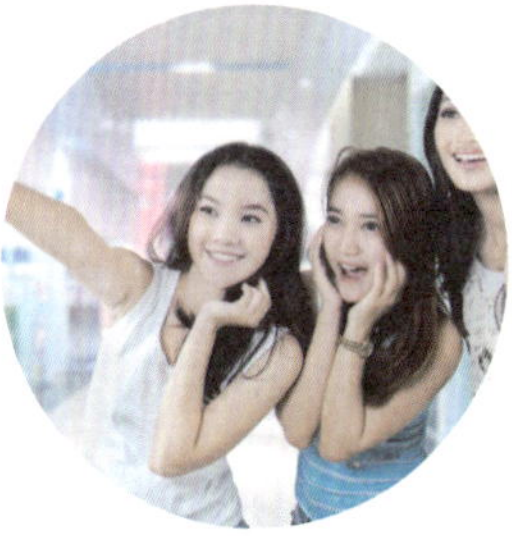

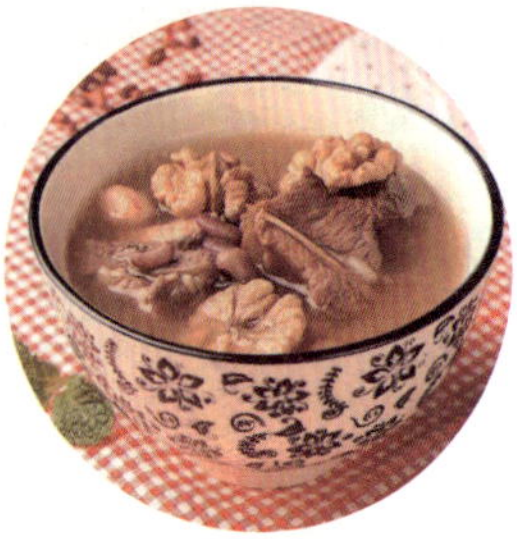
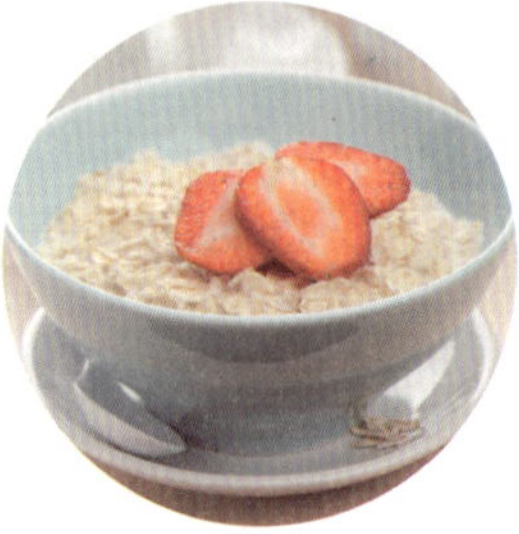
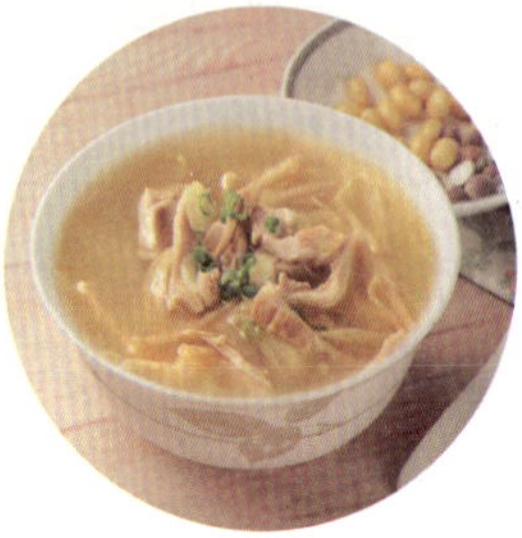

PART 02 好习惯，让女性更美丽

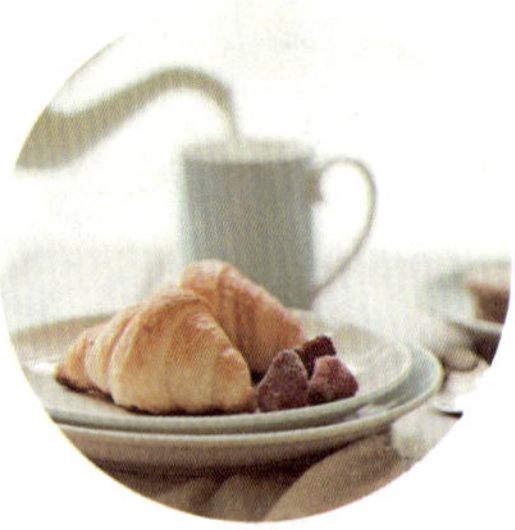

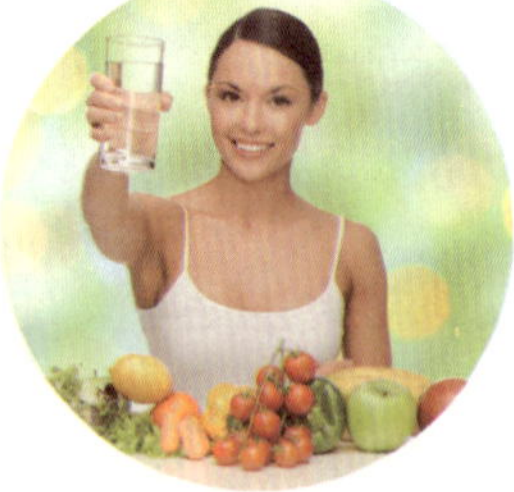

PART 03 常见女性疾病的基础食疗

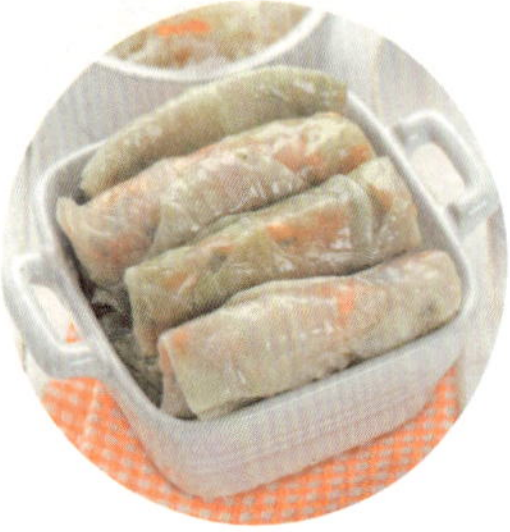
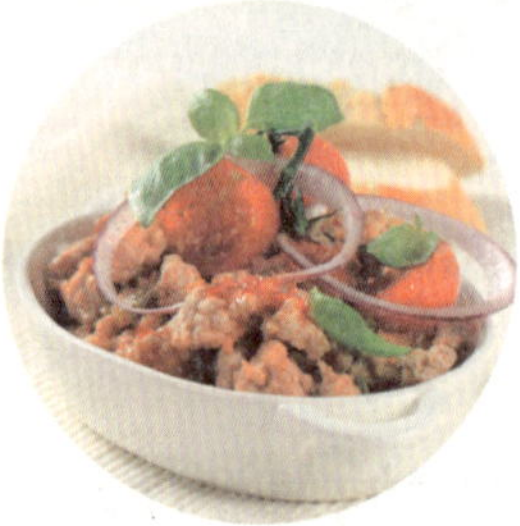
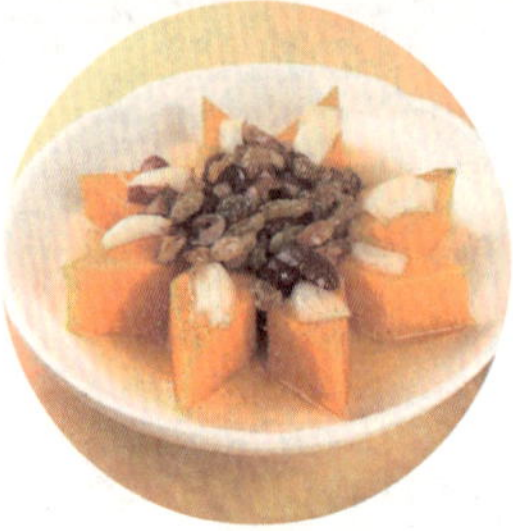

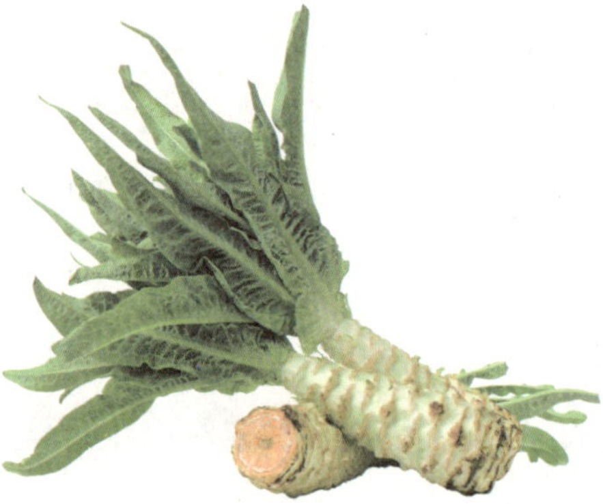

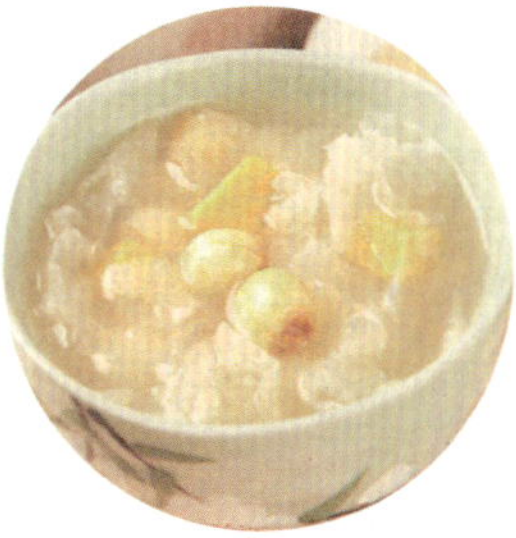 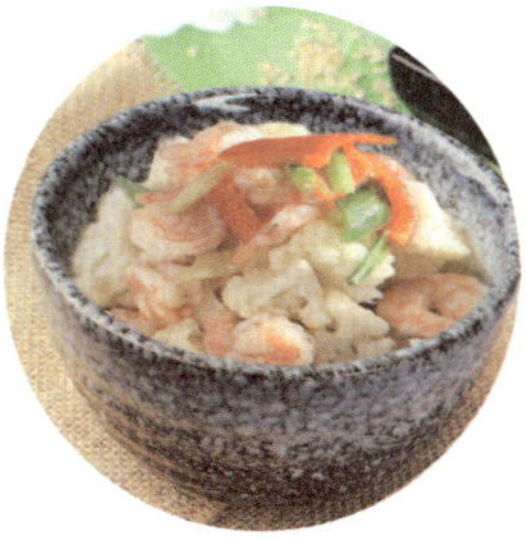 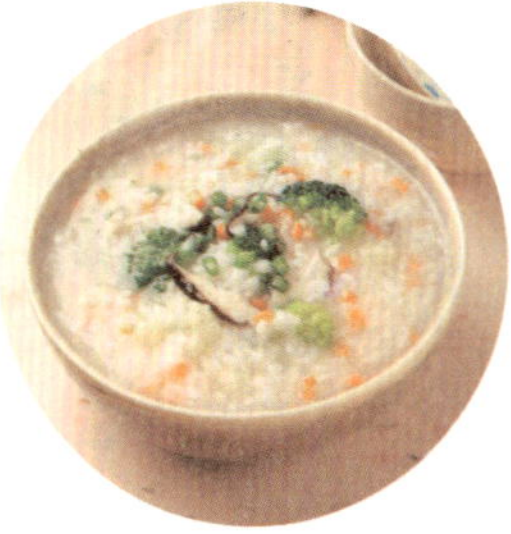

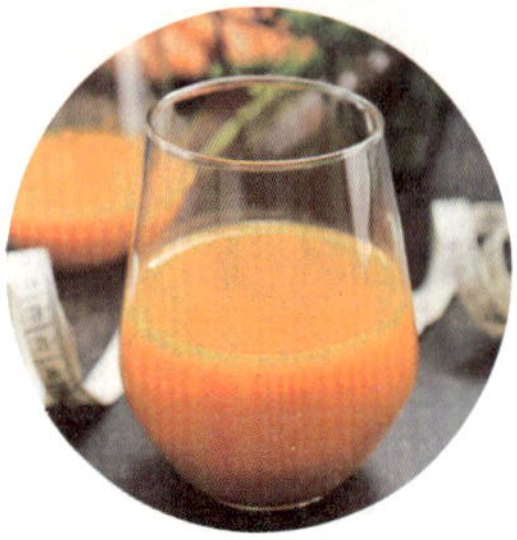
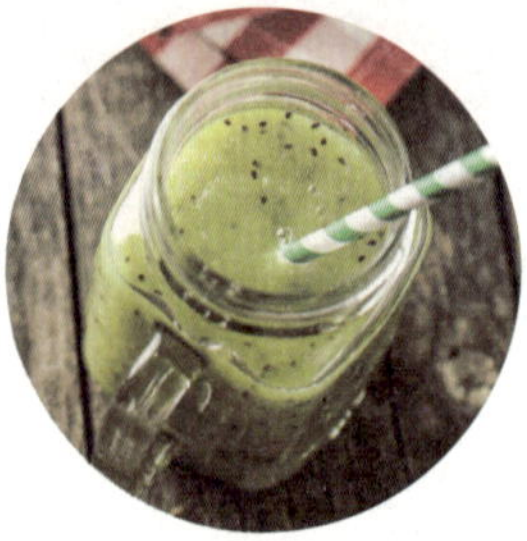
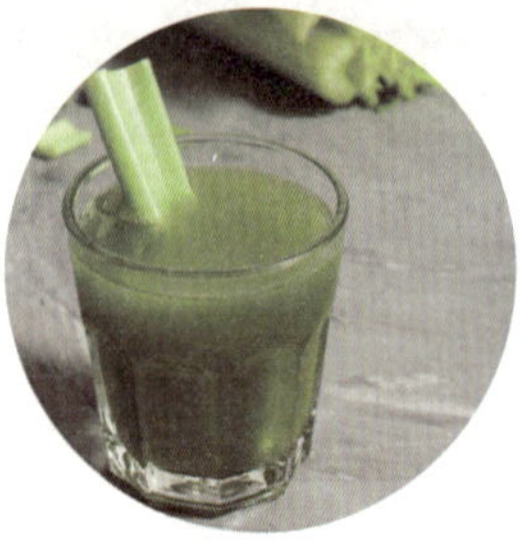

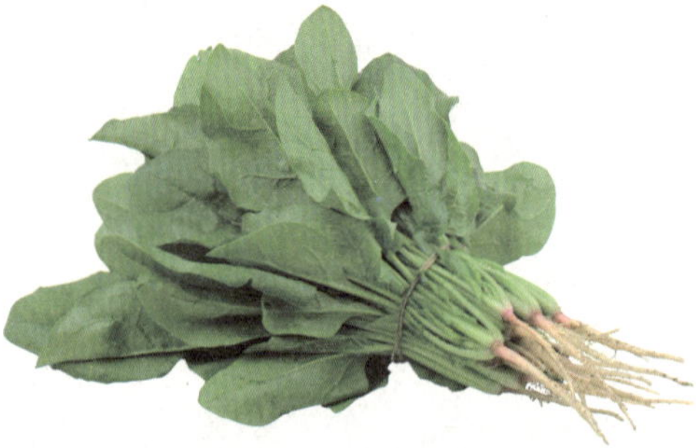

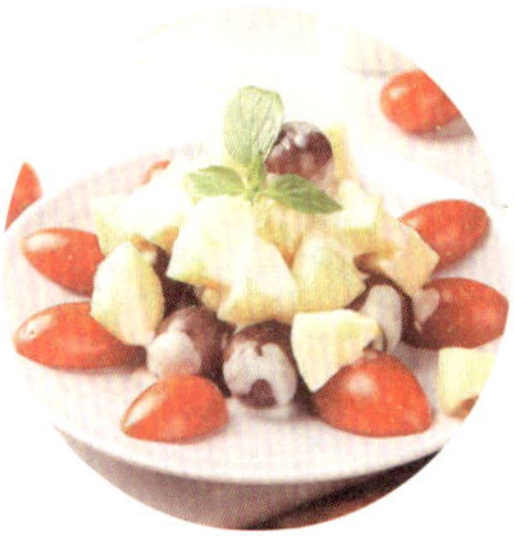 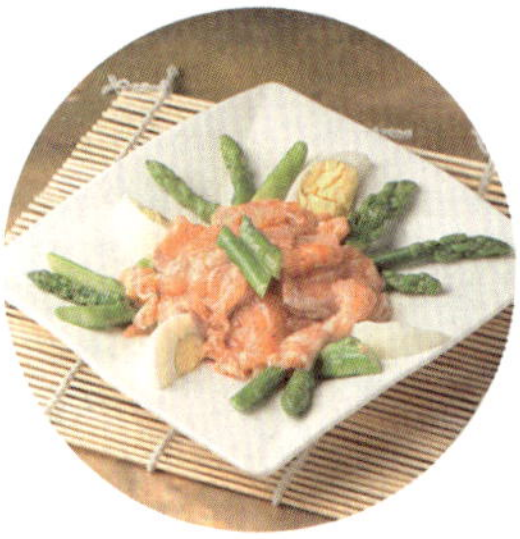 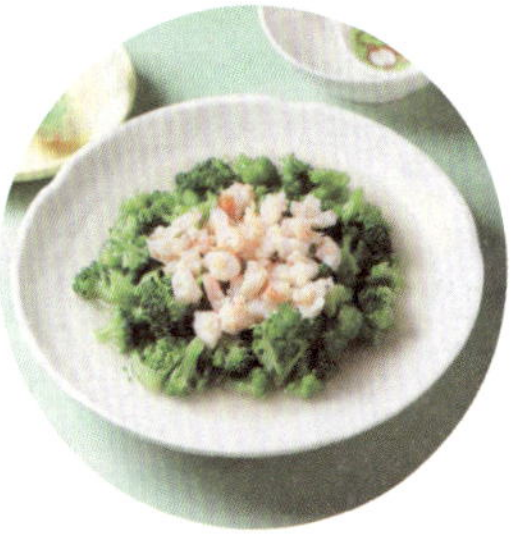

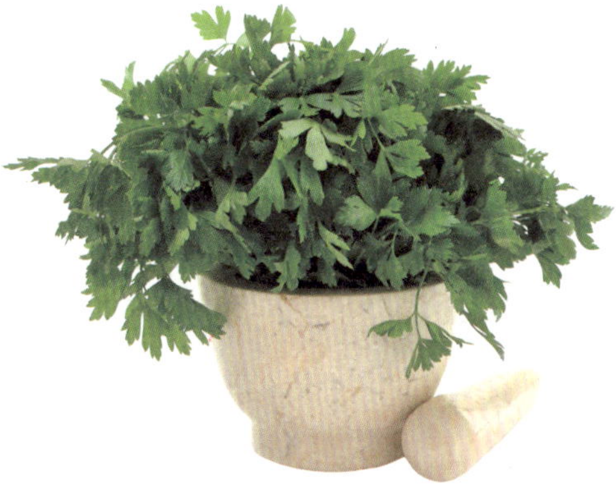

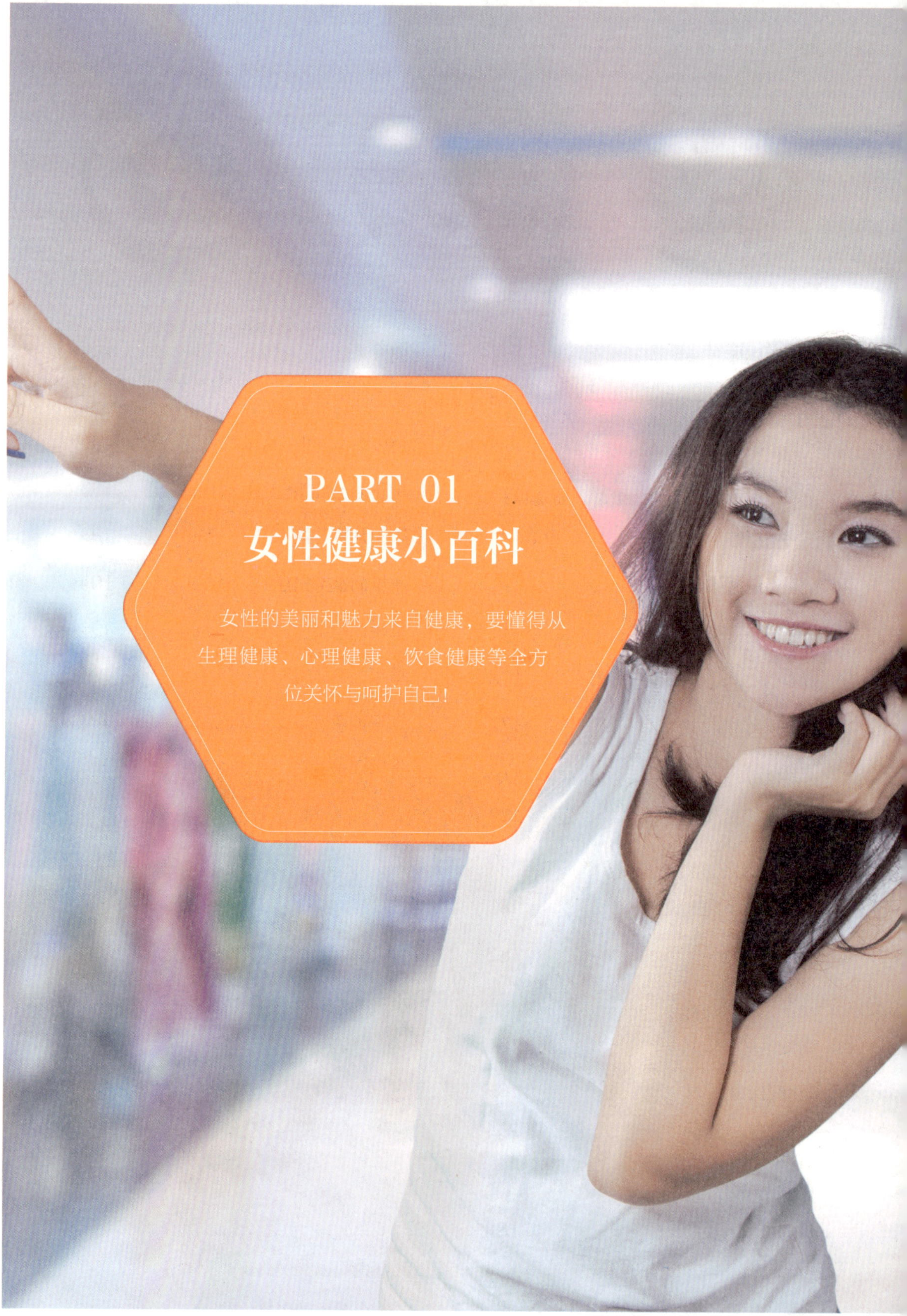

PART 01
女性健康小百科

女性的美丽和魅力来自健康，要懂得从生理健康、心理健康、饮食健康等全方位关怀与呵护自己！

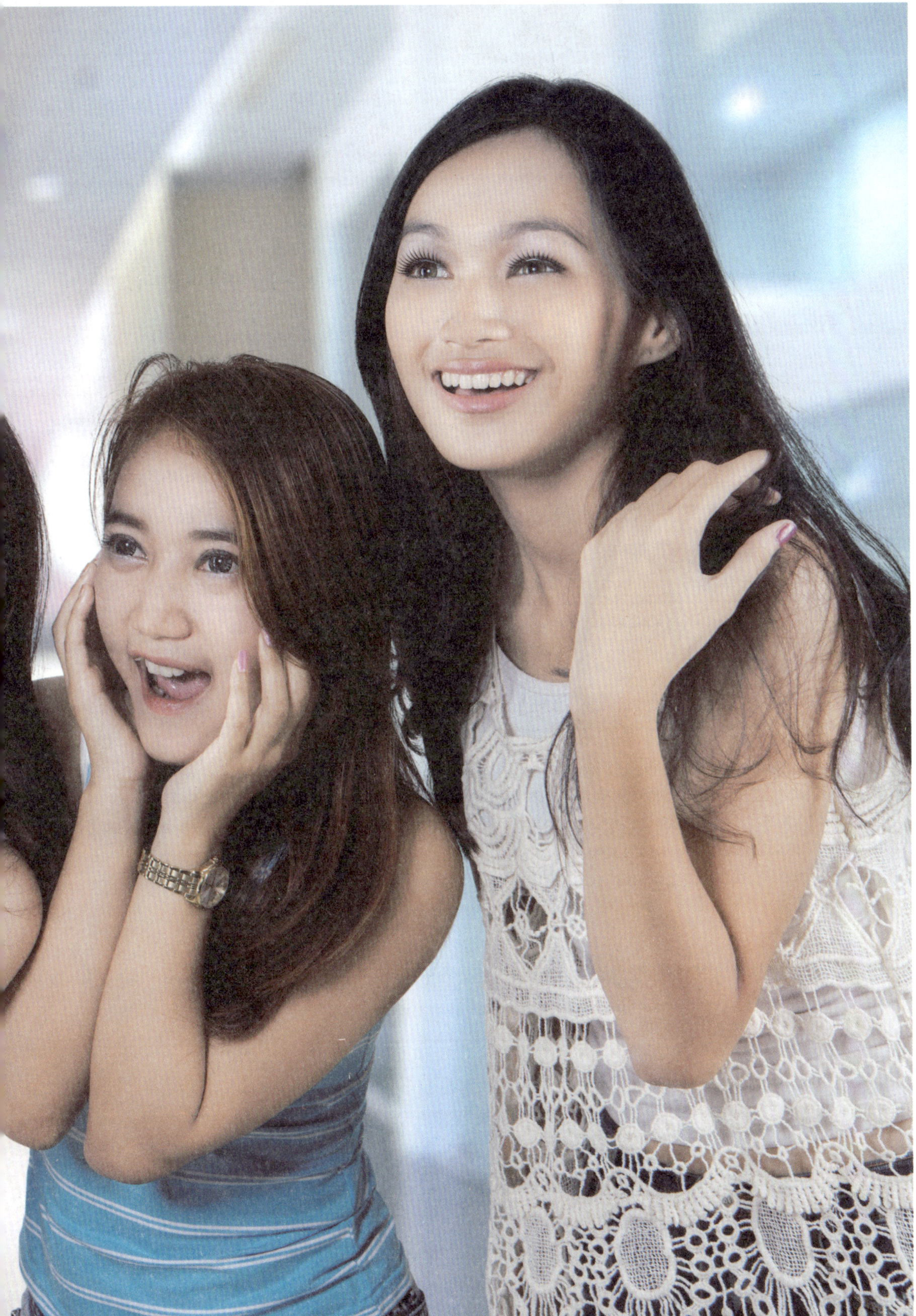

女性生命中各个时期的特点

按照女性的生长发育特点，我们可以把女性的一生大致划分出以下几个重要时期：新生儿期、儿童期、青春期、成熟期、更年期和老年期。

1.新生儿期与儿童期

从新生儿到儿童时期是人生的重要阶段，此时大脑和身体发育迅速。为提高智力水平，需适量摄入虾、牛奶、鸡蛋、瘦肉、核桃、芝麻以及绿叶蔬菜等益智食品，以补充锌、铁、维生素A等营养物质。

据营养学会的调查分析显示，我国儿童身体的维生素、无机盐供给存在严重不足问题，并且近年来营养不良和肥胖的比例明显增加。

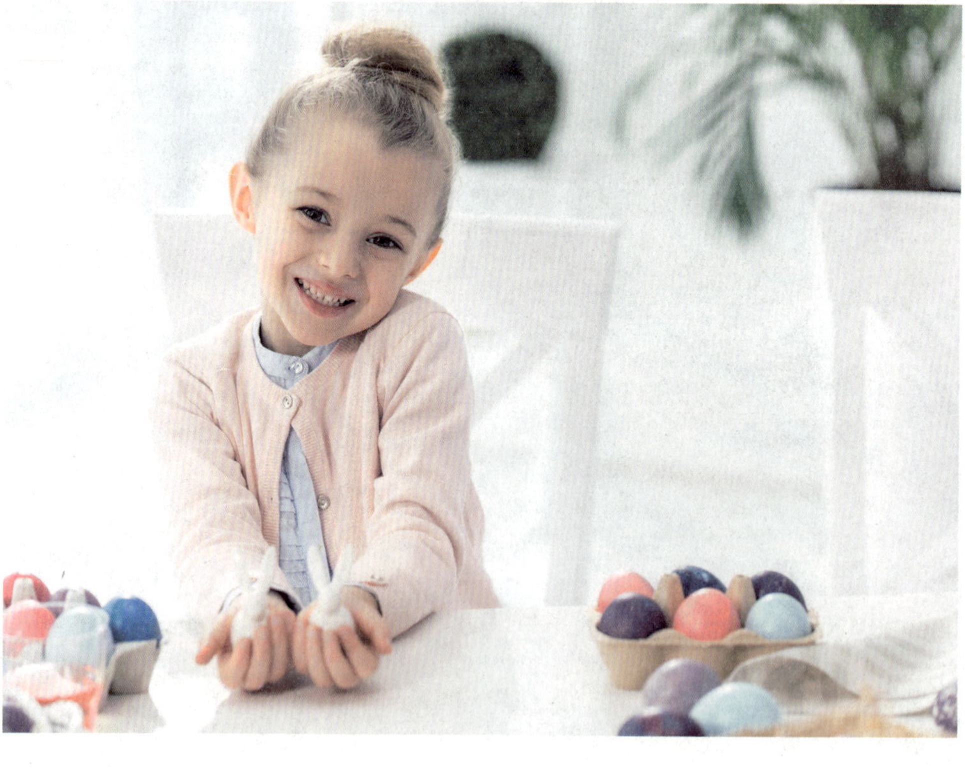

2.青春期

女性的主导激素是雌激素。在青春期，雌激素会大量分泌，这关系着女性的性发育，尤其是对骨骼、体毛、乳房、卵巢和子宫的影响。同时子宫内膜增生，开始产生月经。女孩的第1次月经称为月经初潮，大多数女孩的初潮年龄为12~14岁。月经初潮后女孩子的身高增长放缓，并在两三年内身体发育停止，身高增长也停止。

青春期开始的时间因人而异，也受遗传性因素等多种因素的影响，一般情况下，女孩青春期起始时间为8~13岁，而男孩则相对较晚，为10~15岁。

3.成熟期

从儿童期到青春期再成长为女人，女性的身体不断变化着，长出腋毛、阴毛，胸部渐渐发育，臀部变得宽且圆润，大腿脂肪增加，最后身体体形呈现为沙漏形。

女性在30岁以后宫颈癌和乳腺癌的发病率明显上升，定期接受健康检查和开始预防成年人疾病是非常必要的。

4.更年期

更年期卵巢功能逐渐衰弱，无论是身体内部还是身体外部都发生显著变化，月经周期变得不规律，阴道自净能力下降。一般情况下，这个年龄阶段容易受高血压、糖尿病、动脉硬化、阴道炎等疾病的困扰。此时也是罹患癌症的高峰期，如子宫癌、乳腺癌等。很多女性担心在更年期罹患各种疾病，由此造成巨大的心理压力，因此有人认为这是女性的“负面时期”，所以，更年期女性更要认真进行健康管理。

认识女性生殖器

女性生殖器，包括女性外生殖器和女性内生殖器。前者指生殖器官的外露部分，又称外阴，包括阴阜、大阴唇、小阴唇、阴蒂、前庭、前庭大腺、前庭球、尿道口、阴道口和处女膜。后者则由生殖腺（卵巢）、生殖管道（输卵管、子宫和阴道）组成。

1.阴阜

阴阜为耻骨联合前面隆起的外阴部分，呈丘状，由皮肤及很厚的脂肪层构成。阴阜下邻两侧大阴唇。进入青春期后，女性外阴部由原来的幼稚型发育为成人形，阴阜变得丰满、富有弹性，阴阜上由无阴毛或仅有一些细细的茸毛，经历了稀疏、毛色浅淡，逐渐变粗、卷曲、毛色变黑，直至发育为典型的成人型。阴毛分布呈尖端向下的三角形，底部在上，尖端向下。阴阜皮下的丰富脂肪组织和皮肤上的阴毛，在性交时起支撑和减震缓冲作用。抚摸阴阜或轻轻揉捏可以起到性刺激作用。

2.阴唇

阴唇是女性外生殖器的重要组成部分，分为大阴唇和小阴唇。阴唇是泌尿及生殖系统的“卫士”。

阴唇是环绕在阴道口的两对唇状组织，靠外侧较大的一对是大阴唇。大阴唇靠近两股内侧，位于女阴两侧的一对纵长的隆起的皮肤皱襞。外侧面长有阴毛，皮下含有丰富的脂肪组织以及弹性纤维，并且有丰富的静脉丛。各种原因造成的大阴唇部位的外伤都比较容易形成血肿。未婚或者未生育过的女性，两侧的大阴唇在会阴处常常相连合，经历过分娩的大阴唇一般都已经分开。绝经以后，大阴唇呈萎缩状，靠内侧较小的一对是小阴唇。小阴唇是两瓣柔软的皮肤，颜色较深，位于大阴唇内侧，阴道口的外侧。

每个女子的阴唇都不完全一样，大部分女子的大阴唇比小阴唇大，但也有例外，个别人小阴唇反而比大阴唇大，或者两片阴唇大小不等，这都属于正常现象，不会影响性生活和生殖功能。

3.阴蒂

阴蒂是女性神经最多、感觉丰富敏锐的性器官。女子的阴蒂在发生学和组织结构上与男子的阴茎相当。阴蒂位于唇前连合后方，内含一对阴蒂海绵体。阴蒂海绵体分为阴蒂脚、阴蒂体和阴蒂头三部分。后端名阴蒂脚，呈圆柱形，起于耻骨下支和坐骨下支的骨膜，向内上方至耻骨联合下缘附近，左右阴蒂海绵体位于中线连合成阴蒂体，其间亦有不完全的结缔组织中隔，名梳状隔。阴蒂体几乎呈直角折转向前下方，其游离端称阴蒂头，为圆形小结节，突出于阴蒂包皮下面。阴蒂与阴蒂包皮之间的阴蒂沟内，常有阴蒂垢。日常外阴清洁护理应到位，避免造成细菌感染或引起局部炎症。

4.前庭

两侧小阴唇所圈围的裂隙区域称前庭。表面有黏膜遮盖，近似一个三角形，三角形的尖端是阴蒂，底边是阴唇系带，两边是小阴唇。尿道开口在前庭上部，阴道开口在它的下部。此区域内还有尿道旁腺、前庭球和前庭大腺。

前庭球是一对海绵体组织，又称球海绵体，有勃起性。位于阴道口两侧，前与阴蒂静脉相连，后接前庭大腺，表面为球海绵体肌所覆盖。受伤后易出血。

前庭大腺又称巴氏腺。位于阴道下端，大阴唇后部，也被球海绵体肌所覆盖，是

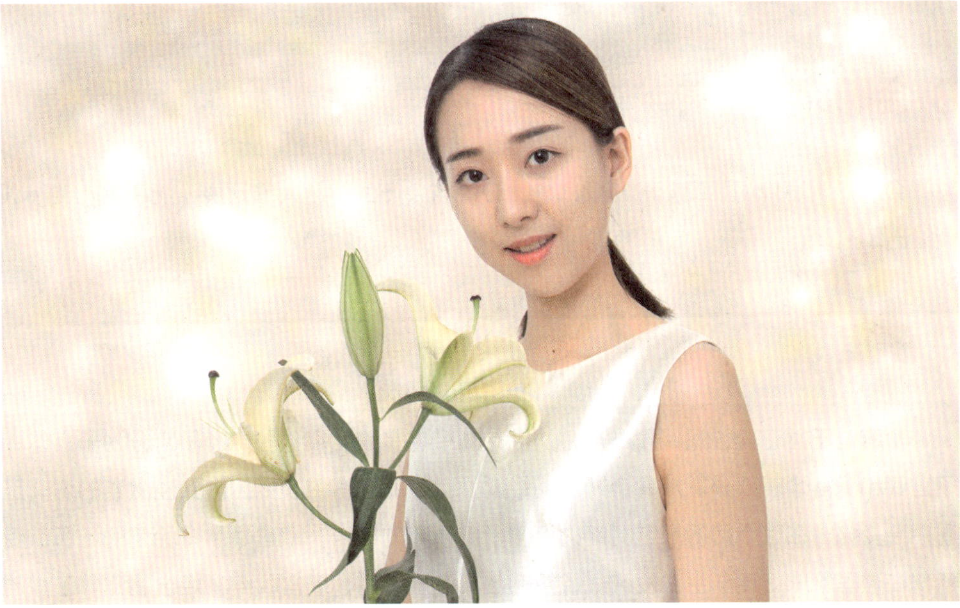

一边一个如小蚕豆大的腺体。它的腺管很狭窄，为1.5～2厘米，开口于小阴唇下端的内侧，腺管的表皮大部分为鳞状上皮，仅在管的最里端有一层柱状细胞。性兴奋时分泌黄白色黏液，起滑润阴道口作用，正常检查时摸不到此腺体。

5.尿道口

尿道口介于耻骨联合下缘及阴道口之间，为一不规则之椭圆小孔，小便由此流出。其后壁有一对腺体，称为尿道旁腺，开口于尿道后壁，常为细菌潜伏之处。

6.阴道口

阴道口是阴道对外的出口，是排出经血和阴道分泌物的位置，也是生产时胎儿头部露出的地方。

7.处女膜

阴道口由一个不完全封闭的黏膜遮盖，这黏膜叫处女膜。处女膜中间有一孔，经血即由此流出。处女膜孔的大小及膜的厚薄各人不同。处女膜破裂后，黏膜呈许多小圆球状物，称为处女膜痕。

8.会阴

会阴是阴道口和肛门间的薄膜部分。分娩时会产生非常大的延展，能让胎儿头部顺利露出阴道口。

9.子宫

子宫位于盆腔内，呈倒置梨形，周围的韧带将其固定在盆腔内。子宫分为子宫体、子宫底和子宫颈三部分。从青春期到绝经期，女性的子宫内膜受体内女性激素的调节呈周期性变化，在每个月的一定时间内可接受受精卵的着床。子宫是孕育胎儿的场所，受精卵在这里着床，逐渐生长发育成成熟的胎儿，足月后，子宫收缩，娩出胎儿。子宫的容量在未受孕时不超过10毫升，在妊娠足月时可达4000毫升；子宫重量亦从50克左右，增加到1000克左右，以适应孕育胎儿的需要。女性在青春期到更年期期间如果没有受孕，子宫内膜会在卵巢激素的作用下发生周期性变化及剥脱，产生月经。

10.输卵管

输卵管为10~13厘米长的细管子，具有输送精子和卵子的功能，并且还是精子和卵子相遇受精的地方。成熟的卵子从卵巢排出后，由输卵管的伞端，从腹腔内把它输入输卵管。输卵管位于子宫两侧，其内壁的黏膜整个覆盖着能颤动的纤毛，卵子进入输卵管后，借助输卵管的蠕动和纤毛的运动，逐步向子宫方向移动。这时候如果遇到精子就结合成为受精卵，然后一边不断分裂、发育，一边向子宫方向运行，最后进入子宫腔内着床。卵子如不受精，进入子宫腔后自行消亡。

11.卵巢

卵巢是女性的性腺器官，内有许多卵泡。卵巢位于子宫的两旁，输卵管的后下方，左右两侧各一个。卵巢呈卵圆形，借助韧带固定在盆腔内。卵巢排出卵子，分泌女性激素。女性激素维持女子的第二性征，如乳房隆起、皮下脂肪堆积、发音尖细等，又维持女子的性功能，它通过血液循环作用于全身。女子从青春期到绝经期，即13周岁到49周岁，每个月排出一个成熟的卵子。至绝经后，卵巢逐渐萎缩。

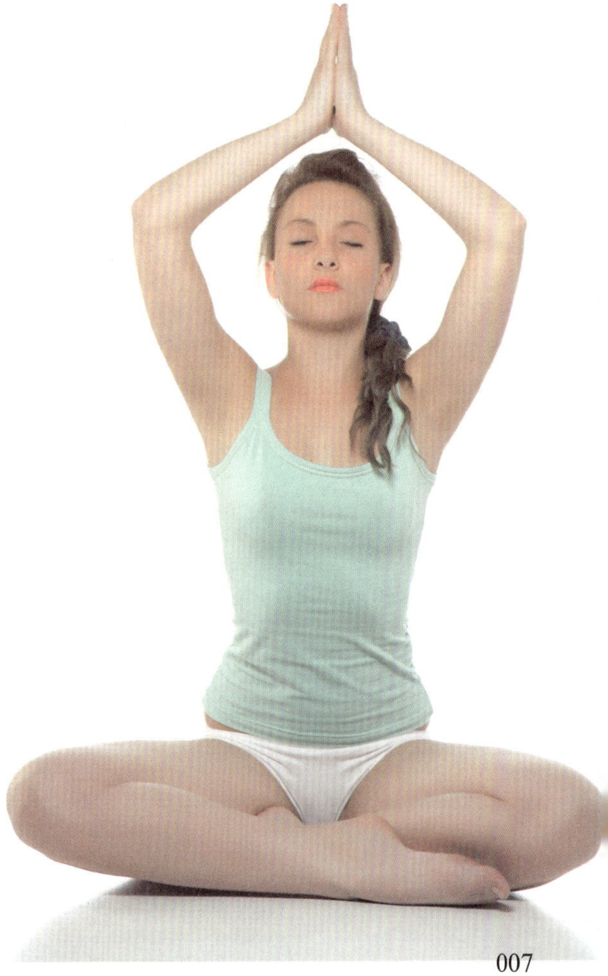

现代社会生活与女性健康

现代女性生活越来越忙碌，不少女性因为要在事业与家庭之间挣扎，而忽视了自己的健康。

1.警惕电脑辐射

大部分的行业都需要接触电脑，下班后人们也离不开电脑、电视、手机等电子产品。

其实，电子产品辐射会对人体健康造成危害，影响人体的心血管系统，主要表现为心悸、失眠、心搏血量减少、免疫功能下降，部分女性会经期紊乱。另外，还会对人体视觉系统造成影响，主要表现为视力下降、引起白内障等。

2.远离空调病

长期处在空调环境中而出现头晕、头痛、食欲不振、上呼吸道感染、关节酸痛等症状称为空调病或空调综合征。多发生于夏季，老人、儿童和妇女是其易感人群。为预防空调病，空调室内温度与室外的自然温度差异不宜过大，建议控制在5℃内。

夏季在空调环境下，不要让通风口的冷风直接吹在身上，这样降温太快容易得病。

3.重视心理疾病

研究显示，建立健康的人际关系有益于强健体魄。尤其是女性，其自信和自我价值感与人际关系密切相关，从朋友身上得到的支持与关怀能帮助放松心情、释放压力。因此，当面临挑战或处于焦虑状态时，女性朋友不妨主动与亲朋好友多沟通、多交流。

学会心理调节，好心情常伴左右

健康是指躯体的、精神的，以及社会适应上的完好状态。在寒冷的时候，你是否懂得穿衣保暖？在情绪低落的时候，你是否愿意倾听自己内心的声音？其实，精神健康与身体健康一样，需要用心维护。

心理调节是通过正确的认识和评价个人所处的环境，尽力消除那些不愉快的心理刺激和生活事件，理智接受非个人能力能改变的现实，从而去良好地适应，并使情绪积极而稳定，保持自我意识良好，达到保持身心健康的目的。心理调节包括呼吸调节、语言调节等多个方面。情绪的适度紧张不仅使人们生活富有节奏和情趣，而且能高效地发挥人们的潜能，从而获得身心和谐和心理健康。情绪的表现适当是该哭就哭，该笑就笑，而不要无限地压抑自己的情绪。此外，培养乐观的态度、幽默感，都能保持自我感觉良好，及时缓解心理紧张。

精神健康影响着身体健康。淋巴细胞是身体的守护神，我们熟知的宫颈癌、肝癌等都是由病毒感染引起的，活化的淋巴细胞能制造更多的抗体对抗细菌与病毒，从而发挥免疫功能并有效预防癌症。笑可以促进身体血液循环，增强心血管功能，使局部或整个身体供血充足。开怀大笑能刺激免疫细胞分泌有杀害癌细胞功能的干扰素，增加及活化淋巴细胞。生活中有许多不尽如人意的地方，虽然我们无法一一改变，但可以调整自己的心态，积极应对。

累了就冥想吧

冥想是联系外部世界与内心世界的桥梁。在拥挤的人潮中，我们有失落，有彷徨，冥想让我们倾听内心的声音，放下心中的焦灼，释放体内的负面能量。

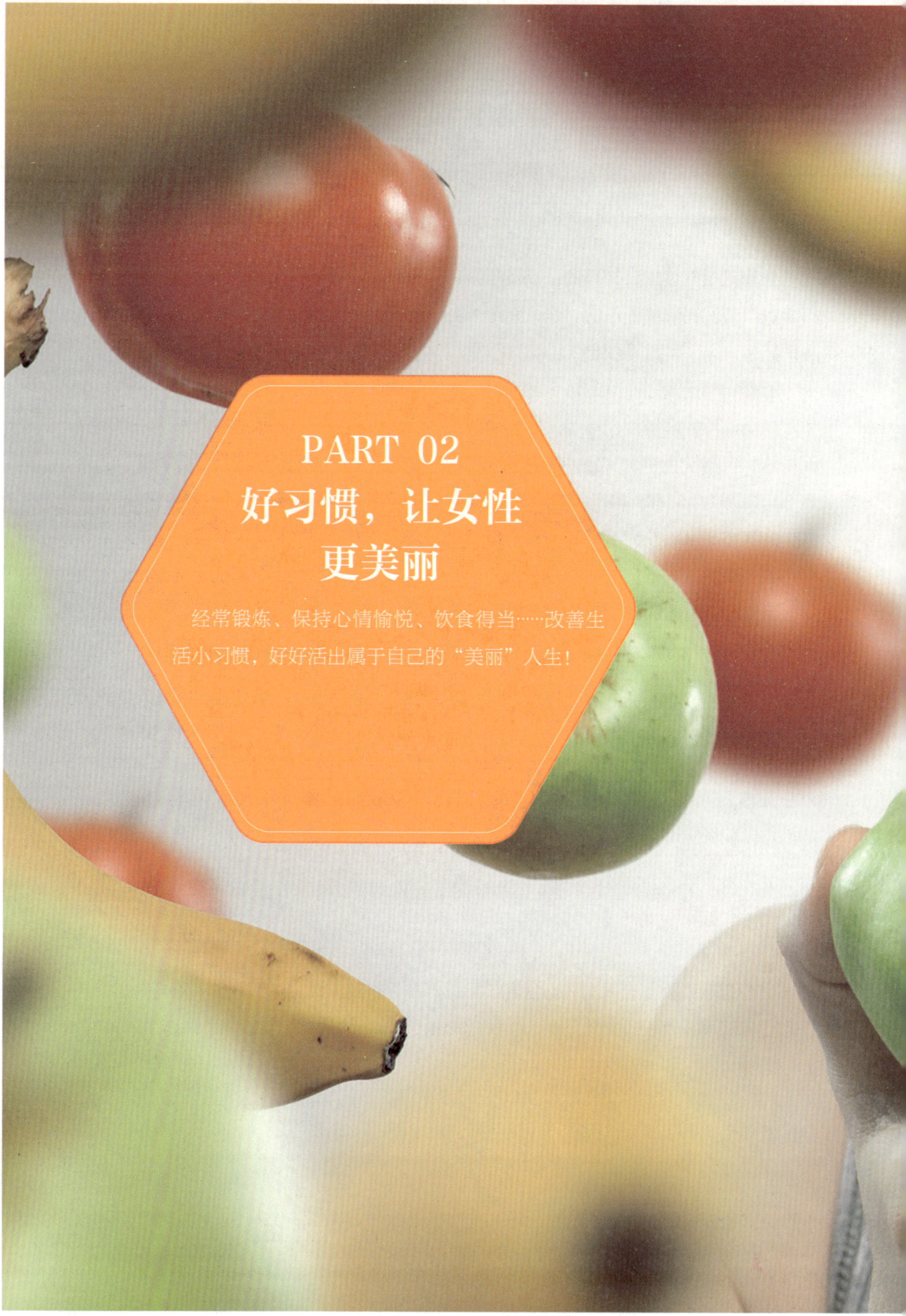

PART 02 好习惯，让女性更美丽

经常锻炼、保持心情愉悦、饮食得当……改善生活小习惯，好好活出属于自己的“美丽”人生！

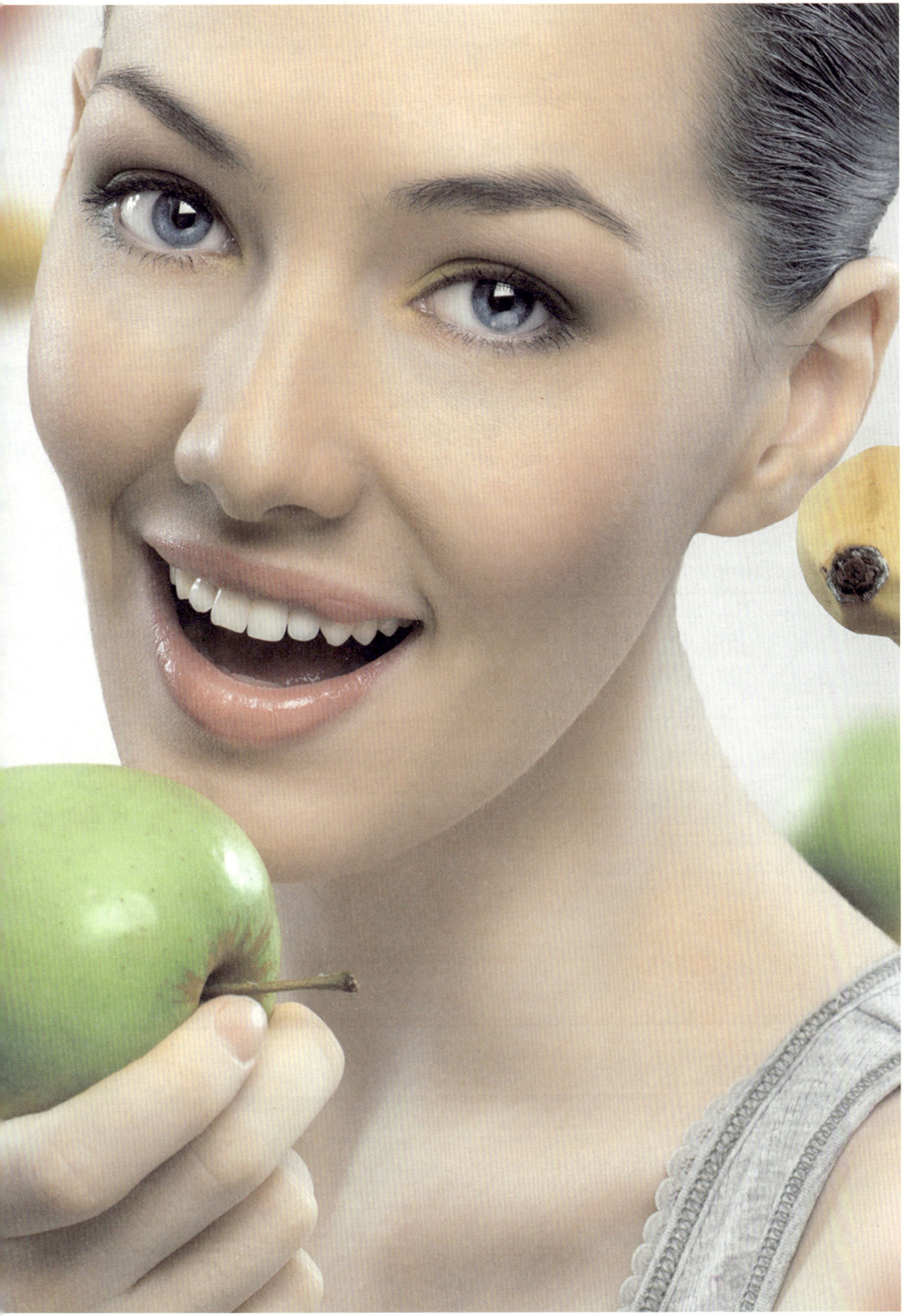

健康体检

你有定期进行健康检查吗？上次做健康检查是什么时候呢？关于自己身体的健康问题你都能清楚地回答上来吗？

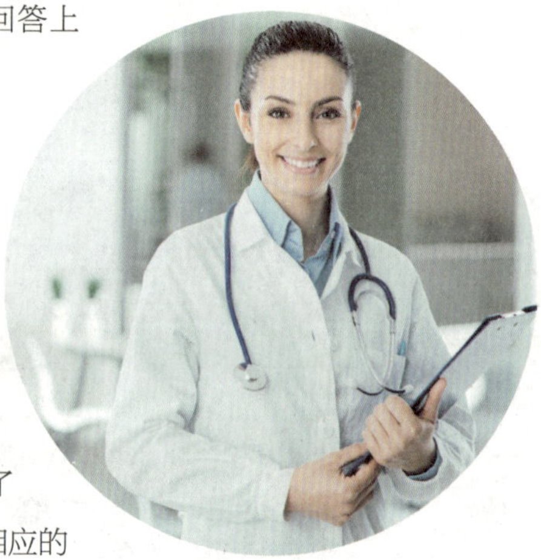

随着社会的发展，更多的女性朋友在从事高强度的工作，而且也存在日常饮食不当、作息不规律、缺乏运动等情况，使得妇科病患者呈年轻化趋势。因此，即使没有不适症状，每位女性都应该每年做一次健康检查，尤其是妇科健康检查。

正规的健康检查能够让我们全面、清晰地了解自己的身体状况，及早发现异样，及时给予相应的治疗。

妇科检查主要分为四个步骤：外阴部检查、阴道检查、宫颈检查、子宫及附件检查。女性朋友应在医生的指导下完成相关检查项目，并对检查结果采取相应的措施。

身体出现的某些异样情况可能是疾病信号，比如出现慢性腹痛、腹胀等消化道症状，以及长时间的月经不调或绝经后阴道流血，此时应提高警惕，这可能是卵巢癌的警钟。除了妇科检查，生活中也要注意身体的变化：

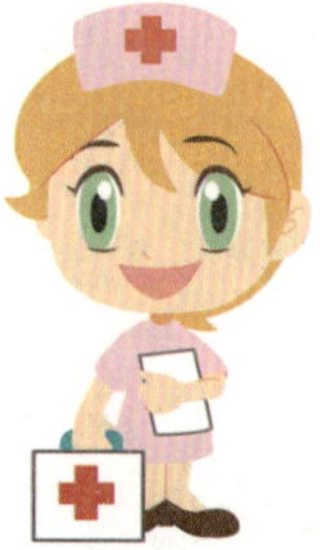

- 口腔出现白斑或溃疡
- 身体出现异常出血
- 体重莫名降低
- 皮肤突然出现包块、色素沉着、剥落，伴有瘙痒
- 持续的疲惫感，及时休息后也无法缓解
- 一段时间内身体的某个或多个部位有疼痛感

上班族的早餐

经过一宿的睡眠，身体能量几乎被消耗殆尽，而营养的早餐能给身体注入动力。研究证明，最佳早餐时间是8点左右，此时食欲较旺盛，消化系统正式进入工作状态，早餐的吸收效果较佳。睡眠时，皮肤、呼吸都会消耗大量的水分，早餐前不妨先喝一杯温水，以便调整身体生理性缺水的状态，提高身体新陈代谢能力。

1.上班族的不良饮食习惯

× 不吃早餐【引起肠胃方面的疾病】

× 边走边吃【不利于消化和吸收，对肠胃健康无益】

× 随便购买街头存在卫生隐患的早餐食品【食用后可能会导致腹泻、中毒】

× 不讲究营养搭配【胆固醇含量高、热量高】

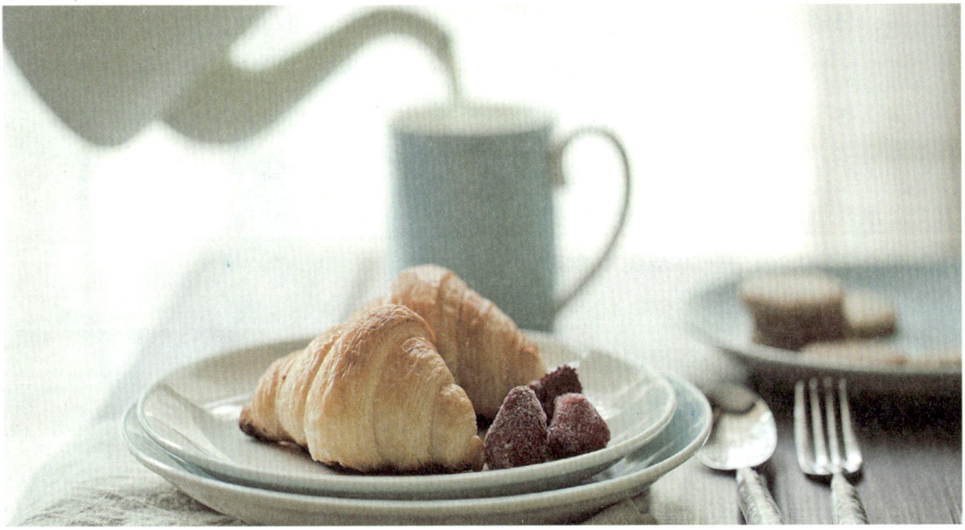

2.益处多多的早餐

鸡蛋：含有维生素A、维生素D、铁、磷、硫和钙等营养物质，鸡蛋蛋白质的氨基酸比例很适合人体生理需要，易被人体吸收，可以提高免疫力，对人体的新陈代谢起着重要作用，每日可吃1～2个。

牛奶：主要成分有水、脂肪、磷脂、蛋白质、乳糖、无机盐等，被誉为“白色血液”，具有补肺养胃、润泽肌肤、强健骨骼的功效，最佳日用量为200毫升。

全麦面包：含有大量的维生素、纤维素及无机盐。粗粮有益人体肠胃健康，每日可食用2片左右。

燕麦片：含有的钙、磷、铁、锌、亚油酸等，可预防骨质疏松，防止贫血，改善便秘问题，犹如“天然肠道刷洗工”，每日食用150克左右即可。

面食：以面粉制成的食物种类繁多，风味各异，常见的有饺子、面条、饼、糕点等。面食中含有蛋白质、纤维素、维生素及不饱和脂肪酸等，具有易消化，降低血液黏稠度，改善血液循环，控制血压，增强记忆力及免疫力等优点。早餐食用两个馒头加一杯牛奶，或者一碗青菜面便能开启活力的一天。

豆浆：其营养与牛乳相似，富含植物性蛋白质与微量钙质，是素食者的优良蛋白质摄取来源，在欧美享有“植物奶”的美誉，可补虚益气，健脾养胃，强身健体，每日饮用300毫升左右。

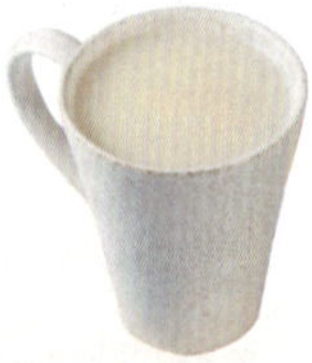

女人是水做的

消化、吸收、分泌和排泄等，人体的许多生理活动都离不开水。水不仅是体内营养和代谢产物的溶剂，同时在维持人体的内环境稳定，参与体温的调节，润滑器官、关节及肌肉上扮演着重要的角色。尤其是水中的钙元素和镁元素，可预防心血管疾病，同时保持皮肤的湿润和弹性。

《中国居民膳食指南（2016）》中指出，成年人每天要喝水1500～1700毫升。可是这并不是让你一次喝光如此大量的水，豪饮会加重肾脏负担，每次饮水宜控制在200毫升左右，这样大概8杯水足以保持体内水分的平衡。

另外，一个人每天的饮水量，还应视气候、温度、身体状况和工作条件而进行相应的调整。摄入食盐过多时，或者是天气酷热时，又或者是出现发热症状时，人体就需要更多的水。

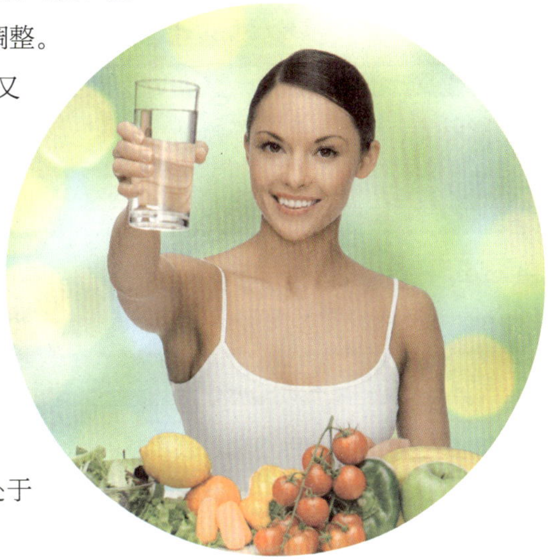

水主要在小肠吸收，进入人体后，水分主要用于补充细胞内液和细胞外液，参与体内一切物质的新陈代谢，维护正常的细胞功能。平时应养成主动喝水的好习惯，否则等到身体发出口渴信号时再补充，此时人体已经处于缺水状态，长此以往将损害脏腑功能。

夏天来一杯酷爽的冰水，冬天来一杯热气腾腾的水，生活中的很多不经意，往往会造成不可估量的伤害。研究显示，25～37 ℃是较为合适的水温，太凉的水容易造成胃肠道损害，诱发心脑血管疾病；太烫的水会伤害食管，诱发食管癌。

饮食有方

我们每天都与“吃”打交道，却没有掌握“吃”的学问，稍不注意便走进误区，比如长期吃热烫食物会使食管黏膜受损，增加食管癌的患病风险；饮食不规律会引发胃癌；高脂肪膳食会提高结直肠癌的发病率。

膳食因素影响着人体的消化系统与激素水平，高维生素、高纤维素、低脂肪“两高一低”才是合理的饮食结构。维生素主要来自新鲜的果蔬，纤维素存在于果蔬和粗粮中，用鸡肉、鱼肉等白肉来替代猪肉、牛肉、羊肉等红肉以控制脂肪。令大人小朋友们都着迷的香肠、培根等加工肉类食物和烧烤、油炸、腌制食物，也应控制食用量。

健康的食物能给身体补充营养，提供能量，改善血液循环并及时将代谢废物运走，从而有效抑制炎症，提高免疫力。

食物烹调也讲究方法，烹调前用浸泡、流水冲洗等方式来清洗蔬果。烹调时注意油温，高温油不但会破坏食物的营养成分，还会产生过氧化物和苯并芘、丙烯酰胺等致癌物质。

有益的中药，可强身健体

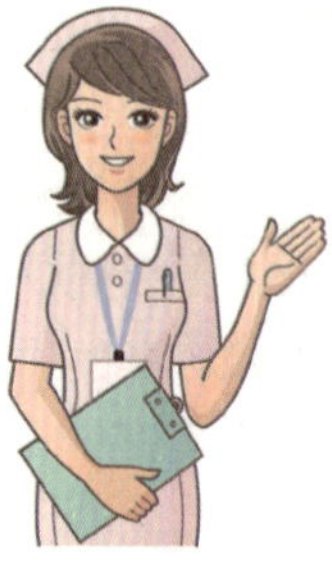

焦山楂：消食导滞。用于肉食积滞，泻痢不爽。

黄芪：补气固表。用于气虚乏力，食少便溏。

枸杞：滋补肝肾。用于虚劳精亏，腰膝酸痛。

怀山药：补脾养胃。调理激素失调，预防和减缓恶性肿瘤。

三七：益气养血。治疗崩漏，产后虚弱，自汗，盗汗。

当归：补血活血。调理眩晕心悸，月经不调。

南沙参：养阴清肺。用于肺热燥咳，阴虚劳嗽。

石斛：养阴生津。常用于热病津伤，筋骨痿软。

芡实：健脾止泻。用于脾虚久泻，白浊，带下。

桂圆：养血安神。用于气血不足，健忘失眠。

百合：清心安神。对中老年人及病后身体虚弱者尤为适宜。

体重管理

体重，不仅仅是身体表象的肥胖或者消瘦，体重显示出个人身体内部各功能组织的代谢分泌，是折射健康状况的一面镜子。

随着经济的发展与生活水平的提高，肥胖成为越来越普遍的健康问题，同时，盲目瘦身也成为另一极端现象，存在着极大的健康隐患。超重面临着诸多风险，如糖尿病、心脏病、高血压、脑卒中、关节炎等疾病与肥胖有关；低体重也意味着面临不孕症、骨质疏松症、抑郁症或焦虑障碍的风险。

体重控制是健康的生活理念，其强调科学瘦身的同时提高身体免疫力，从而预防多种疾病。

控制饮食热量，配合适度运动，遵循科学的生活方式，有利于体重管理，能让身体变得更匀称。其中，控制饮食不等于挨饿，均衡营养才能成就健康体魄，低热量平衡膳食是核心。正确认识食物所含的营养物质，养成良好的饮食习惯及饮食方法。此外，只有供氧充足，身体脂肪才能被消耗，因此，应每天坚持60分钟左右低强度、有节奏的有氧运动。

如何做好体重管理

身体体重指数（BMI）可以评估人的身高体重是否在健康范围内，BMI的计算为体重（千克）除以身高（米）的平方。

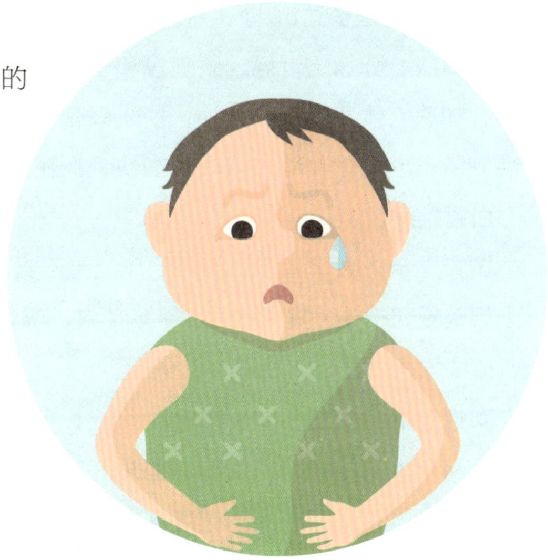

如果BMI

低于18.5，体重过低

18.5～25，健康

25～30，超重

大于30，极度肥胖

大于40，病态肥胖

远离烟酒

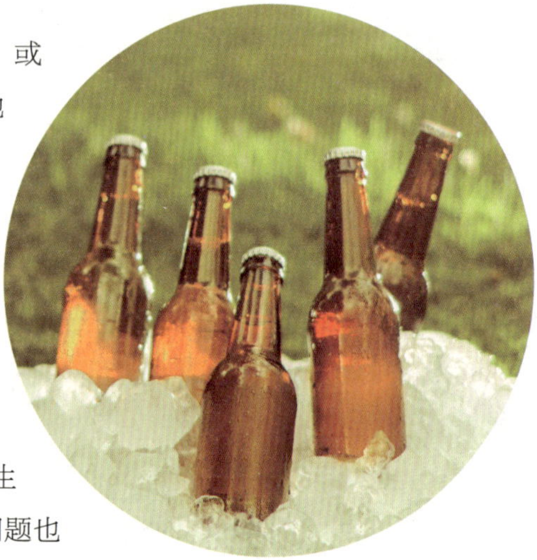

近年来，女性吸烟人数的比例逐年上升。或许我们能在人群中一眼看出她们的存在，她们大多是年轻的群体，却有着与年龄不相符的面容，如肌肤暗沉、黑斑、皱纹等。

香烟的主要有害成分包括尼古丁、焦油、一氧化碳、胺类、酚类、烷烃、醇类、多环芳烃、氮氧化合物以及重金属元素镍、镉和有机农药等。这些化学物质会使血管收缩，阻碍人体的血液循环，维生素C与活性氧的缺失造成肌肤暗沉，黑斑问题也会日益突出。长期抽烟，焦油会黏附在牙齿上，破坏甜美的笑容。此外，香烟会减少女性激素的分泌，人体如果得不到雌激素的浸润，肌肤将慢慢失去弹性，头发的光泽也会丢失。

香烟的烟雾中含有超过4000种化学物质，其中至少有250种为有害物质，被确定为致癌物的更是多达60种。这些有害物质不仅损害呼吸系统，还会提高罹患动脉硬化、牙周病、肺癌、胃癌、胰脏癌和子宫颈癌的风险。比如尼古丁可作用于吸烟者的大脑，加速人体多巴胺的分泌，使人兴奋，同时也会使人对烟草产生依赖性。尼古丁还会刺激末梢血管收缩，使心跳加快、血压上升和呼吸变快，诱发高血压、脑卒中等脑心血管疾病。

调查显示，吸烟者罹患肺癌的风险是不吸烟者的25倍。因肺癌死亡的患者中 80%以上都跟吸烟相关，其中包括二手烟（被动吸烟）、三手烟（残留在衣服、头发、家具上，持续危害健康）。

女性抽烟会引发不孕、影响胎儿成长等问题，二手烟也会对家庭成员的健康构成威胁，从个人的健康与家庭的幸福角度出发，当你忍不住打开香烟盒的时候，请多想想自己的身体和家庭成员的健康问题，或许能帮助你将香烟盒换成装满坚果或水果的小盒子。

不熬夜，提高睡眠质量

长期睡眠质量欠佳，免疫系统就会遭到破坏，情绪也会变得不稳定，精力无法集中。研究显示，睡眠的最佳时长为7~9小时。

夜间睡眠时，我们会在快速眼动期睡眠和非快速眼动期睡眠中来回切换，其中1/4的时间会处于快速眼动期睡眠（即做梦阶段）。如果睡眠期间受到影响，原本属于非快速眼动期睡眠的时间就会被剥夺，身体必需的休息时间就会减少，身体就会感到疲劳。

我们体内有一个神秘的时钟——生物钟，它能让我们在没有闹铃的早晨也按时醒来。因此，保持规律的作息习惯，避免生物钟出现紊乱，就能让自己每一天都精神饱满。

影响睡眠质量的因素

· 身体受伤或因为疾病疼痛时会让人难以入睡，应及时前往医院治疗。

· 吵闹的邻居或鼾声如雷的另一半，嘈杂的居住环境会让睡眠质量大打折扣。

· 不要吸烟，尼古丁是一种兴奋剂。

· 借助酒精入睡绝对不是好办法，酒精会扰乱睡眠规律，并降低睡眠质量。

· 饮用含有咖啡因的饮料，如咖啡、茶、可乐等对睡意毫无帮助，尤其是睡前。

睡眠状态易受情绪影响，所以与男性相比，女性的失眠问题更为突出。而且女性的睡眠机制与女性激素有着密切的关系，若雌激素分泌量充足，则会产生睡意，帮助进入睡眠；若分泌量不足，则会导致失眠。随着卵巢功能衰退、雌激素分泌减少，失眠症状就会加剧。因此，40岁以后的女性更容易患上睡眠障碍。

小细节，更好睡

调节好卧室的温度，光线不要太强，尤其是睡前1小时将灯光调暗一点，有利于促进睡眠。

养成有规律的作息习惯，每天有固定的睡觉时间与起床时间，不要昼夜颠倒。

勤通风，少生病

新鲜的空气里有充足的氧气，能够促进人体的新陈代谢，对人体健康非常有帮助。处在清新的环境中，人体也会精神倍增。

无论是在家里还是在办公场所，人们每天会有较长的时间待在室内环境中。研究显示，室内的空气质量跟健康有着密切关系，在空气流通、阳光充足的环境里，细菌的数量也会随之减少。

通风不良，室内二氧化碳等浑浊空气增多，而且有些细菌在阴暗潮湿的环境中表现得非常活跃，这就给它们创造了可以大量滋生、繁殖的良好条件，如果此时家具或家电散发出空气污染物，而氧气含量又不足，人长时间待在这种环境中，很容易出现头昏、头涨、胸闷等现象，严重影响身体健康。

养成开窗通风的良好习惯，即使在开空调的时候或严寒的冬季，也需要让窗户或房门留出一点缝隙，这样能让室外的新鲜空气源源不断地补充进来，净化室内空气，保持空气的清新度。

厨房通风：厨房是做饭烧菜的地方，即使有抽油烟机，厨房中还是会有燃气的废气和油烟污染。因此，做饭时也要适当开窗通风。

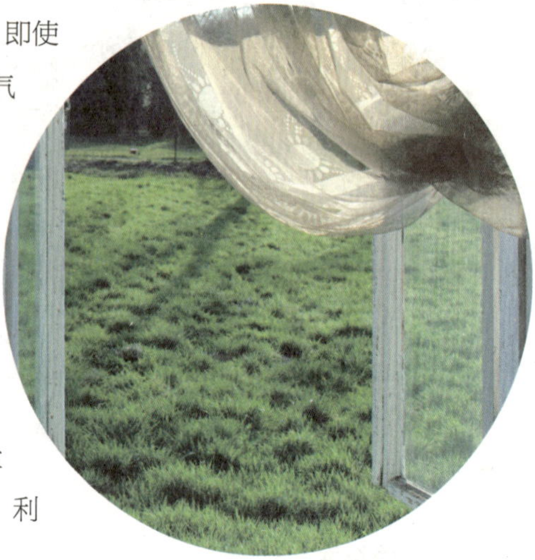

卧室通风：睡觉时，窗户可以开一点缝隙，但要尽量避免对流风，以免受凉。

办公室通风：办公室是人群密集的地方，如果长时间窗门紧闭，病菌就会大量繁殖，使人感染生病，适当打开门窗，利用阳光和空气中的紫外线将病菌杀死。

用聊天来减压

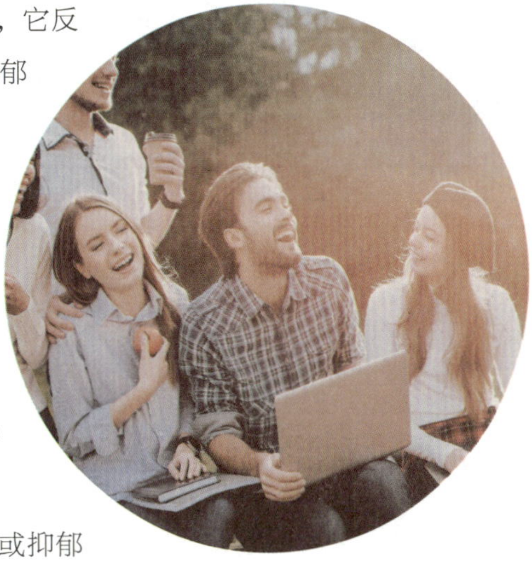

“抑郁症”这个词相信大家耳熟能详，它反映了当下社会蔓延着的不安情绪。曾经，抑郁症只属于少数精英或文艺天才，如今却成为一个相当普遍的精神疾病。尤其是在年轻群体中，生活水平的提高让他们更注重在有限的生命中找寻自我价值、活出真实的自己，但在探索的道路上免不了碰壁，如果缺乏处理“伤口”的技能，如果缺乏跌倒了再爬起来的勇气，就会被消极情绪困扰。

别以为情绪问题无关紧要，长期忧虑或抑郁的情绪会干扰人体神经内分泌系统，导致人体内的激素失衡，免疫力随之下降。当体内细胞所处环境失衡时，其功能会失常，并不断变异，从而产生癌细胞。因此，赶跑消极情绪，能帮助我们远离情绪疾病。

在语言表达上，东方人天生含蓄，与西方人的直接明了不同，东方人更多地会将个人情感隐藏起来。所以，我们要慢慢学会情感的表达，遇到快乐的事情要分享，遇到困难要主动求助。在消极情绪面前，一个小小的拥抱，一句简单的话，就能让人备感温暖，获得前行的动力。关键是你要懂得及时寻找好友、家人或心理医生倾诉，给不愉快找个出口。在沟通中释放压力，缓解紧绷的神经，让体内各大系统有序运行，降低正常细胞突变的概率。

俗话说“笑一笑十年少”，确实蕴含着大智慧。通过微笑的方法能提高人体的免疫力，驱除疾病。

美容穴位按摩

四白穴

定位：位于眼眶下缘正中直下1横指处。

手法：双手中指指腹同时点按四白穴1～3分钟。

功效：帮助加速血液循环，缓解眼部肌肉疲劳，使面部气血充盈，使肌肤美白、光泽有弹性。

丝竹空穴

定位：位于人体面部，眉毛尾部的凹陷处。

手法：用双手示指指腹按揉丝竹空穴1分钟。

功效：疏通经气，促进血液循环，改善黑眼圈、眼部浮肿等眼部问题。

瞳子髎穴

定位：位于面部，眼睛外侧1厘米处。

手法：双手食示按压瞳子髎穴半分钟后，再按顺时针方向按揉1分钟，然后按逆时针方向按揉1分钟。

功效：清肝明目，去除鱼尾纹。

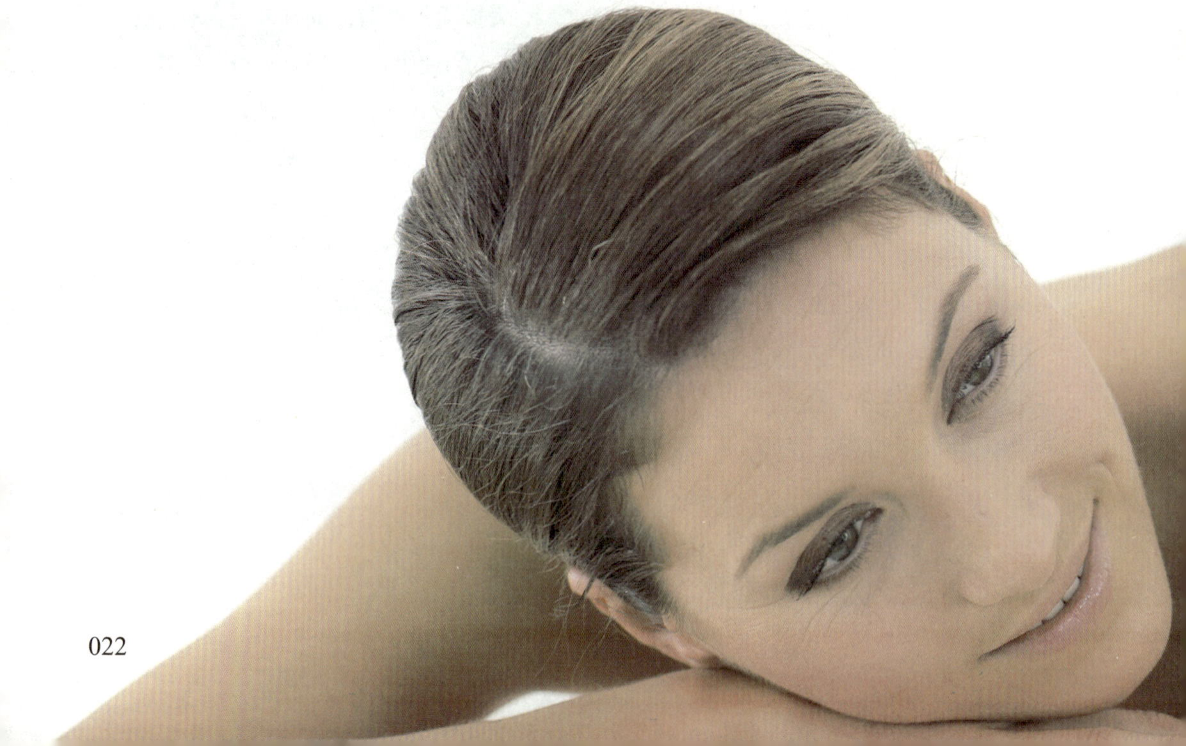

太阳穴

定位：位于头面部，耳廓前面，前额两侧，外眼角延长线的上方。

手法：双手拇指指腹分别按在两边的太阳穴上，稍微用力使太阳穴微感疼痛，顺逆时针分别按揉10～20次。

功效：改善眼部肌肤紧张，有助于减缓皱纹生成。

迎香穴

定位：位于面部，鼻翼旁开约1厘米处。

手法：用示指指腹做圈状按压，约1分钟。

功效：放松面部肌肉，缓解肌肉紧张，预防法令纹。

足三里穴

定位：位于小腿外侧，外膝眼下四横指，胫骨边缘。

手法：用大拇指或中指按压足三里穴5～10分钟，使局部有酸胀、发热的感觉。

功效：调理脾胃，改善气血。

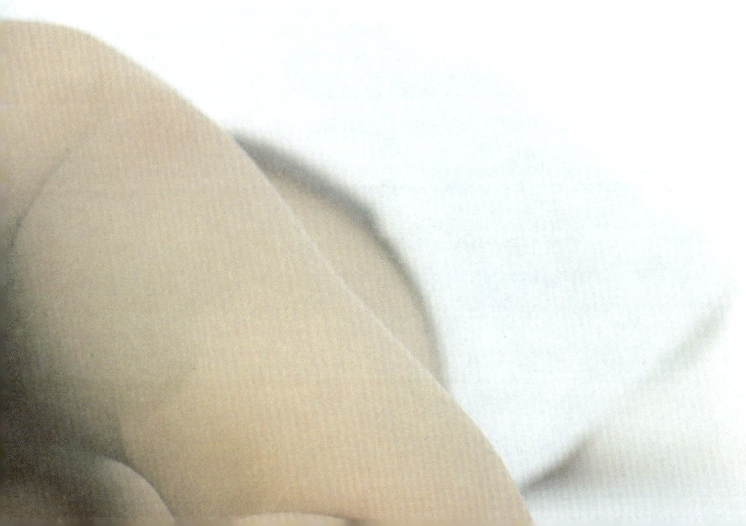

PART 03
常见女性疾病的基础食疗

食物是治病强身的重要法宝，科学饮食，均衡搭配，轻松拥有健康生活。

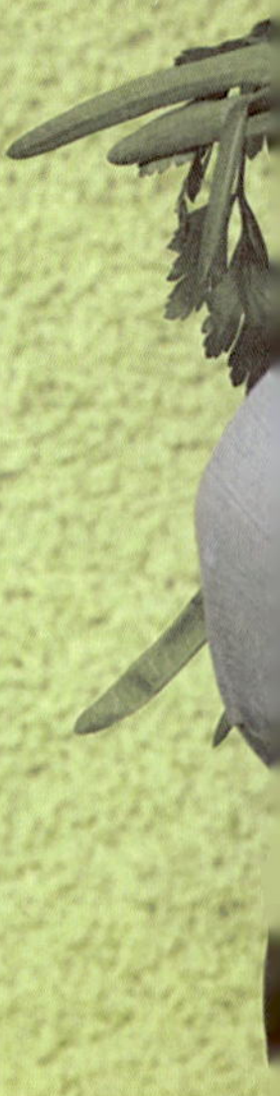

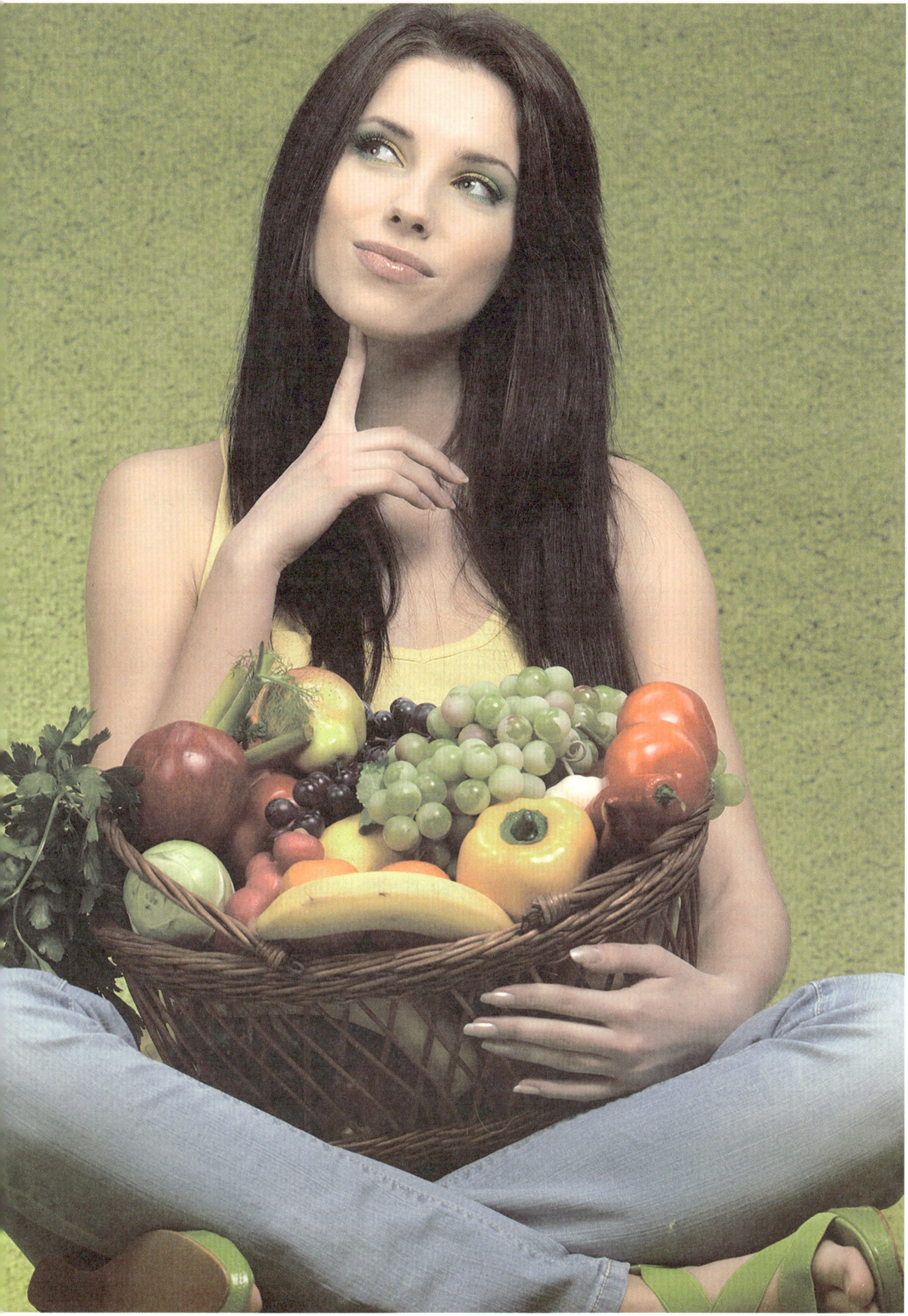

月经异常

月经是否规律是判断女性内分泌是否处于平衡状态的一个重要指标。月经周期主要由激素支配，正常的月经周期为25~38天，行经期为3~7天，一个周期内经血量为30~60毫升，经血颜色以鲜红色为主。一般情况下经期疼痛、月经提前、月经推迟、经期延长、月经量多、月经量少等症状都属于月经异常。

当出现月经异常等不适症状时，应该及早到医院检查并对症治疗，月经不调往往会引发一些妇科疾病，如果治疗不及时，就会导致不孕。此外，某些疾病也会导致女性月经不调，比如子宫肌瘤、子宫内膜息肉等，所以，女性有月经不调的情况，都应重视起来。

生活保健

1.掌握好自己月经期的规律，当出现大幅度波动时应及时寻找原因并积极治疗，忌粗心大意，耽误病情。

2.适量运动能改善月经不调，比如瑜伽的伸展、扭转等动作均有利于女性生殖器官和性机能的养护。

3.对于行经前后或月经期出现的痛经现象，包括下腹部疼痛、坠胀，伴有腰酸等，切勿默默忍耐疼痛，可借助沐浴或添加衣物等方式让身体暖起来，体内血液循环顺畅时疼痛就会大大减轻。尽量不穿紧身内裤，保持全身的血液循环畅通。

饮食习惯

1.饮食宜清淡，多吃新鲜的蔬菜、水果和干果，比如西蓝花、胡萝卜、菠菜、葡萄、橙子、核桃、开心果等。

2.适当补充羊肉、牛肉、排骨、鱼类，增加蛋白质的摄入量。

3.避免食用生冷食物和辛辣食物，它们容易引起盆腔血管收缩，导致经血量过少甚至突然停止，也会加剧痛经症状。

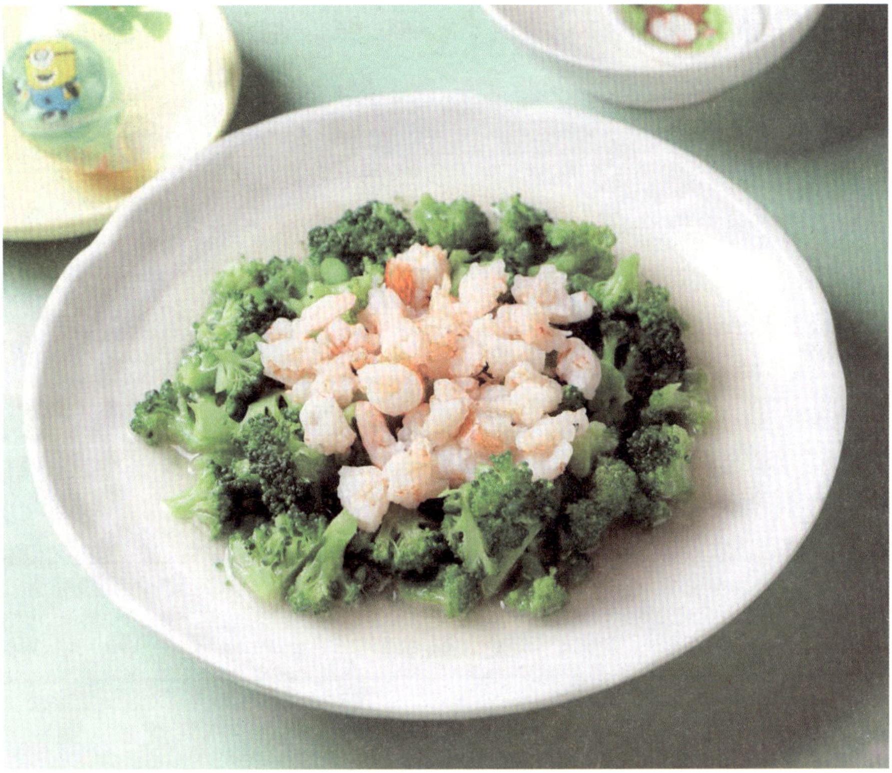

虾仁西蓝花

材料

西蓝花230克，虾仁6克，盐、鸡粉、水淀粉各少许，食用油适量

做法

1. 锅中注入适量清水烧开，加入少许食用油、盐。
2. 倒入洗净的西蓝花，拌匀，煮1分钟至其断生。
3. 捞出焯煮好的西蓝花，沥干水分，装入盘中，放凉待用。
4. 将放凉的西蓝花切掉根部，取菜花部分。
5. 洗净的虾仁切成小段，装入碗中，加少许盐、鸡粉、水淀粉，拌匀，腌渍10分钟，备用。
6. 炒锅注油烧热，注入适量清水，加少许盐、鸡粉。
7. 倒入腌渍好的虾仁，拌匀，煮至虾身卷起并呈现淡红色。
8. 关火，取一盘，摆上西蓝花，盛入锅中的虾仁即可。

山药木耳炒核桃仁

材料

山药90克，水发木耳40克，西芹50克，彩椒60克，核桃仁30克，白芝麻少许，盐3克，白糖10克，生抽3毫升，水淀粉4毫升，食用油适量

做法

1. 洗净去皮的山药切成片，洗净的木耳切成小块，洗净的彩椒切小块，洗净的西芹切成小块。
2. 锅中注入适量清水烧开，加入少许盐、食用油。倒入山药，搅散，煮半分钟。加入切好的木耳、西芹、彩椒，煮半分钟。将食材捞出，沥干水分，备用。
3. 用油起锅，倒入核桃仁，炸出香味。捞出，放入盘中，备用。
4. 锅底留油，放入适量白糖，倒入核桃仁，翻炒均匀。把锅中食材盛出，装入碗中，撒上白芝麻，拌匀。
5. 热锅注油，倒入焯过水的食材翻炒，加入适量盐、生抽、白糖，炒匀调味，淋入少许水淀粉，快速翻炒匀，关火后，倒入核桃仁，拌匀盛出即可。

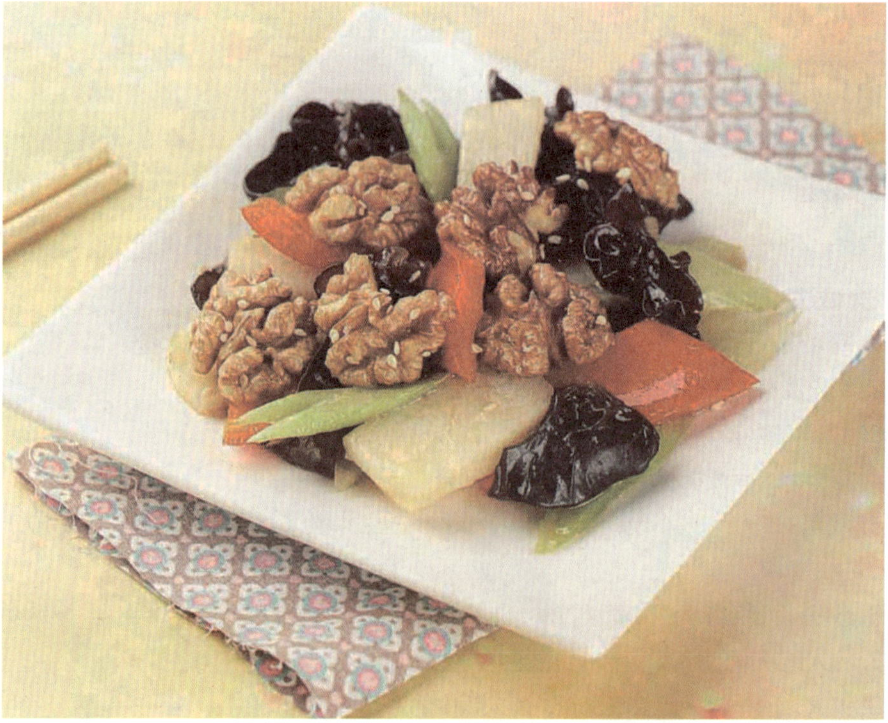

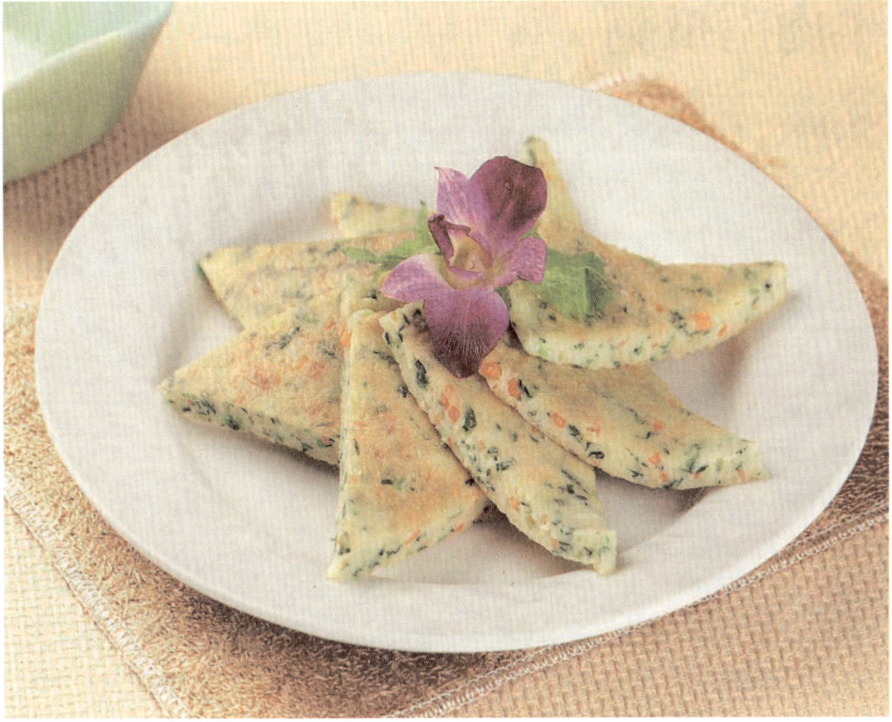

土豆胡萝卜菠菜饼

材料

胡萝卜70克，土豆50克，菠菜65克，鸡蛋2个，面粉150克，盐3克，鸡粉2克，芝麻油2毫升，食用油适量

做法

1. 洗净的菠菜切成粒。
2. 洗好去皮的土豆切片，再切丝，改切成粒。
3. 洗净去皮的胡萝卜切片，再切丝，改切成粒。
4. 锅中注入适量清水烧开，加入少许盐。倒入切好的土豆、胡萝卜，搅拌片刻，倒入菠菜粒，煮至沸。捞出焯好的食材，待用。
5. 鸡蛋打入碗中，加入少许盐、鸡粉。放入焯过水的食材，搅拌均匀。倒入面粉，拌匀。淋入芝麻油，拌匀，制成面糊。
6. 煎锅内注入适量食用油烧热，倒入面糊，摊成饼状，煎至成型，至散出香味。
7. 将面饼翻面，煎至两面呈焦黄色，取出。

牛肉南瓜粥

材料

水发大米90克，去皮南瓜85克，牛肉45克

做法

1. 蒸锅注入适量清水烧开，隔水放入洗好的南瓜、牛肉。
2. 盖上盖，用中火蒸约15分钟至其熟软。
3. 揭盖，取出蒸好的材料，放凉待用。
4. 将放凉的牛肉切片，改切成粒。
5. 把放凉的南瓜切片，再切成条形，改切成粒状，剁碎，备用。
6. 砂锅中注入适量清水烧开，倒入洗好的大米，搅拌匀。
7. 盖上盖，烧开后用小火煮约10分钟。
8. 揭开盖，倒入备好的牛肉、南瓜，拌匀。
9. 再盖上盖，用中小火煮约20分钟至所有食材熟透。
10. 揭盖，搅拌几下，至粥浓稠。关火后盛出煮好的粥，装入碗中即可。

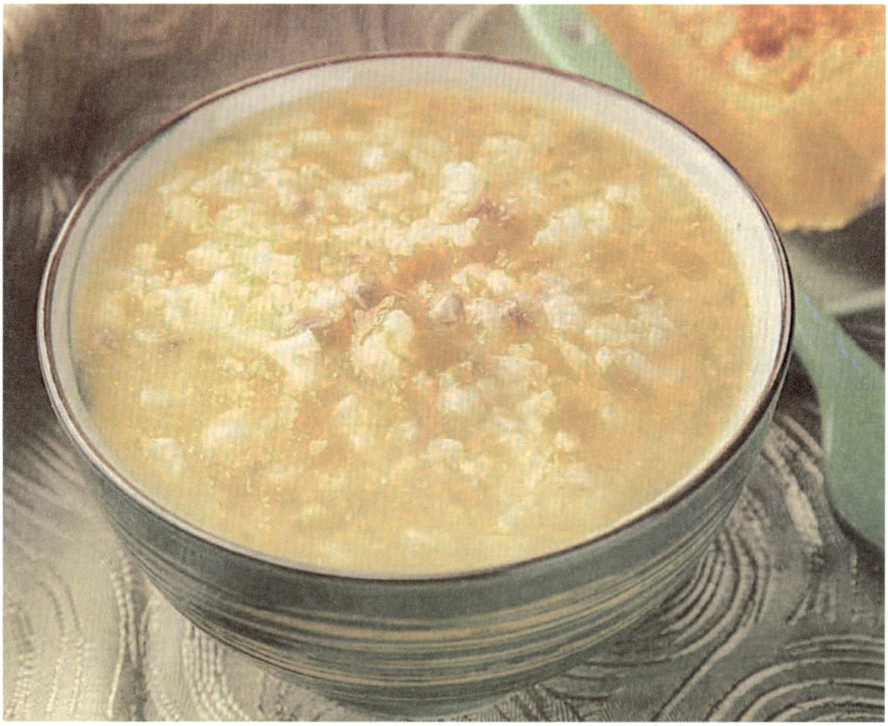

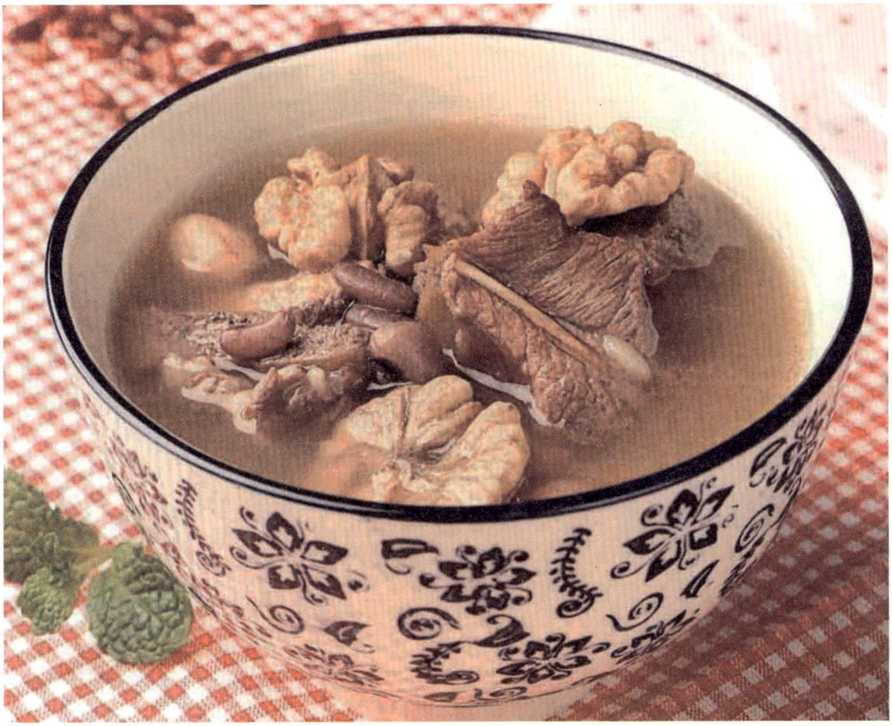

核桃花生双豆汤

材料

排骨块155克，核桃70克，水发赤小豆45克，花生米55克，水发眉豆70克，盐2克

做法

1. 锅中注入适量清水烧开，放入洗净的排骨块，汆煮片刻后捞出沥水，装入盘中，待用。
2. 砂锅中注入适量清水烧开，倒入排骨块、眉豆、核桃、花生米、赤小豆，拌匀。
3. 加盖，大火煮开后转小火煮3小时至熟。
4. 揭盖，加入盐，稍稍搅拌均匀。
5. 关火后盛出煮好的汤，装入碗中即可。

白带异常

一般情况下，正常的白带是无色透明，带有些许黏性的。有时白带中也会混有一些白细胞和阴道上皮，所以会呈现白色或淡黄色。这些从女性体内流向外阴的黏液是女性卵巢正常活动成熟的标志。白带的量和带下感会因人而异。排卵期或妊娠期白带也会增多。在性行为过程中，白带会增多，对阴道有润滑的作用，便于性生活的进行。

要懂得判断什么白带是正常的状态，什么是病态。当出现以下白带异常的情况时要尽早咨询医生：①大量的带下及伴有瘙痒，可能与毛滴虫性的阴道炎和阴道白色念珠菌症有关；②带下增多伴有疼痛，可能是性病；③少量增加的带下伴有出血，多见于子宫阴道糜烂、宫颈炎、息肉、老年性阴道炎；④黄色白带伴有恶臭及出血，警惕子宫颈癌与子宫癌。

阴道清洁

1.白带中含有乳酸杆菌、溶菌酶和抗体，具备抑制细菌生长的作用。频繁清洗阴道其实并不是一个好习惯，它会稀释阴道的酸度，降低自净作用，最终往往不能达到如期的效果。

2.注意个人卫生，保持外阴清洁、干燥，勤换内裤，公共场所注意预防交叉感染。性生活注意安全和清洁，尽量用避孕套预防感染，性伴侣尽量单一。

饮食保健

1.最好不要吃辛辣、油腻、生冷的食物。

2.宜食用牛奶、鸡蛋、瘦肉等补充营养，增强体质。

3.中医理论认为，黄带、血性白带为湿热的表现，饮食宜清淡，多喝汤水，多吃新鲜蔬菜，比如芹菜、冬瓜、赤小豆、绿豆、荸荠、莲藕等。

4.补充具有健脾祛湿功效的食物，如山药、扁豆、莲子、薏米、白果、芡实、乌骨鸡、猪肚、黑木耳等。

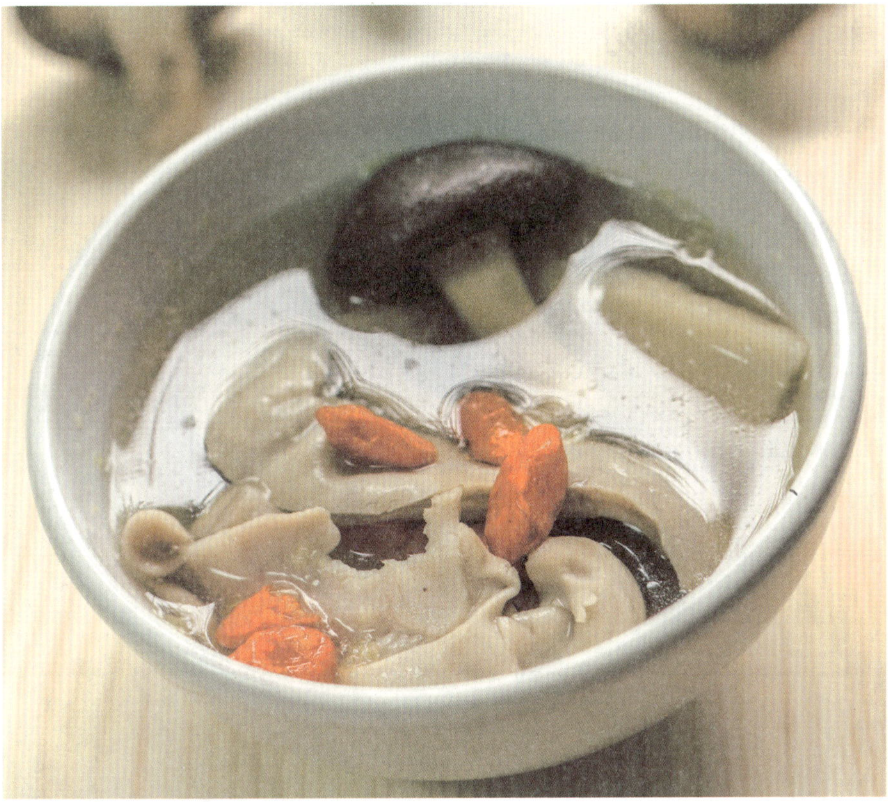

香菇猪肚汤

材料

香菇70克，猪大肠300克，葱段、姜片各适量，水发枸杞10克，盐3克，鸡粉3克，料酒10毫升，食用油适量

做法

1. 香菇切块。
2. 锅中注入适量清水烧开，倒入洗净的猪大肠，拌匀，加入适量料酒。用大火煮约5分钟，汆去异味。取出猪大肠，放凉后将其切成小段，备用。
3. 用油起锅，放入姜片，爆香。倒入猪大肠，炒匀，淋入料酒，炒香。撒上葱段，炒出香味。
4. 注入适量热水，用大火煮沸，撇去浮沫。倒入香菇，盖上盖，用中火煮约10分钟至食材熟透。揭盖，加入盐、鸡粉、枸杞，拌匀后盛入盘中即可。

排骨莲藕汤

材料

排骨400克，莲藕200克，玉竹60克，水发莲子60克，姜片适量，盐2克，鸡粉2克

做法

1. 排骨斩成块。
2. 莲藕切成块。
3. 锅内注水烧开，倒入排骨，汆水去除血水后捞出。
4. 取一砂锅，倒入姜片、排骨、莲藕、玉竹、莲子，拌匀。
5. 盖上锅盖，大火煮开后转小火煮1小时。
6. 揭盖后，加入盐、鸡粉，拌匀入味。
7. 将煮好的汤汁盛入碗中即可。

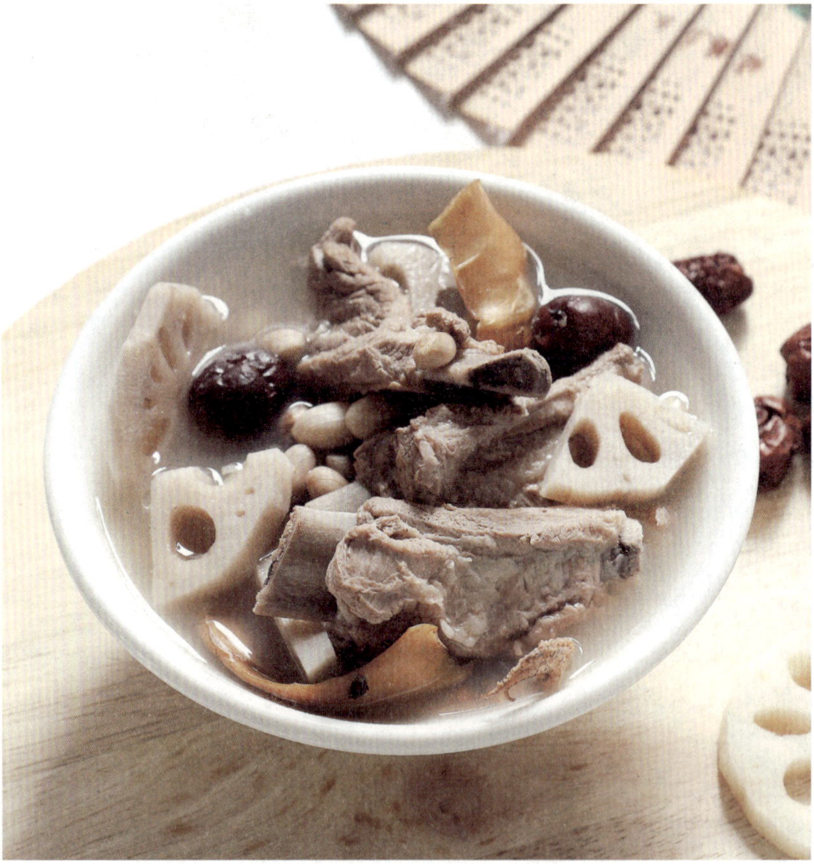

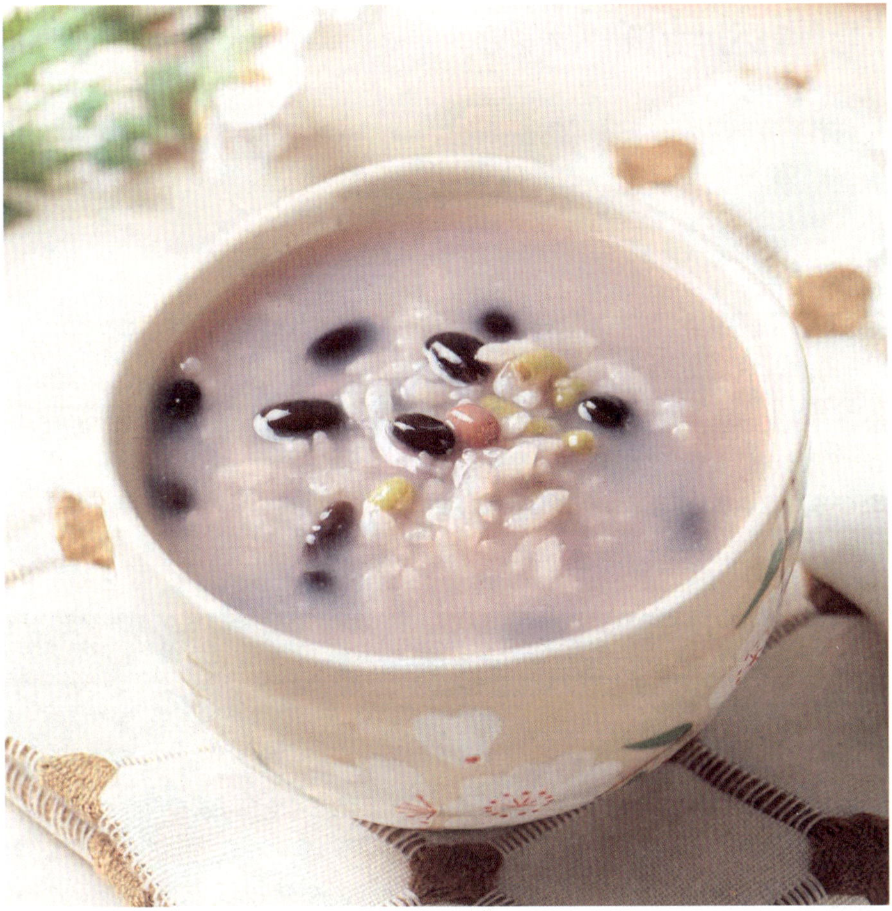

三豆粥

材料

水发大米120克，水发绿豆70克，水发红豆80克，水发黑豆90克，白糖6克

做法

1. 砂锅中注入适量清水烧开，倒入洗净的绿豆、红豆、黑豆。
2. 倒入洗好的大米，搅拌匀。
3. 盖上锅盖，烧开后用小火煮约40分钟，至食材熟透。
4. 揭开锅盖，加入少许白糖。
5. 搅拌匀，煮至白糖溶化。
6. 关火后盛出煮好的粥，装入碗中即可。

鸡胸肉马蹄炒饭

材料

隔夜米饭100克，鸡胸肉50克，马蹄50克，西蓝花50克，胡萝卜30克，盐、酱油、鸡粉、水淀粉、葱花、蒜末、食用油各适量

做法

1. 隔夜米饭捣散，马蹄去皮切片，西蓝花切小朵，胡萝卜切小丁。鸡胸肉切片，加酱油、水淀粉抓匀腌15分钟。
2. 热锅加少许油烧热，蒜末爆香，放鸡胸肉翻炒至变色，放胡萝卜、西蓝花、马蹄翻炒。
3. 放入米饭炒散，加盐、酱油、鸡粉，翻炒均匀，撒葱花翻炒均匀即可。

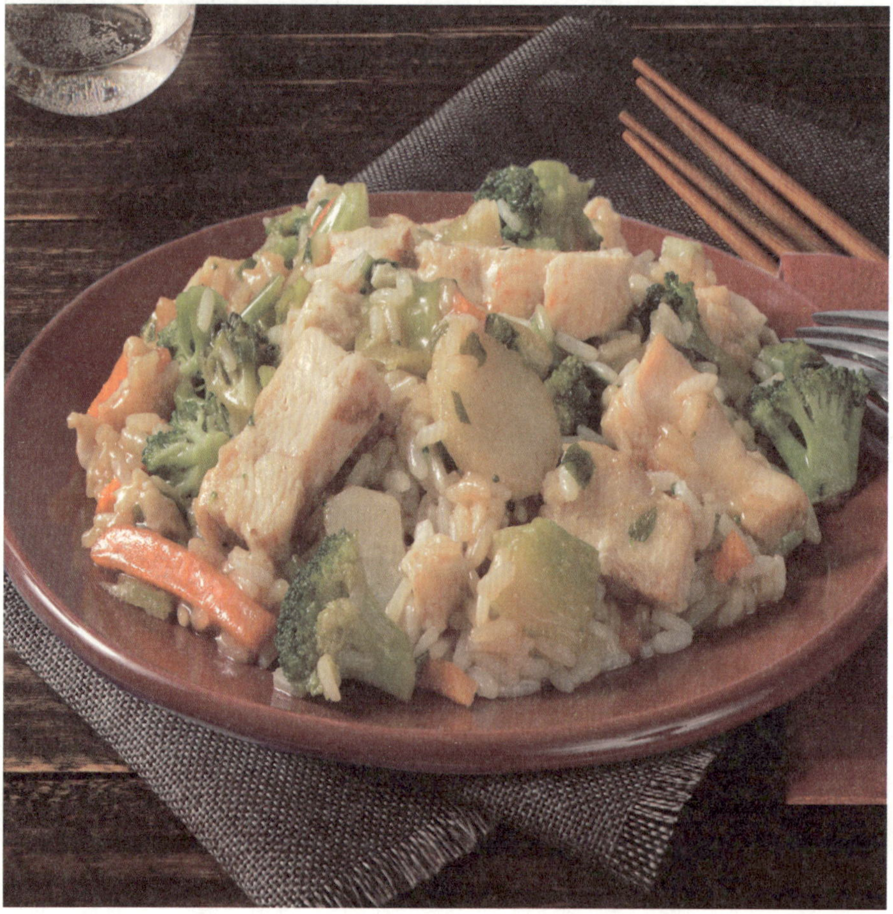

胡萝卜芹菜汁

材料

芹菜30 克，胡萝卜20 克，柑橘30 克

做法

1. 将芹菜洗净，切段。
2. 胡萝卜洗净，去皮，切块。
3. 柑橘去皮洗净，切块。
4. 将以上材料放入榨汁机中，加入适量冷开水搅打成汁，倒入杯中，搅匀即可。

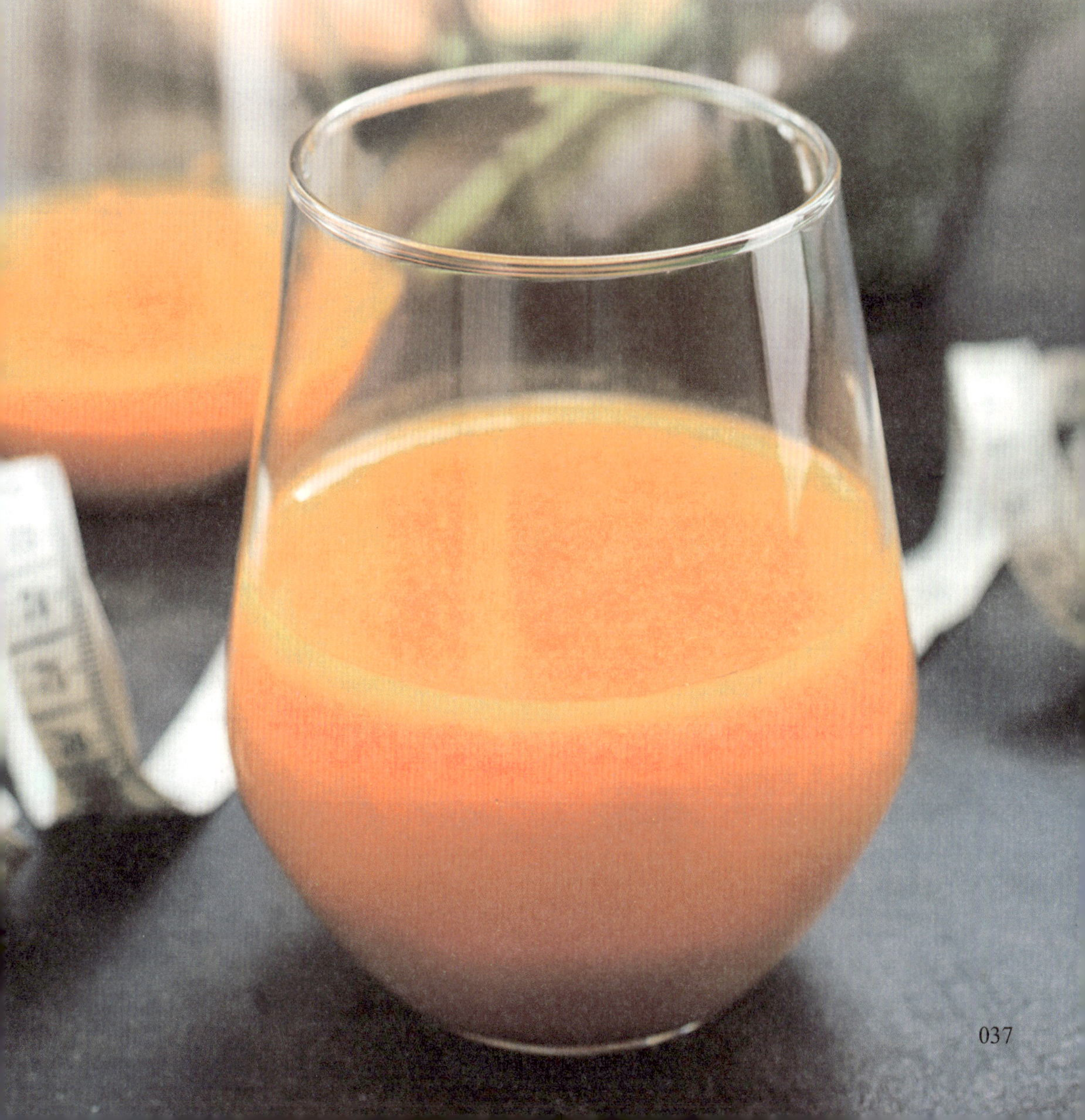

贫血症

贫血症是由于身体无法制造足够的血红蛋白（一种将氧气输送到血红细胞和身体各个组织的蛋白质）而导致的外周血红细胞容量低于正常的临床综合征。常见的临床症状包括头晕头痛、疲劳、晕厥、耳鸣、注意力不集中、记忆力减退、失眠多梦等。

世界卫生组织统计，全球约有30亿人出现不同程度的贫血，每年因患贫血引致各类疾病而死亡的人数达上千万。目前，中国患贫血的人口概率高于西方国家，在患贫血的人群中，女性明显高于男性。

饮食保健

1.经期前后多吃补血暖宫的食物。

2.饮食中适当补充益气补血、养心安神的黑芝麻、大枣、阿胶、黑豆、红糖、猪血、乌鸡、牛肉等。

3.可以补充含铁丰富的食物，比如动物肝脏、紫菜、海带、香菇、黑木耳等，摄入维生素C也有助于提高铁质的吸收。

注意：不少人偏爱不粘锅或铝锅，其实使用铁锅烹制食物并食用该食物，能帮助女性促进铁元素的吸收。咖啡、浓茶不利于铁元素的吸收，贫血症患者应少喝。

生活保健

1.如果你发现自己脸色过于苍白，长期没有血色，就需要引起重视，尽快到医院检查。

2.保持适度锻炼，如散步、健身操、舞蹈、游泳等，它们能增强细胞活力和机体的造血功能；避免进行剧烈运动，如快跑、连续爬楼梯等。

3.注意劳逸结合，避免劳累过度。

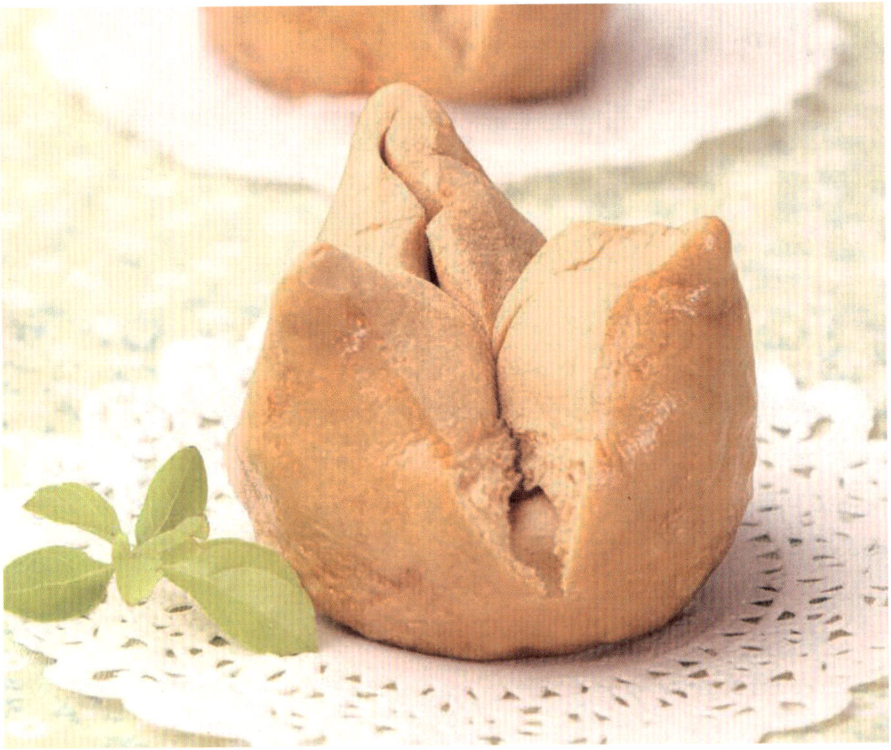

红糖馒头

材料

低筋面粉500克，红糖150克，泡打粉5克，酵母5克

做法

1. 锅中注适量清水烧开，倒入红糖，搅拌，煮至溶化，盛入碗中，待用。
2. 把低筋面粉倒在案台上，用刮板开窝。加入泡打粉，混合均匀。将酵母倒入窝中，加少许红糖水，搅匀。刮入面粉，混合均匀。
3. 分数次加入剩余的红糖水，混合成面糊。
4. 将面糊揉搓成面团，装入碗中，用保鲜膜封好，发酵1小时。待面团发酵至两倍大，去掉保鲜膜。
5. 取适量面团置于案台上，搓成长条状，揪成数个大小均等的剂子。将剂子压扁，用擀面杖将剂子擀成圆饼状，先捏成三角包，再向中间聚拢捏成橄榄状，制成生坯，各粘上一张包底纸，放入烧开水的蒸锅，大火蒸8分钟至熟，取出即可。

鸡肝粥

材料

鸡肝200克，水发大米500克，姜丝、葱花各少许，盐1克，生抽5毫升

做法

1. 洗净的鸡肝切条。
2. 砂锅注水，倒入泡好的大米，拌匀。加盖，用大火煮开后转小火续煮40分钟至熟软。
3. 揭盖，倒入切好的鸡肝，拌匀；加入姜丝，拌匀；放入盐、生抽，拌匀；加盖，稍煮5分钟至鸡肝熟透。
4. 揭盖，放入葱花，拌匀。
5. 关火后盛出煮好的鸡肝粥，装碗即可。

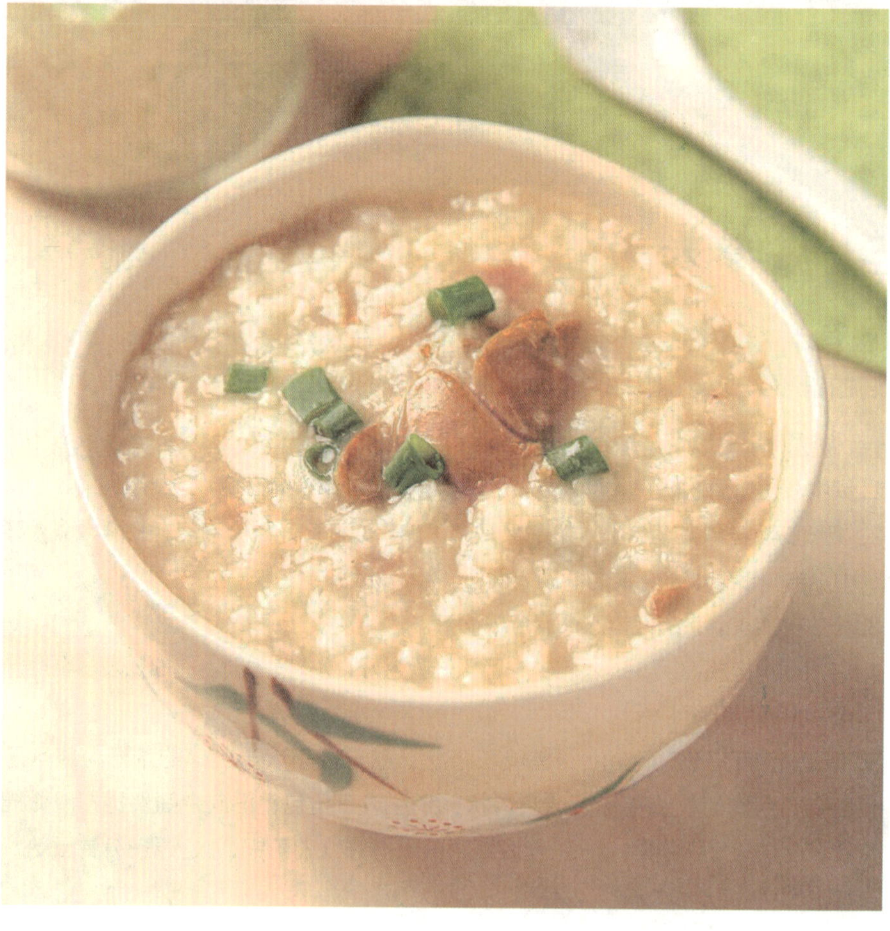

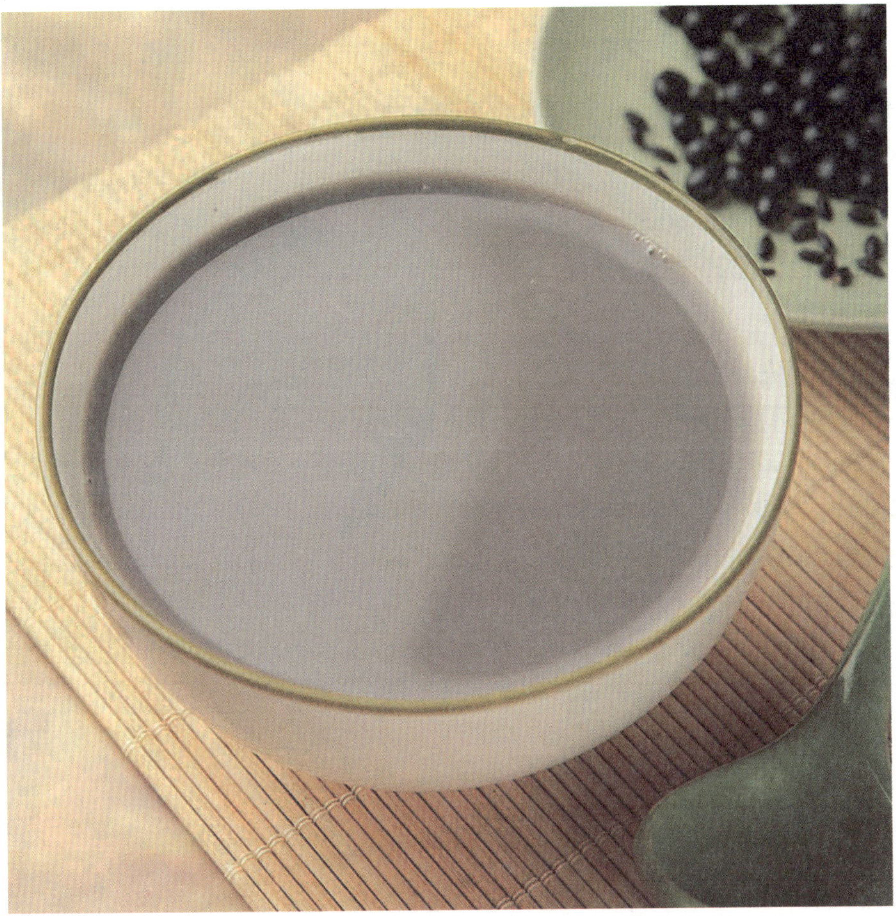

黑芝麻黑豆浆

材料

黑芝麻30克，水发黑豆45克

做法

1. 把洗好的黑芝麻倒入豆浆机中，倒入洗净的黑豆，注入适量清水至水位线即可，盖上豆浆机机头，选择“五谷”程序，再选择“开始”键，开始打浆。待豆浆机运转约15分钟，即成豆浆。
2. 将豆浆机断电，取下机头，把煮好的豆浆倒入滤网，滤取豆浆，倒入碗中，用汤匙撇去浮沫即可。

豆腐狮子头

材料

老豆腐155克，虾仁末60克，猪肉末75克，鸡蛋液60克（1个），去皮马蹄40克，生粉30克，木耳碎40克，葱花、姜末各少许，盐、鸡粉各3克，胡椒粉、五香粉各2克，料酒5毫升，芝麻油适量

做法

1. 马蹄切块，剁碎。
2. 洗净的老豆腐装碗，用筷子夹碎。放入马蹄碎、虾仁末、猪肉末、木耳碎。
3. 打散鸡蛋液，倒入食材中。加入盐和鸡粉各1克，放入胡椒粉、五香粉和料酒。
4. 沿一个方向拌匀，倒入生粉，搅拌均匀成馅料。
5. 用手取适量馅料挤出丸子状。
6. 将挤出的丸子放入沸水锅中，煮约3分钟，掠去浮沫。加入盐和鸡粉各2克。
7. 关火后淋入芝麻油，撒上葱花和姜末，搅匀。最后将煮好的豆腐狮子头连汤一块装碗即可。

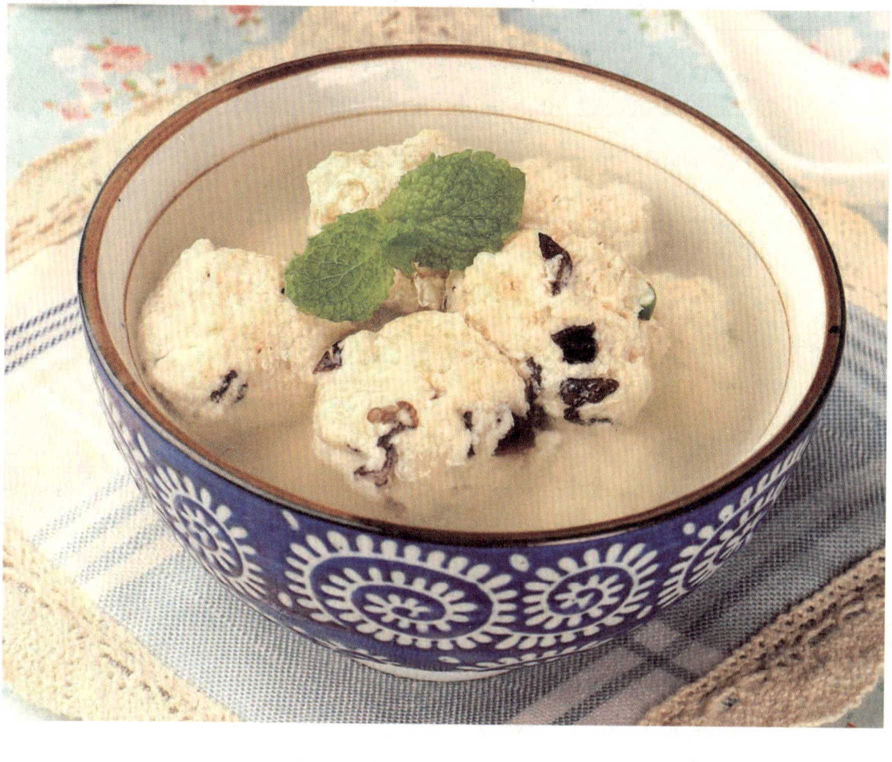

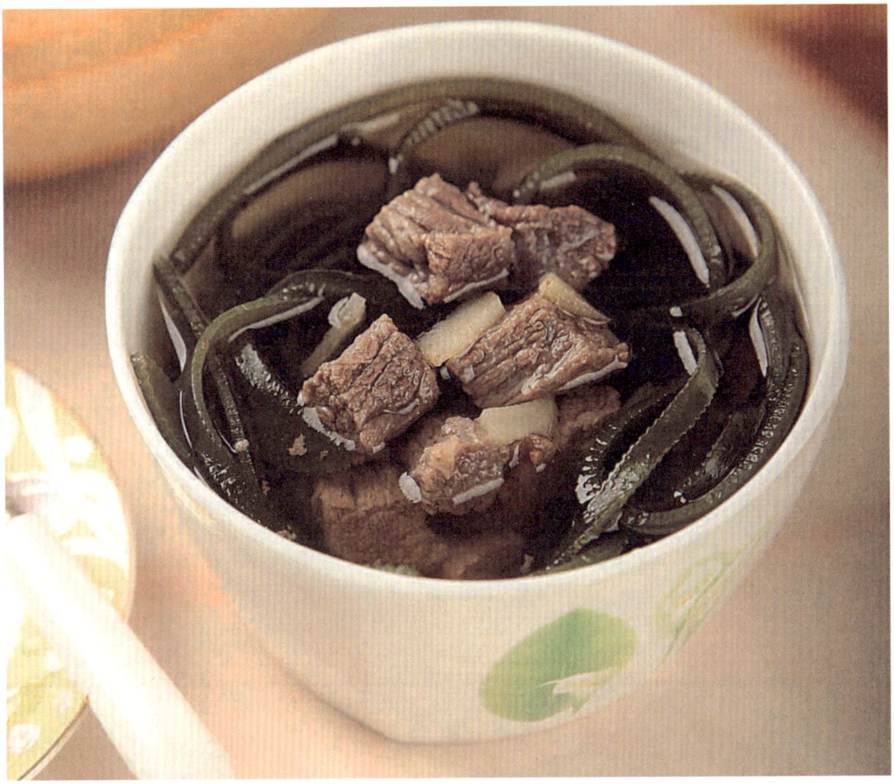

海带牛肉汤

材料

牛肉150克，水发海带丝100克，姜片、葱段各少许，鸡粉2克，胡椒粉1克，生抽4毫升，料酒6毫升

做法

1. 将洗净的牛肉切条形，再切丁，备用。
2. 锅中注入适量清水烧开，倒入牛肉丁，搅匀；淋入少许料酒，拌匀，氽去血水；捞出牛肉，沥干水分，备用。
3. 高压锅中注入适量清水烧热，倒入氽过水的牛肉丁；撒上备好的姜片、葱段，淋入少许料酒；盖好盖，拧紧，用中火煮约30分钟，至食材熟透。
4. 待高压锅降温冷却后，安全地拧开盖子，倒入洗净的海带丝，转大火略煮一会儿。
5. 加入少许生抽、鸡粉，撒上适量胡椒粉，拌匀调味。
6. 关火后盛出煮好的汤料，装入碗中即成。

体寒

体寒是万病之源，能动摇人体健康根基。女性朋友可别小看体寒，免疫力下降、皮肤变差、肠胃不适、过敏、月经不调、肩膀酸痛、腰痛、失眠等身体常见小毛病都可能是体寒导致的。

与男性相比，女性可以产生热能的肌肉量较少，而且女性天生就是易受寒体质，并且月经周期时激素分泌的变化也会让女性畏寒。最突出的表现是手脚冰冷。因此，做好保暖工作是女性想要拥有健康体魄的重要举措。

改善体寒，改掉以下三个坏习惯

第一，过多摄取寒凉食物。冰凉的食物让人大呼过瘾，但也会使身体由内部冷到外部。中医理论认为，冷饮、茄子、黄瓜等属性寒凉的食物都应避免过多摄取。为了缓解体寒，可适当补充能温暖身体的食物，比如韭菜、洋葱、葱、生姜、辣椒、大蒜、芥末、肉桂、红茶、黑糖等，也可以摄取足量的肉、蛋、大豆等蛋白质含量较高的食物。

第二，受寒。夏天，人们对空调的依赖越来越强，但吹空调对体质偏寒的女性是百害而无一利的。尤其是在较冷的环境中还穿着单薄的衣服，不注意保暖，身体其实是承受不了的。因此待在冷气较强的地方时应注意腰背、肚子、腿部的保暖。

第三，运动太少。长期缺乏锻炼会使身体血液循环恶化，造成气血郁结。建议女性适当利用空余时间做点简单的运动，如踢踢腿、扭扭腰，伸展一下身体可促进机体的血液循环。

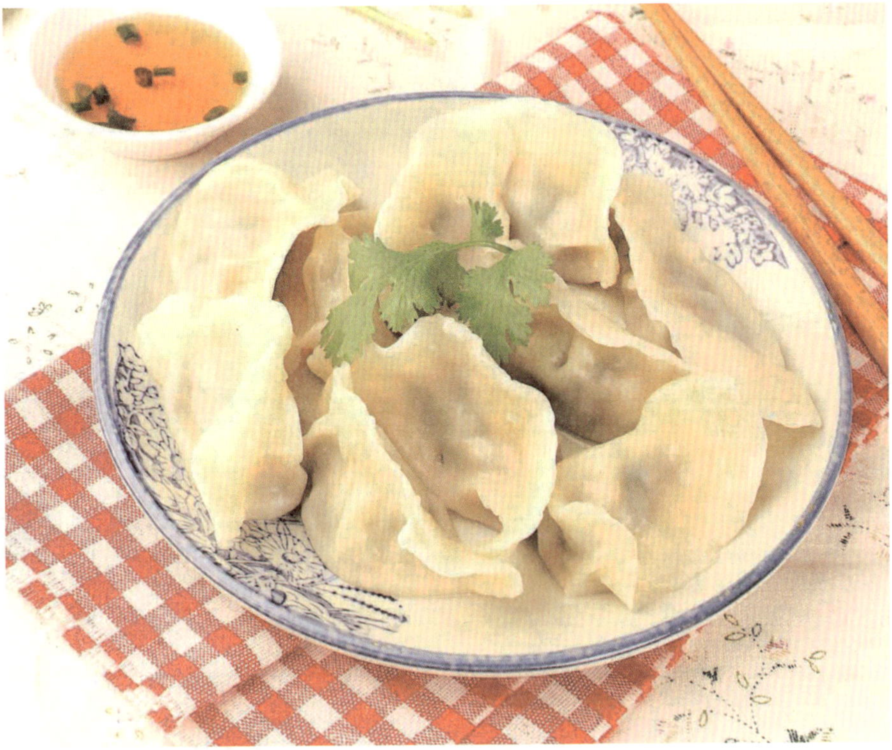

韭菜鲜肉水饺

材料

韭菜70克，肉末80克，饺子皮90克，葱花少许，盐、鸡粉、五香粉各3克，生抽5毫升，食用油适量

做法

1. 洗净的韭菜切碎，往肉末中倒入韭菜碎、葱花，撒上盐、鸡粉、五香粉，淋上食用油、生抽，拌匀入味，制成馅料。
2. 备好一碗清水，用手指蘸上少许清水，在饺子皮边缘涂抹一圈，往饺子皮中放上少许的馅料，将饺子皮对折，两边捏紧，剩下的饺子皮采用相同的做法制成饺子生坯，放入盘中待用。
3. 锅中注入适量清水烧开，放入饺子生坯，待其再次煮开，拌匀，再煮3分钟。
4. 加盖，用大火煮2分钟，至其上浮，揭盖，捞出饺子，盛入盘中即可。

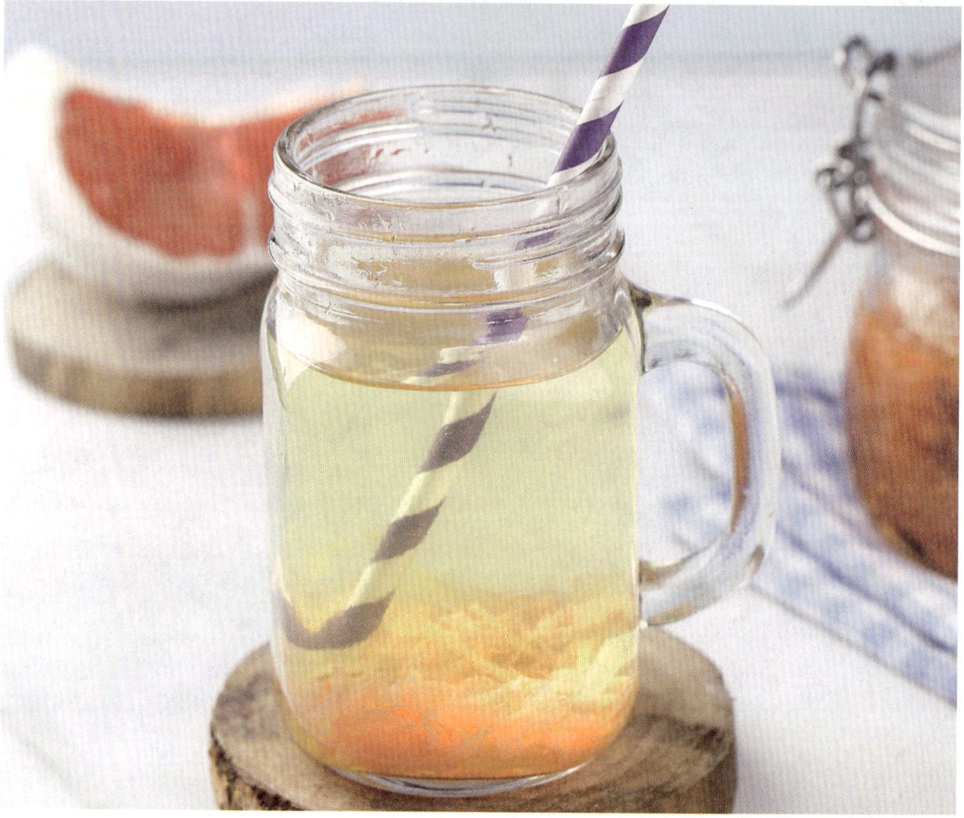

蜂蜜柚子茶

材料

柚子1个，蜂蜜50克，冰糖50克，盐适量

做法

1. 用食盐擦洗柚子表皮后冲洗干净。
2. 剥开柚子，用小刀将柚子的外皮削下来，将柚子皮切成丝。
3. 取柚子果肉，将果肉撕碎。
4. 将柚子皮倒入锅中，加入清水，开大火，加盐，煮至透明状捞出。
5. 另起锅，将果肉倒入锅中，加适量清水，煮软后捞出。
6. 将柚子皮倒入锅中，加入适量冰糖，加入清水煮至稠状。
7. 将煮好的柚子浆、果肉一同倒入罐子中。
8. 加入适量蜂蜜，密封后冷藏即可。

黑米红糖粥

材料

水发黑米50克，黑糖25克

做法

1. 取一个杯子，放入泡发好的黑米，加入黑糖，注入适量清水，再用保鲜膜盖住杯口。
2. 电蒸锅注水烧开，放入食材杯，盖上锅盖，调转旋钮定时蒸1小时。
3. 揭开锅盖，将杯子取出，揭去保鲜膜即可。

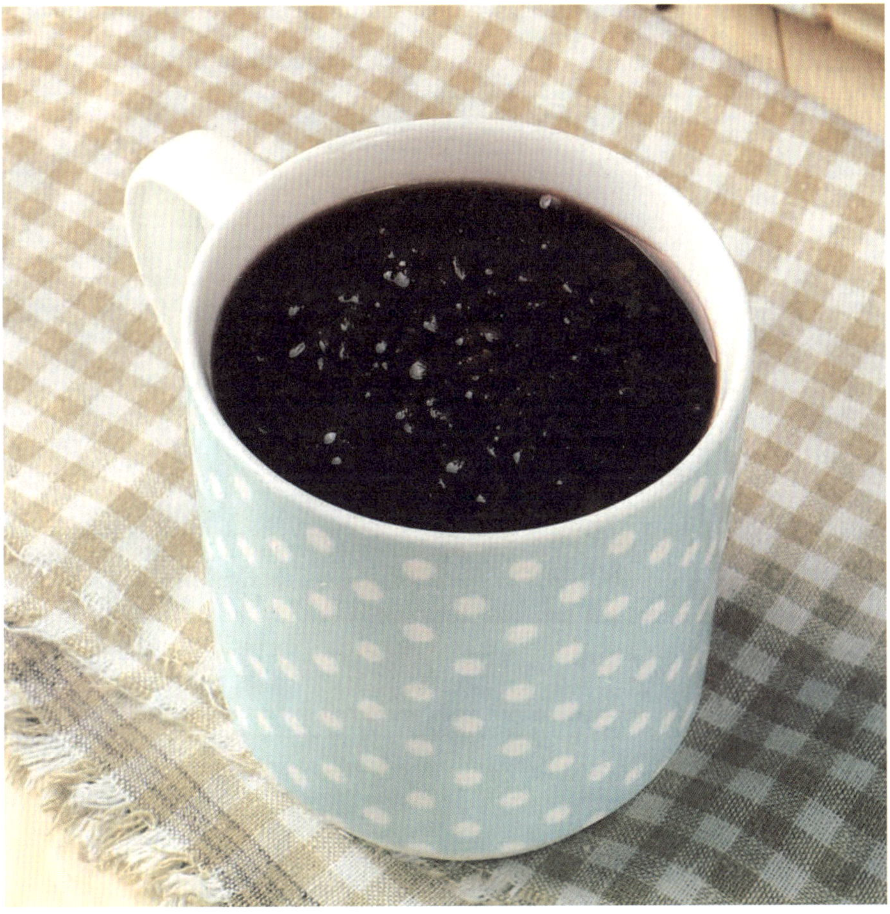

花生炖羊肉

材料

羊肉400克，花生仁150克，葱段、姜片各少许，生抽、料酒、水淀粉各10毫升，盐、鸡粉、白胡椒粉各3克，食用油适量

做法

1. 洗净的羊肉切成块，沸水锅中放入羊肉，搅散，汆煮至转色，捞出，放入盘中待用。
2. 热锅注油烧热，放入姜片、葱段，爆香，放入羊肉，炒香。
3. 加入料酒、生抽，注入300毫升的清水，倒入花生仁，撒上盐，加盖，大火煮开后转小火炖30分钟。
4. 揭盖，加入鸡粉、白胡椒粉、水淀粉，充分拌匀入味。
5. 关火后将炖好的羊肉盛入盘中即可。

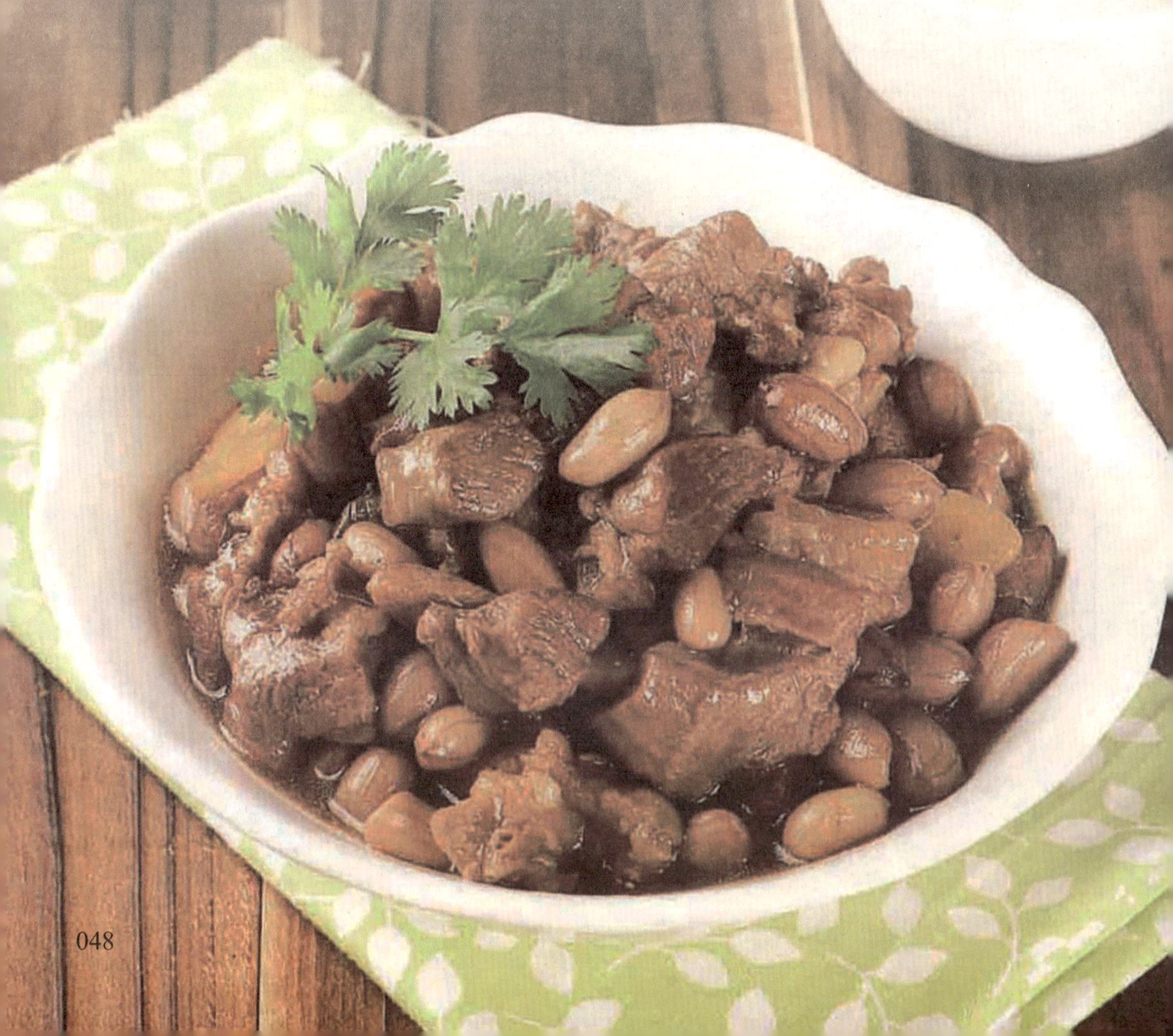

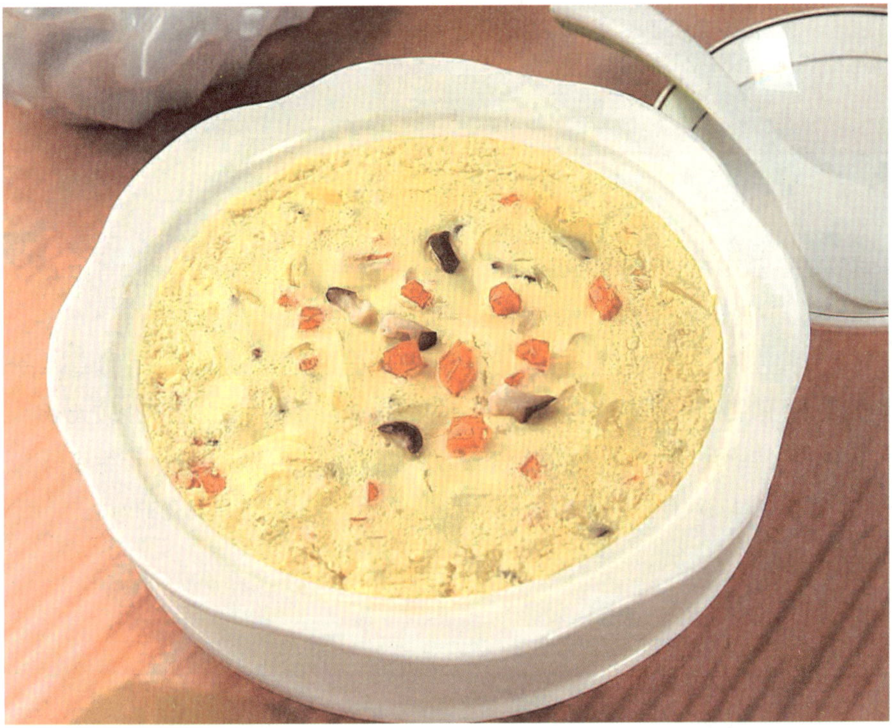

蔬菜蛋黄羹

材料

包菜100克，胡萝卜85克，鸡蛋2个，香菇40克

做法

1. 将洗净的香菇去蒂，切条形，再切成粒。
2. 洗好的胡萝卜切片，再切细条，改切成粒。
3. 洗净的包菜切成粗丝，再切成包菜粒。
4. 锅中注入适量清水烧开，倒入胡萝卜，煮2分钟，捞出，待用。
5. 锅中放入香菇、包菜，拌匀，煮至熟软。
6. 捞出焯煮好的食材，沥干水分，待用。
7. 鸡蛋打开，取出蛋黄，装入碗中，注入少许温开水，拌匀。
8. 放入焯过水的食材，拌匀。
9. 取一蒸碗，倒入拌好的食材，待用。
10. 蒸锅上火烧开，放入蒸碗。盖上盖，用中火蒸15分钟至熟即可。

耳鸣

耳鸣是患者在缺乏外部声源的情况下，耳内或颅内产生的嗡嗡、嘶嘶等不成型的异常声音幻觉。这种声音感觉可以是一种或一种以上，并且持续一定的时间。

轻度耳鸣往往是间歇性发作的，患者耳畔可出现流水声或嘶嘶声；中度耳鸣表现为持续性耳鸣，即使处于嘈杂的环境中仍有耳鸣的感觉，可对患者情绪产生较大影响；重度耳鸣表现为持续性耳鸣，且严重影响听力，会阻碍患者与他人交流，给生活与工作造成困扰；极重度耳鸣可伴随眩晕，无法听清他人的话语，也可能是耳聋的前兆。

造成耳鸣的原因多样

- 工作压力大
- 生活作息不规律，长期熬夜
- 内分泌失调
- 自主神经功能紊乱
- 情绪不稳定
- 耳部疾病
- 外部噪声刺激

如果出现耳鸣症状应当引起重视，及时到医院检查。

随着人们生活节奏、生活方式及生活环境的改变，耳鸣的发病率正逐渐升高，给患者的生活、工作与休息造成困扰。出现耳鸣时不要急躁、生气，尽量保持心情平静，舒缓情绪，将自己的注意力放到别的地方，必要时配合药物治疗。

日常调节

肩颈处血液循环不畅也可能会引起耳鸣，尤其是长期伏案工作的上班族，要适当伸展颈部，促进血液循环；适当补充促进血液循环的维生素E，以及帮助消除疲劳的B族维生素。

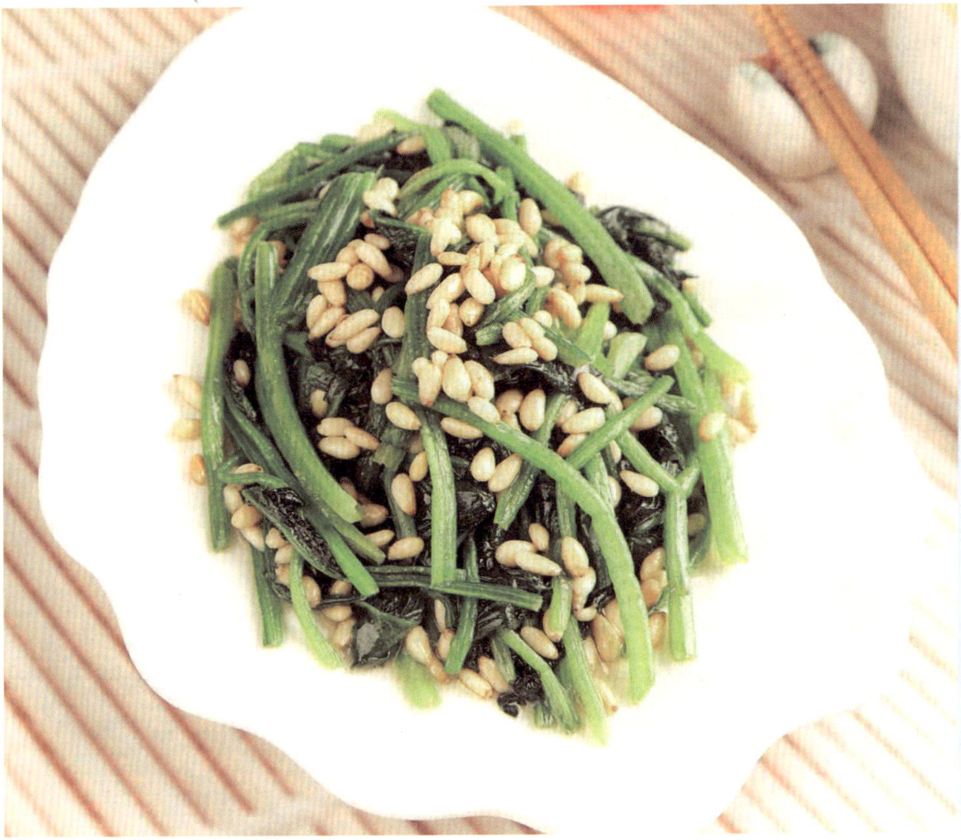

松仁菠菜

材料

菠菜270克，松仁35克，盐3克，鸡粉2克，食用油15毫升

做法

1. 洗净的菠菜切三段。
2. 冷锅中倒入适量的油，放入松仁，用小火翻炒至香味飘出。
3. 关火后盛出炒好的松仁，装碟待用。
4. 往松仁里撒上少许盐，拌匀，待用。
5. 锅留底油，倒入切好的菠菜，用大火翻炒2分钟至熟。
6. 加入盐、鸡粉，炒匀。
7. 关火后盛出炒好的菠菜，装盘待用。
8. 撒上拌好盐的松仁即可。

薏米大麦南瓜饭

材料

薏米50克，大麦50克，南瓜100克，山药100克

做法

1. 薏米、大麦分别淘洗净，加清水浸泡3小时，捞出沥干水。
2. 南瓜、山药分别洗净，切小丁备用。
3. 电饭煲中加入泡好的薏米、大麦，加入适量清水，加入南瓜、山药丁。
4. 加盖按下煮饭键，待饭熟即可。

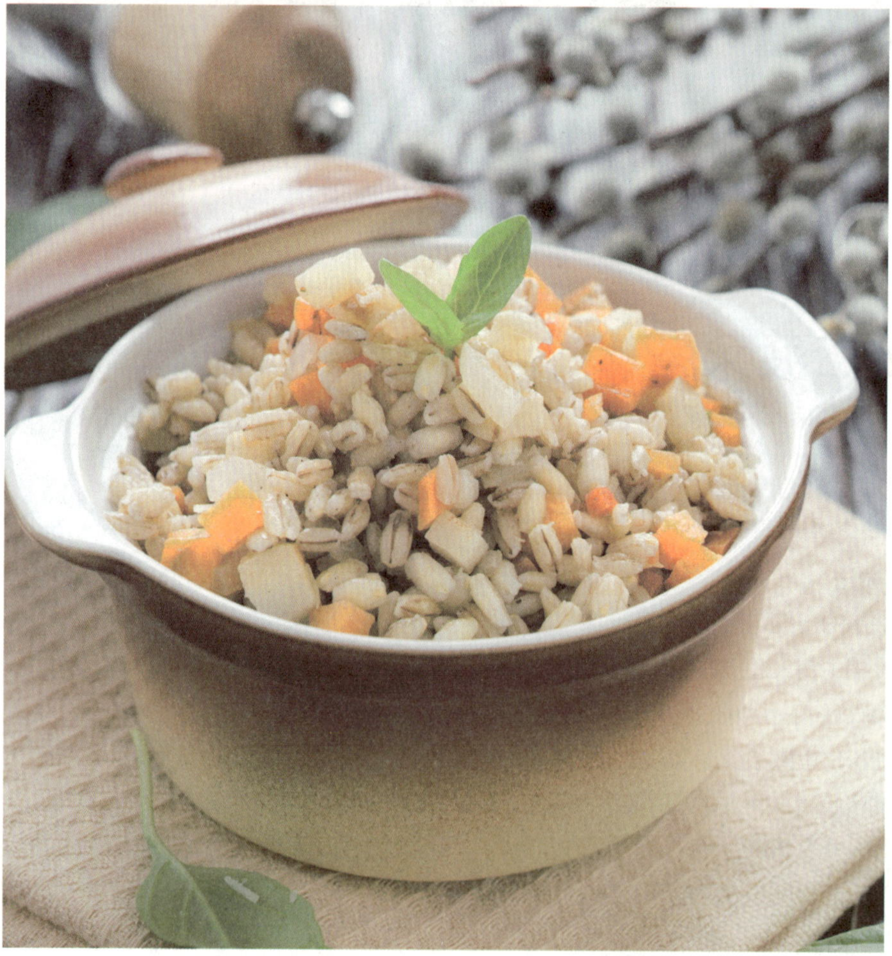

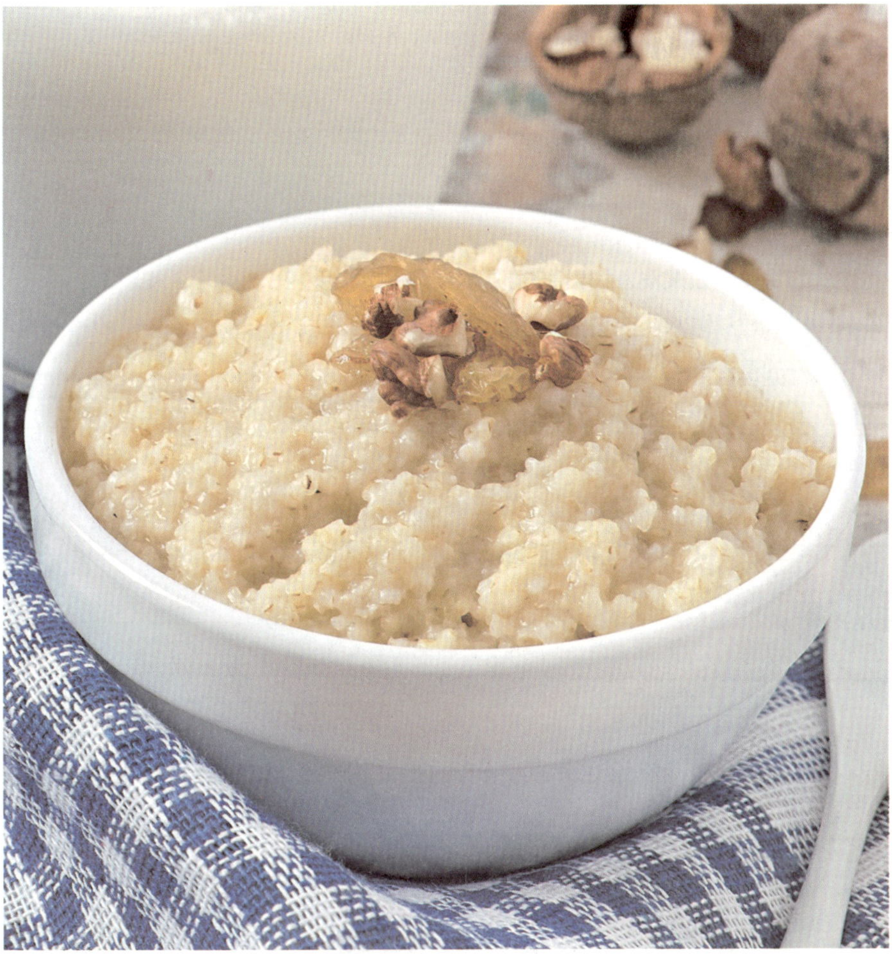

核桃葡萄干牛奶粥

材料

核桃50克，葡萄干50克，大米250克，牛奶适量

做法

1. 砂锅中注入适量的清水，大火烧热。
2. 倒入牛奶、大米，搅拌均匀。
3. 盖上锅盖，大火烧开后转小火煮30分钟至熟软。
4. 掀开锅盖，倒入核桃、葡萄干，持续搅拌片刻。
5. 将粥盛出，装入碗中即可。

香蕉燕麦粥

材料

水发燕麦160克，香蕉120克，枸杞少许

做法

1. 将洗净的香蕉剥去果皮，把果肉切成片，再切成条形，改切成丁，备用。
2. 砂锅中注入适量清水烧热。
3. 倒入洗好的燕麦。
4. 盖上盖，烧开后用小火煮30分钟至燕麦熟透。
5. 揭盖，倒入香蕉，放入枸杞，搅拌匀，用中火煮5分钟。
6. 关火后盛出煮好的燕麦粥即可。

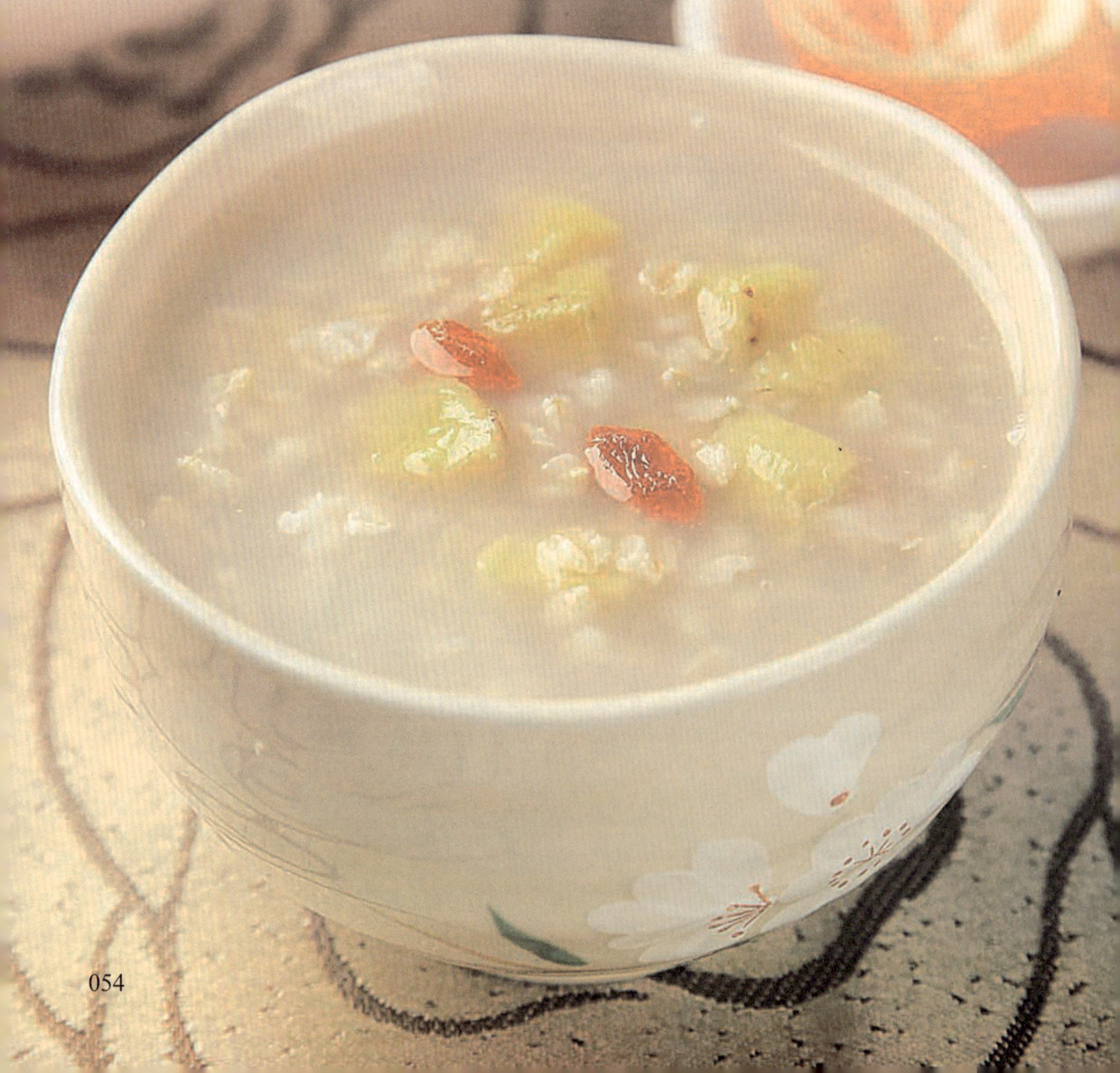

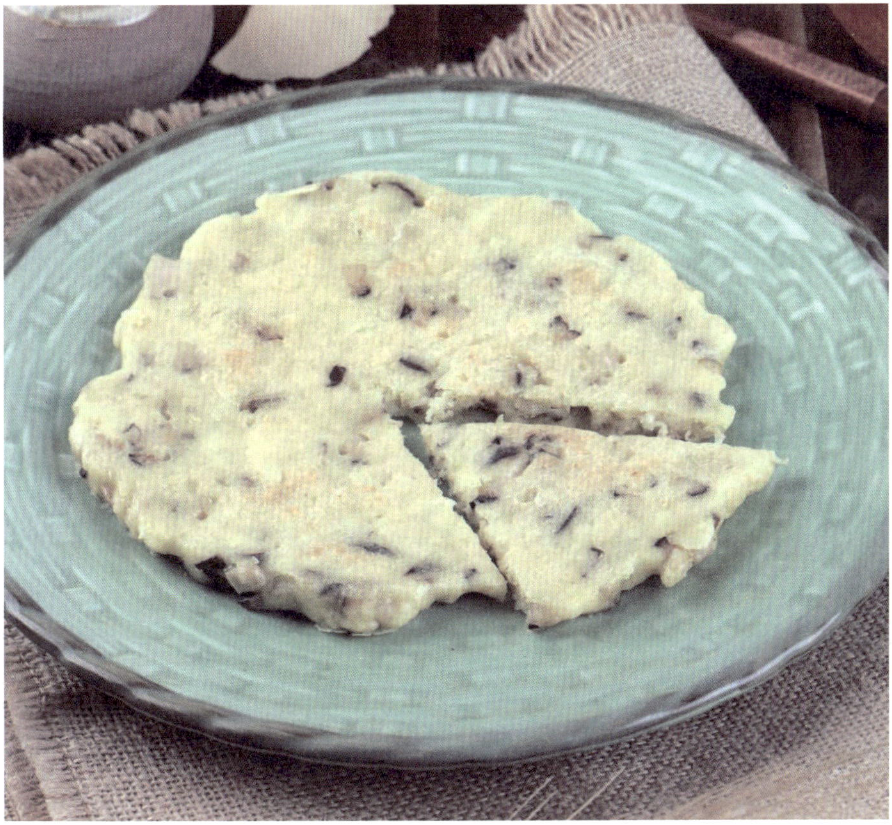

香菇鸡肉饼

材料

鸡胸肉120克，香菇50克，鸡蛋1个，面粉适量，盐少量，食用油、核桃油各适量

做法

1. 洗净的香菇去蒂切碎，待用；洗净的鸡胸肉切片，再剁成泥，待用，在装有鸡肉泥的碗里打入鸡蛋，搅拌均匀。
2. 热锅注油，放入切好的香菇，撒少许盐，翻炒均匀，倒入盛有鸡蛋液的碗中，搅拌均匀，加入面粉，再加入核桃油搅拌匀。
3. 热锅，将搅拌均匀的混合物倒入锅中，用铲子抹平，盖上锅盖，小火焖2分钟，翻面，再盖上锅盖，小火焖3分钟至两面金黄。
4. 关火，揭开锅盖，将煎好的蛋饼盛至备好的盘中即可。

阴道炎

阴道炎属于妇科疾病，是阴道黏膜及黏膜下结缔组织的炎症。健康的妇女，阴道对病原体的侵入有自然防御功能。当阴道的自然防御功能遭到破坏时，病原体就容易侵入，引发阴道炎症。

常见的阴道炎有细菌性阴道炎、滴虫性阴道炎、念珠菌性阴道炎、老年性阴道炎。

细菌性阴道炎表现为白带增多、灰白色、稀薄、呈泡沫状，阴道黏膜充血，散见出血点，外阴瘙痒并有灼痛感。如果不及时治疗，会诱发生殖器感染、盆腔炎、肾周炎、性交痛等病症。

滴虫性阴道炎是夏季高发病，由毛滴虫引起，是一种通过性交传播的寄生虫疾病，具有传染性。主要表现为白带增多，呈乳白色或黄色，有时为脓性白带，常呈泡沫状，有臭味，严重者会出现血性白带、尿痛、尿频、血尿等症，可并发滴虫性尿道炎、膀胱炎、肾盂肾炎。由于滴虫能吞噬精子，可引起不孕症，影响性生活。女性应尽量避免以下不良生活习惯：①久坐，久坐会导致会阴部透气不良，血液循环受阻，易发感染；②长期使用护垫，会导致会阴部透气不良进而引起感染。

念珠菌性阴道炎又称霉菌性阴道炎，表现为白带多，外阴及阴道灼热瘙痒，也伴有尿频、尿急、尿痛等症。体征典型的白带呈凝乳状，也有呈片块状，阴道及阴道前庭黏膜高度水肿，覆有白色凝乳状薄膜，呈点状或片状分布，易剥离，或形成溃疡，或留下瘀斑，严重者小阴唇肿胀粘连。念珠菌性阴道炎主要由白色念珠菌感染所致。该菌平时生活在阴道内，当局部环境条件改变时，即迅速繁殖引起炎症，多见于孕妇、幼女、糖尿病患者及接受大量雌激素治疗者。

老年性阴道炎症状有白带增多、色黄、呈水状、严重时呈脓性、有臭味，外阴有瘙痒或灼热感，下腹部坠胀，尿频，尿急等。

阴道炎患者应注意保持外阴清洁、干燥；瘙痒时切勿挠抓摩擦，或用热水烫洗；勤换内裤，内裤、毛巾用后煮沸消毒；可用弱酸性配方的女性护理液每天冲洗外阴一次。

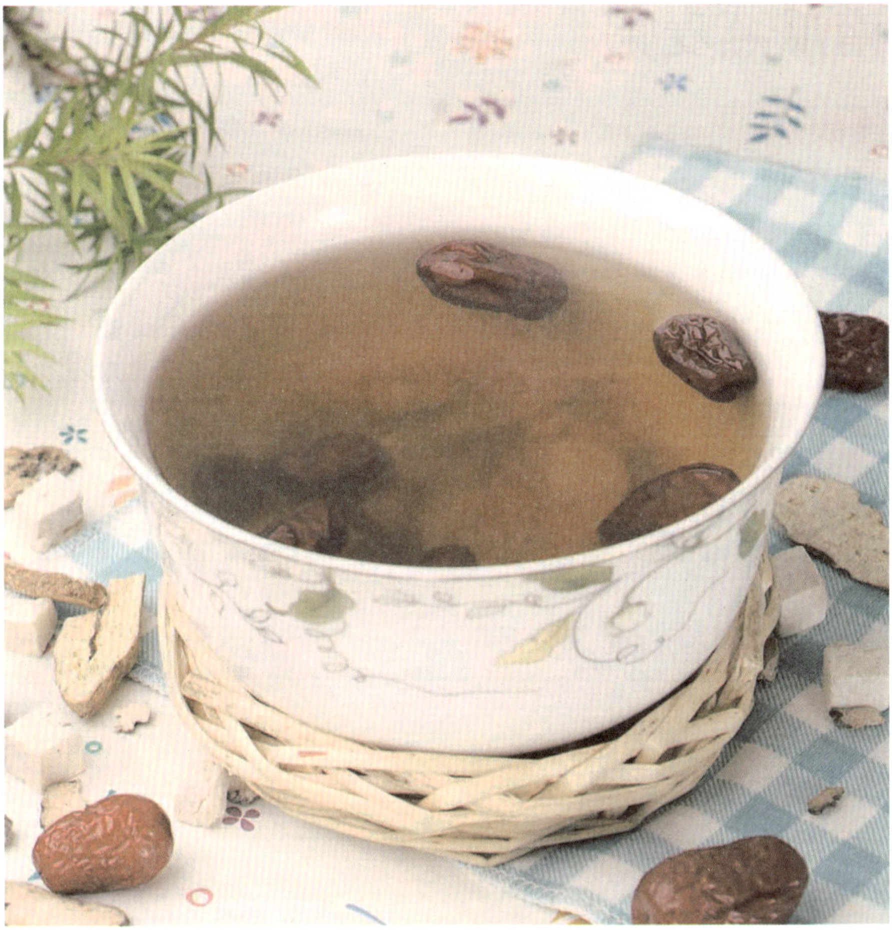

人参茯苓茶

材料

炙甘草9克，人参、白术、茯苓各15克，红枣10克，姜片适量，白糖20克

做法

1. 砂锅中注入适量清水烧开，倒入备好的炙甘草、人参、白术、茯苓、红枣，放入姜片，拌匀。
2. 盖上盖，烧开后用小火煮30分钟至药材析出有效成分。
3. 揭盖，放入白糖，拌匀，煮至溶化。
4. 关火后盛出药茶，装入碗中。
5. 待稍微放凉后即可饮用。

南瓜燕麦粥

材料

南瓜190克，燕麦90克，水发大米150克，白糖20克，食用油适量

做法

1. 将装好盘的南瓜放入烧开的蒸锅，加盖，中火蒸10分钟至熟。
2. 揭盖，把蒸熟的南瓜取出。用刀将南瓜压烂，剁成泥状，备用。
3. 砂锅注入适量清水，大火烧开。倒入适量水发好的大米，拌匀。再加少许食用油，搅拌匀。加盖，慢火煲20分钟至大米熟烂。
4. 揭盖，放入备好的南瓜、燕麦，搅拌匀。
5. 加盖，小火煮至燕麦熟透。
6. 揭盖，加入适量白糖，搅拌均匀，煮至融化。将煮好的粥盛出即成。

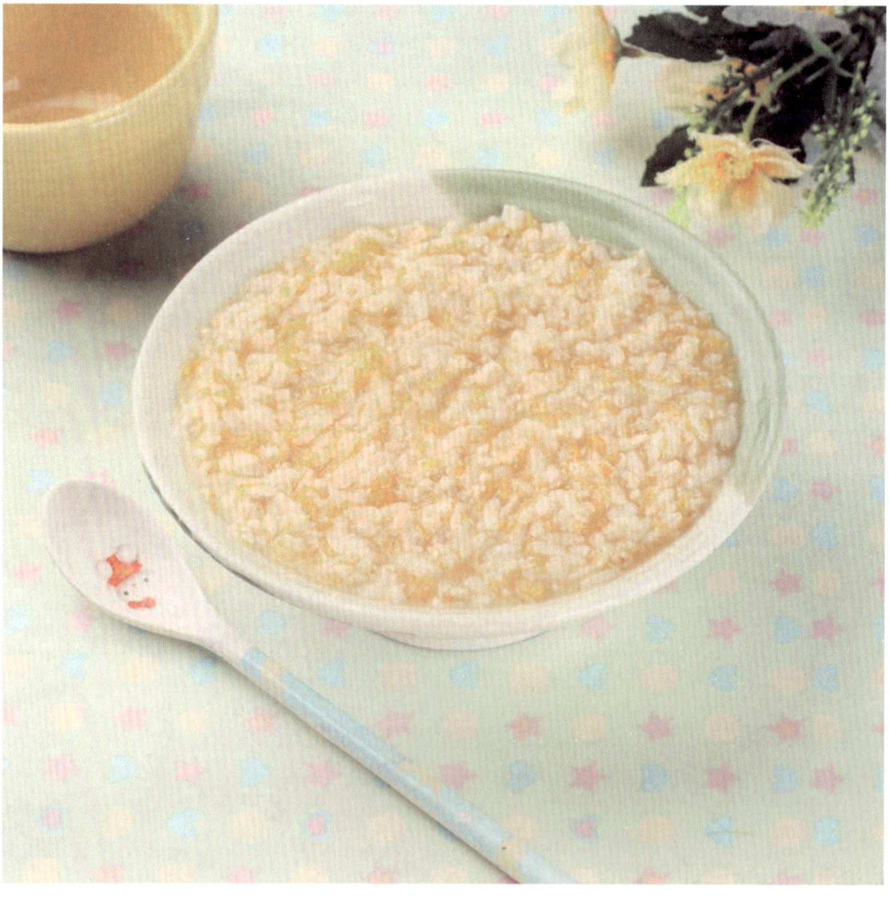

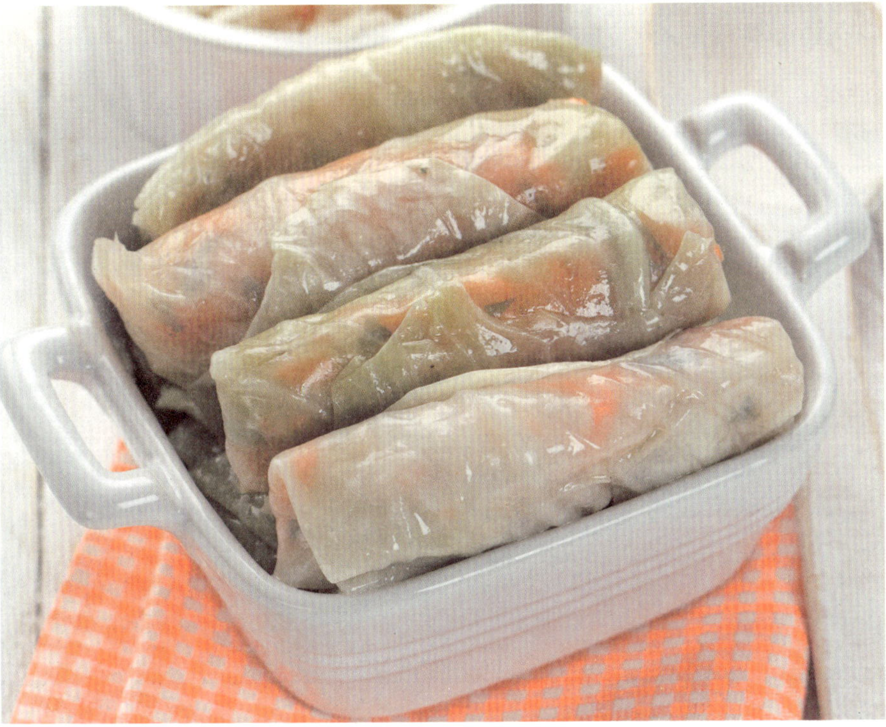

白菜卷

材料

去皮莴笋150克，大白菜叶100克，青椒20克，胡萝卜30克，盐3克，鸡粉3克，水淀粉适量，芝麻油、食用油各适量

做法

1. 去皮洗净的莴笋切丝，胡萝卜切丝，青椒切丝。
2. 锅中注水烧开，加少许食用油，倒入大白菜叶，煮约2分钟至熟。
3. 把煮好的大白菜叶捞出，锅中加入少许鸡粉、盐。
4. 倒入莴笋、胡萝卜，拌匀，煮约2分钟至熟。
5. 将煮好的莴笋、胡萝卜捞出装盘，加入盐、鸡粉、芝麻油，拌匀。
6. 取煮好的大白菜叶，铺开，放上青椒丝以及及煮好的莴笋丝、胡萝卜丝，卷起裹好，切齐整，把做好的白菜卷摆入盘中备用。
7. 将白菜卷放入蒸锅，加盖，蒸1分钟。把蒸好的白菜卷取出，即可食用。

芹菜西蓝花汁

材料

芹菜20克，西蓝花30克，莴笋20克，牛奶少许

做法

1. 将芹菜洗净，切段。
2. 西蓝花洗净，切小朵。
3. 莴笋去皮洗净，切块。
4. 将食材放入榨汁机中，加入适量冷开水搅打成汁，倒入杯中。
5. 最后加入牛奶，调匀即可。

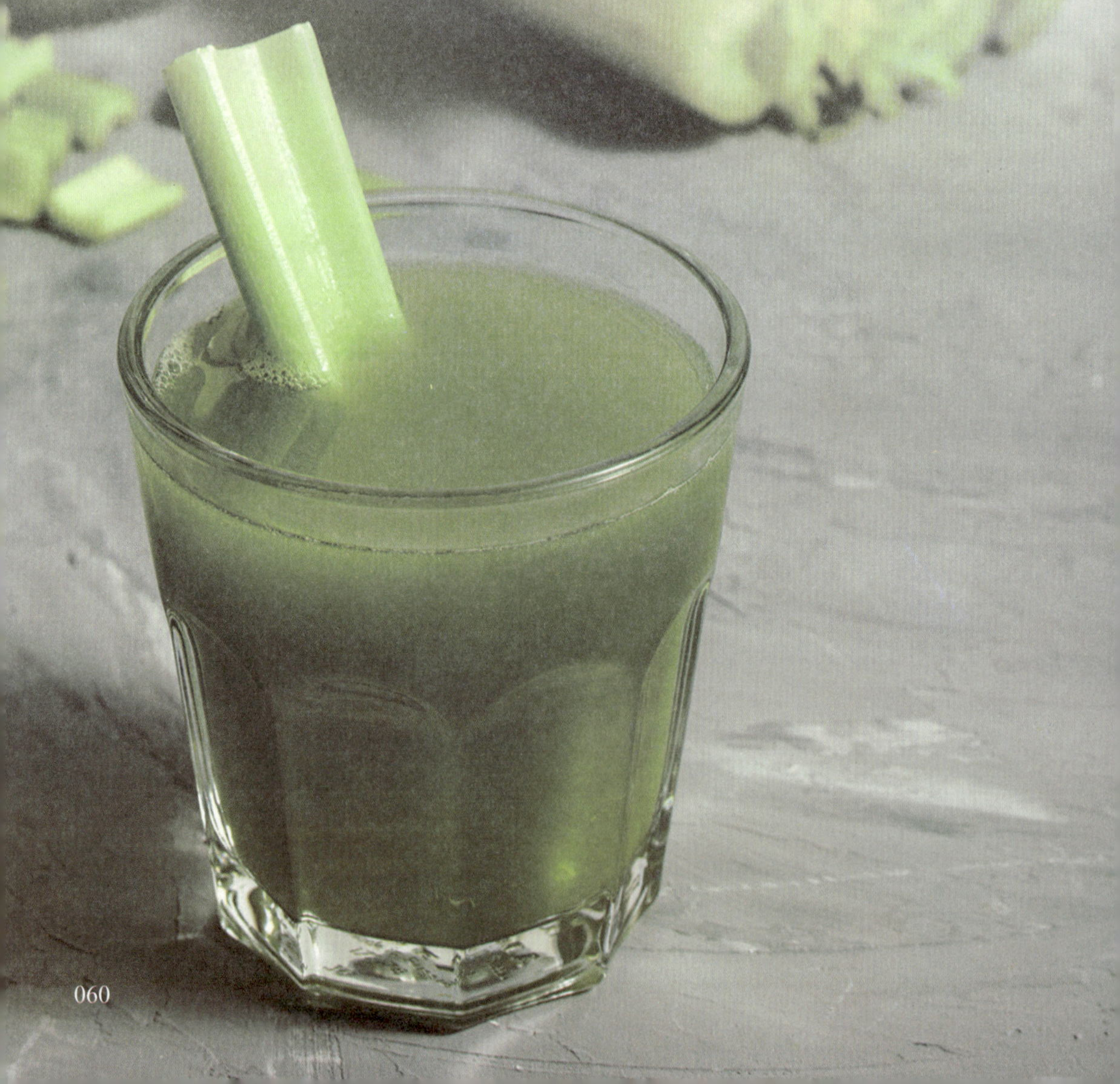

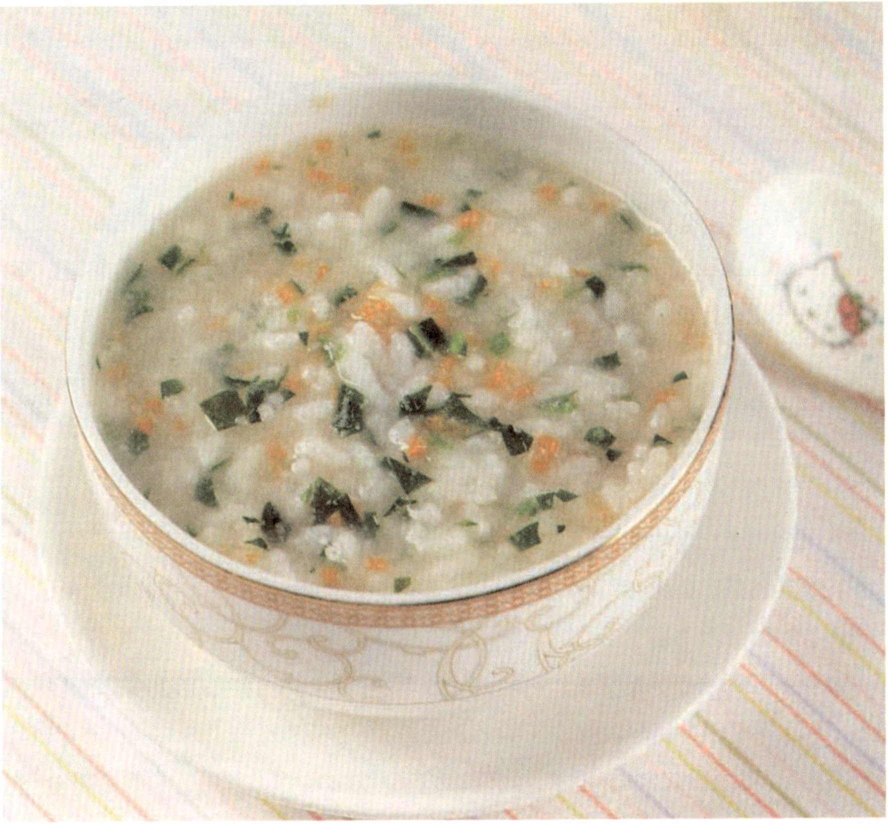

胡萝卜菠菜碎米粥

材料

胡萝卜30克，菠菜20克，软饭150克，盐2克

做法

1. 将洗净的胡萝卜切片，再切成丝，改切成粒。
2. 洗好的菠菜切丝，再切碎。
3. 锅中注水烧开，倒入适量软饭，拌匀。
4. 盖上盖，用小火煮20分钟至软饭熟烂。
5. 揭盖，倒入切好的胡萝卜，搅拌匀。
6. 放入备好的菠菜，拌匀煮沸。
7. 加入盐，拌匀调味。
8. 将锅中煮好的粥盛出，装入碗中即可。

盆腔炎

盆腔炎即盆腔炎性疾病，是指女性上生殖道及其周围组织（子宫、输卵管、卵巢宫旁组织及盆腔腹膜）发生的炎症。盆腔炎大多发生于性活跃的生育期妇女。

出现以下症状时，可能表示感染盆腔炎症

· 月经期经量大且下腹疼痛明显

· 非经期有出血情况

· 下腹疼痛、坠胀

· 发热，周身不适

如果不及时治疗，反复发作可能会导致不孕，影响性生活，因此身体出现上述症状或感到不适时，请尽快就诊。

盆腔炎可以通过药物、手术、物理、心理等方式治疗。其中，常用的药物治疗包括口服抗生素、静脉注射抗生素等。

在饮食方面以清淡为主，多吃瓜果蔬菜等富含营养的食物，比如苹果、葡萄、白菜、菠菜、豆制品、鸡肉、鸡蛋、鱼肉等，以增强身体的抵抗力。生冷、辛辣刺激的食物则要尽量避免。

经期卫生不良、产后或流产后感染、宫腔内手术操作后感染、邻近器官炎症（阑尾炎、腹膜炎）直接蔓延等都存在诱发盆腔炎的风险。

日常生活习惯与卫生保健

1.日常应养成良好的卫生习惯，保持会阴部清洁、干燥。特殊时期讲究卫生，注意做好清洁工作。

2.选择透气性强、宽松的内裤，并且要经常清洗，定期更换，避免病菌滋生。

3.平时加强身体锻炼，增强身体抵抗力。

4.注意性交卫生，应要求伴侣做好个人卫生。

5.避免人工流产。

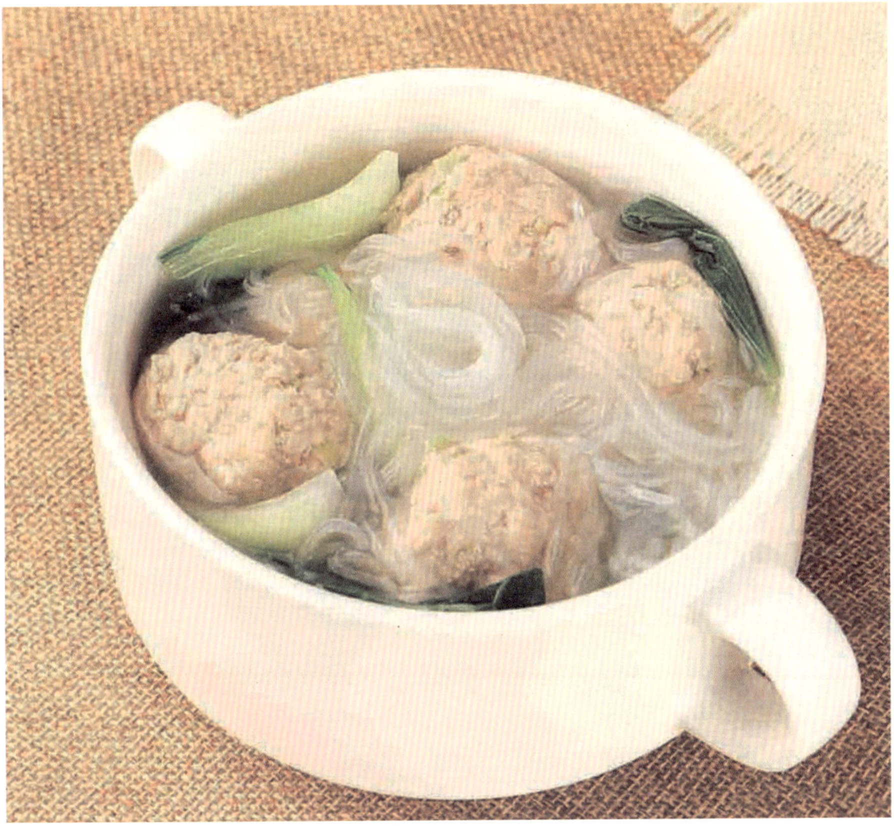

肉丸子油菜粉丝汤

材料

猪肉末100克，鸡蛋液20克，粉丝20克，油菜50克，葱段12克，盐2克，水淀粉5毫升，生抽6毫升

做法

1. 洗净的油菜去根部，切小段。
2. 洗好的葱段切成条，改切成末。
3. 粉丝装碗，加入开水，稍烫片刻。
4. 猪肉末装碗，加入葱末、鸡蛋液，放入1克盐，拌匀。倒入水淀粉，拌匀。加入3毫升生抽，拌匀。腌渍5分钟至入味。
5. 将腌好的肉末挤成数个丸子，装盘。
6. 锅中注入适量清水烧开，放入肉丸子。大火煮开后转小火，续煮5分钟至熟。
7. 放入切好的油菜，加入泡好的粉丝，加入1克盐、3毫升生抽，搅匀调味即可。

西红柿豆腐汤

材料

豆腐块180克，西红柿块150克，葱花少许，盐、鸡粉各2克，番茄酱适量

做法

1. 锅中注入适量清水烧开，倒入洗净切好的豆腐，拌匀，煮约2分钟。
2. 捞出汆煮好的豆腐，装盘备用。
3. 锅中注入适量清水烧开，倒入切好的西红柿，搅拌匀，加入盐、鸡粉。
4. 盖上盖，煮约2分钟。
5. 加入少许番茄酱，搅拌匀。
6. 倒入汆煮好的豆腐，拌匀。
7. 盖上盖，煮约1分钟至熟。
8. 揭开盖，搅拌匀，盛出煮好的汤料，装入碗中，撒上葱花即可。

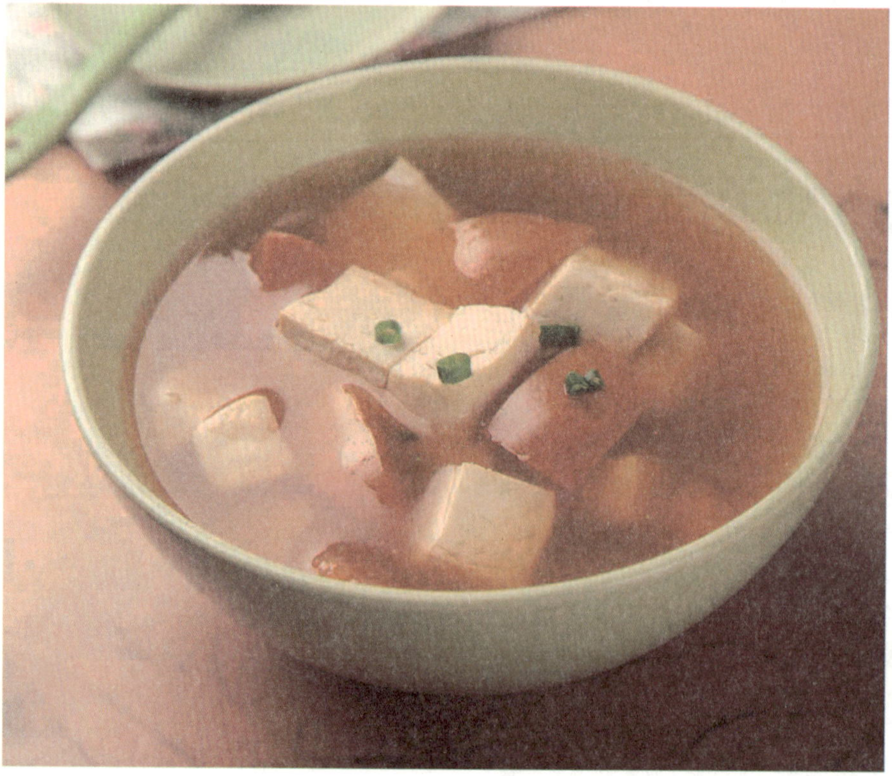

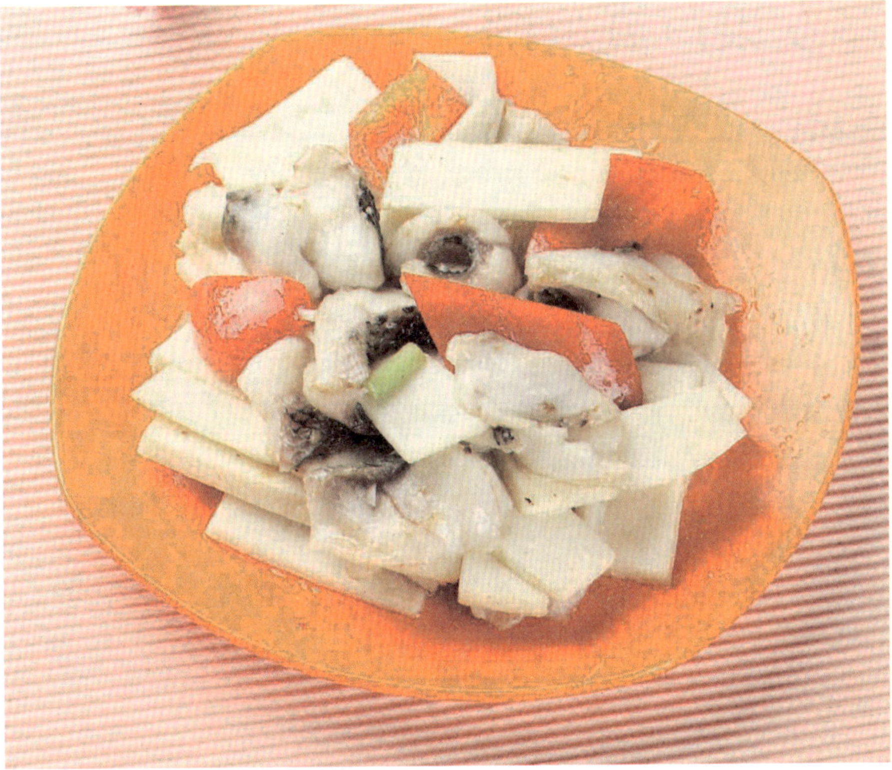

鲜笋炒生鱼片

材料

竹笋200克，生鱼肉180克，彩椒40克，姜片、蒜末、葱段各少许，盐3克，鸡粉5克，水淀粉、料酒、食用油各适量

做法

1. 将洗净的竹笋切块，改切成片，洗好的彩椒切成小块，洗净的生鱼肉切成片装入碗中，放入少许盐、鸡粉，抓匀，倒入适量水淀粉，抓匀，注入适量食用油，腌渍10分钟至入味。
2. 锅中注水烧开，放适量盐、鸡粉，倒入竹笋，煮1分30秒至八成熟，把焯过水的竹笋捞出，备用。
3. 用油起锅，放入蒜末、姜片、葱段，爆香，倒入彩椒、鱼片，翻炒片刻，淋入料酒，炒香，放入竹笋，加入适量盐、鸡粉，炒匀调味，倒入适量水淀粉，将锅中食材快速拌炒均匀，盛出装碗即可。

圣女果芦笋鸡柳

材料

鸡胸肉220克，芦笋100克，圣女果40克，葱段少许，盐3克，鸡粉少许，料酒6毫升，水淀粉、食用油各适量

做法

1. 将洗净的芦笋用斜刀切长段。洗好的圣女果对半切开。
2. 洗净的鸡胸肉切片，再切条形。把鸡肉条装入碗中，加入少许盐、水淀粉、料酒。搅拌一会儿，再腌渍约10分钟，待用。
3. 热锅注油，烧至四五成热，放入腌好的鸡肉条。轻轻搅动，使肉条散开，再放入芦笋段，炒匀。用小火略炸一会儿，至食材断生后捞出，沥干油，待用。
4. 用油起锅，放入葱段，爆香。
5. 倒入炸好的食材，用大火快炒，放入切好的圣女果。翻炒匀，加入少许盐、鸡粉，淋入适量料酒。
6. 炒匀调味，再用水淀粉勾芡，盛出即可。

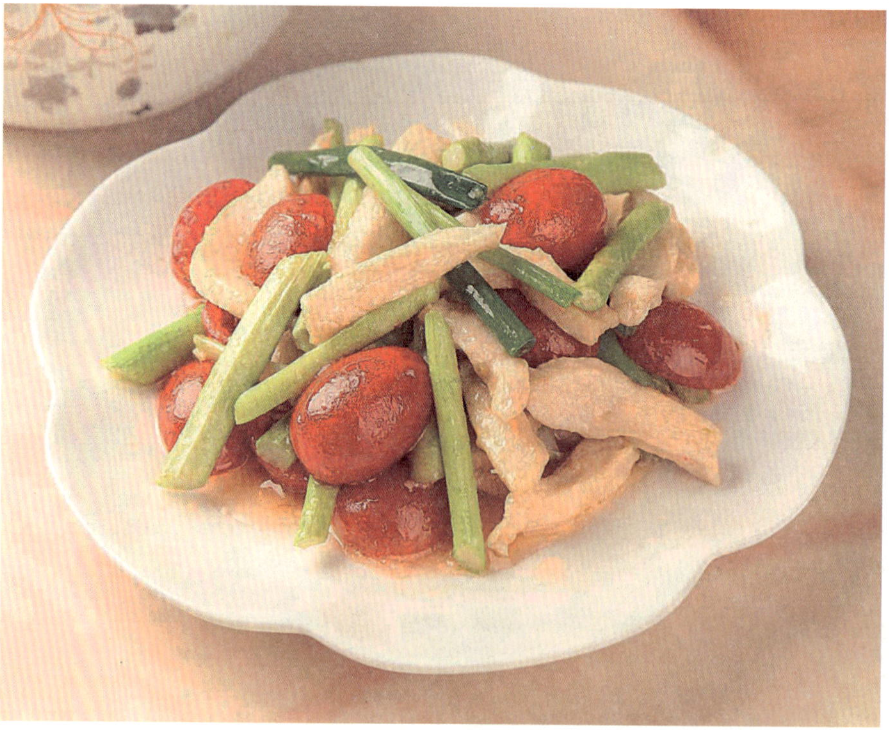

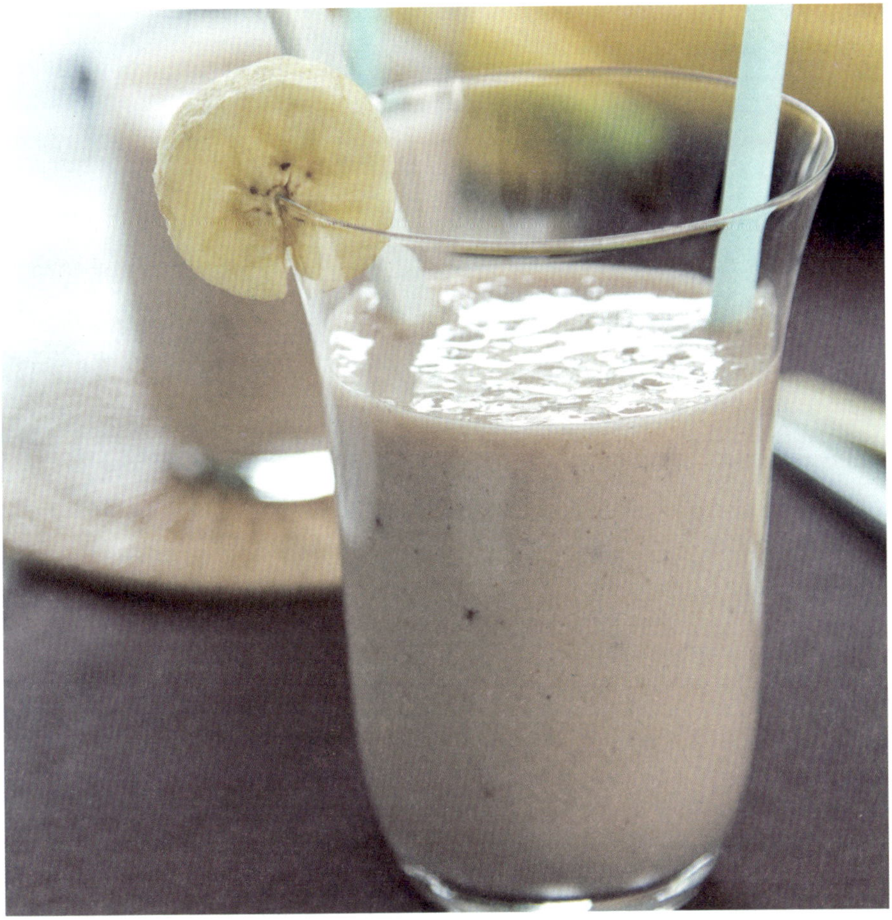

香蕉葡萄汁

材料

香蕉150克，葡萄120克

做法

1. 香蕉去皮，果肉切成小块，备用。
2. 葡萄洗净去皮、去籽。
3. 取榨汁机，选择“搅拌”刀座组合，将洗好的葡萄倒入搅拌杯中。
4. 再加入切好的香蕉，倒入适量纯净水。
5. 盖上盖，选择“榨汁”功能，榨取果汁。
6. 揭开盖，将果汁倒入杯中即可。

宫颈癌

宫颈癌又称为子宫颈癌，是原发于子宫颈部的上皮性恶性肿瘤，是最常见的妇科恶性肿瘤之一。罹患子宫颈癌的年龄高峰在35～39岁。子宫颈癌初期几乎没有显著症状，直到病情严重时才容易被察觉，且宫颈癌有较长的癌前病变阶段。如果不及时治疗，宫颈癌还会扩散到盆腔中的其他器官上，如膀胱。

首先，长期持续性的阴道出血是生殖器官出现疾病的重要信号；其次，多数宫颈癌患者有阴道排液，液体为白色或血性，可稀薄如水或米泔状，或有腥臭味；再者，如果经期经量增多或减少，甚至停经，以及经期时间过长或缩短，都应该引起重视。

由于宫颈易于暴露，可直接进行阴道细胞学及活体组织检查，因此宫颈细胞学检查可使宫颈癌得到早期诊断与早期治疗。目前，我国广泛开展的宫颈脱落细胞学筛查使宫颈癌的发病率及死亡率明显下降。此外，通过疫苗接种也可以有效预防子宫颈癌。人乳头瘤病毒（HPV）疫苗最好在有性生活之前完成接种。2017年，HPV疫苗在中国内地获批上市，目前有二价 HPV疫苗、四价HPV疫苗及九价HPV疫苗，适龄女性可咨询当地的社区卫生服务中心或医院进行接种。

子宫是孕育宝贝的地方，宫颈则是保护子宫的重要屏障。女性应重视宫颈的保护工作，每年至少到正规医院进行一次妇科检查，尤其是宫颈涂片检查，以便及时筛查和排除宫颈疾病。经期和产后严禁性生活，避免细菌乘虚而入，危害宫颈健康。饮食以清淡为宜，可适当补充β－胡萝卜素、维生素C、微量元素锌和硒，这类食物包括红薯、菠菜、韭菜、胡萝卜、猕猴桃、瘦肉、鸡蛋、鱼类、鲜枣、豆类及豆制品等。

宫颈癌高危人群

- 免疫力低下
- 过早（小于16岁）发生性生活
- 有抽烟习惯
- 有多次分娩史
- 个人卫生习惯不佳
- 长期服用避孕药
- 性生活比较频繁
- 有宫颈癌家族病史

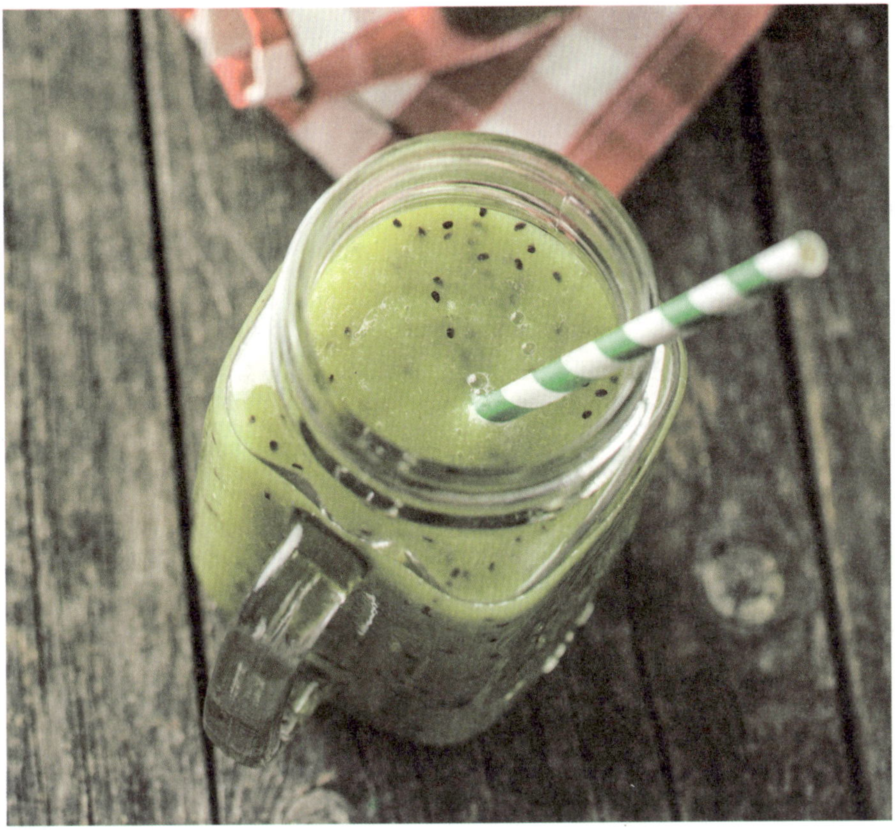

猕猴桃香蕉汁

材料

猕猴桃100克，香蕉100克，蜂蜜15克

做法

1. 香蕉去皮，将果肉切成小块。
2. 洗净的猕猴桃去皮，对半切开，去除硬芯，再切成小块，备用。
3. 取榨汁机，选择搅拌刀座组合，倒入切好的猕猴桃、香蕉。
4. 加入适量矿泉水。
5. 盖上盖，选择“榨汁”功能，榨取果汁。
6. 揭开盖子，加入适量蜂蜜。
7. 盖上盖，再次选择“榨汁”功能，搅拌均匀。
8. 揭盖，把搅拌好的果汁倒入杯中即可。

鳕鱼蒸鸡蛋

材料

鳕鱼100克，鸡蛋2个，南瓜150克，盐1克

做法

1. 将洗净的南瓜切成片，鸡蛋打入碗中，打散调匀，烧开蒸锅，放入南瓜、鳕鱼，盖上盖，用中火蒸15分钟至熟，揭盖，把蒸熟的南瓜、鳕鱼取出，用刀把鳕鱼压烂，剁成泥状，把南瓜压烂，剁成泥状，在蛋液中加入南瓜、部分鳕鱼，放入少许盐，搅拌匀。
2. 将拌好的材料装入另一个碗中，放在烧开的蒸锅内，盖上盖，用小火蒸8分钟，取出，再放上剩余的鳕鱼肉即可。

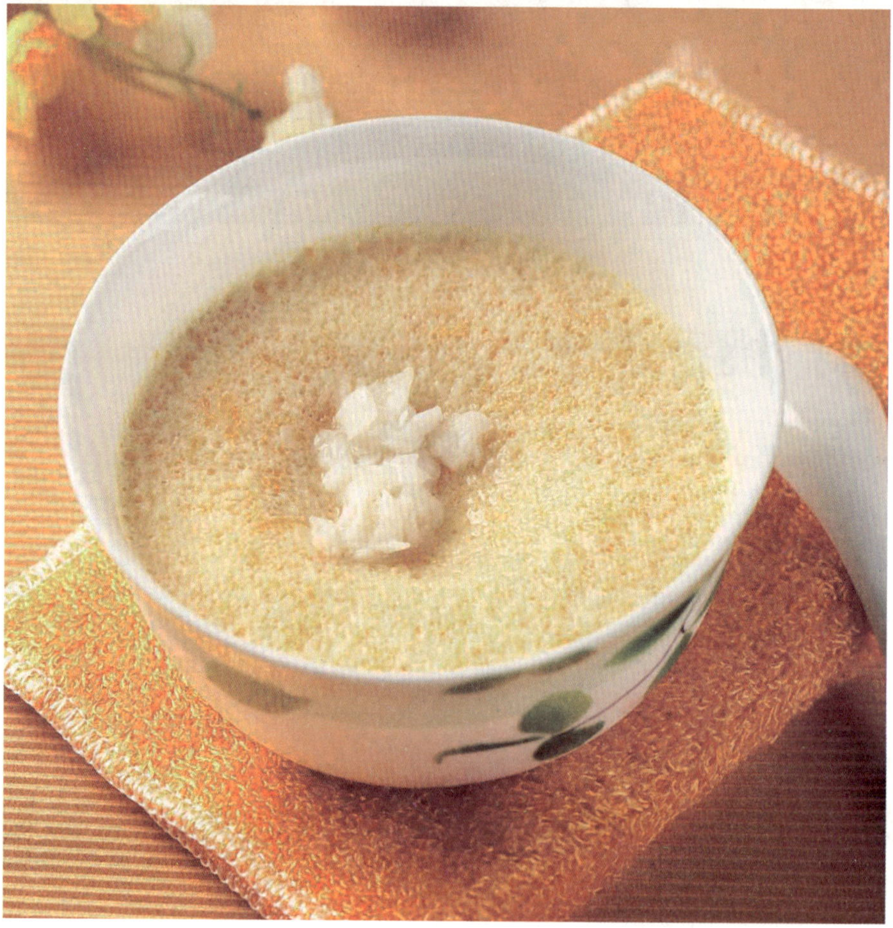

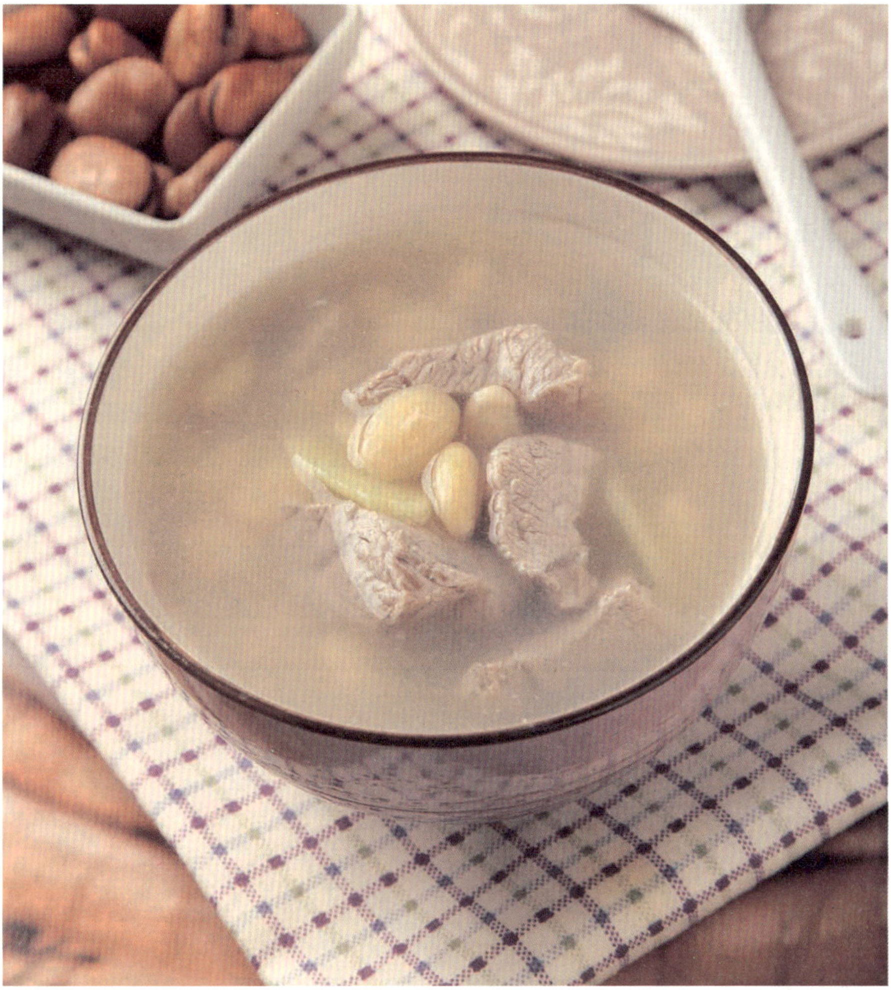

白扁豆瘦肉汤

材料

白扁豆100克，瘦肉块200克，姜片少许，盐少许

做法

1. 锅中注水烧开，倒入备好的瘦肉块，搅匀汆去血水，捞出，沥水待用。
2. 砂锅中注水烧热，倒入备好的扁豆、瘦肉，放入姜片，盖上锅盖，烧开后转小火煮1小时至熟透，掀开锅盖，放入盐搅拌片刻，使食材更入味。
3. 关火，将煮好的汤盛出装入碗中即可。

红薯莲子银耳汤

材料

红薯130克，水发莲子150克，水发银耳200克，白糖适量

做法

1. 将洗好的银耳切去根部，撕成小朵；去皮洗净的红薯切片，切条形，再切丁。
2. 砂锅中注入适量清水烧开，倒入洗净的莲子，放入切好的银耳，烧开后改小火煮约30分钟，至食材变软，揭盖，倒入红薯丁拌匀，用小火续煮约15分钟，至食材熟透。
3. 加入少许白糖，拌匀，转中火，煮至溶化，关火后盛出煮好的银耳汤，装在碗中即可。

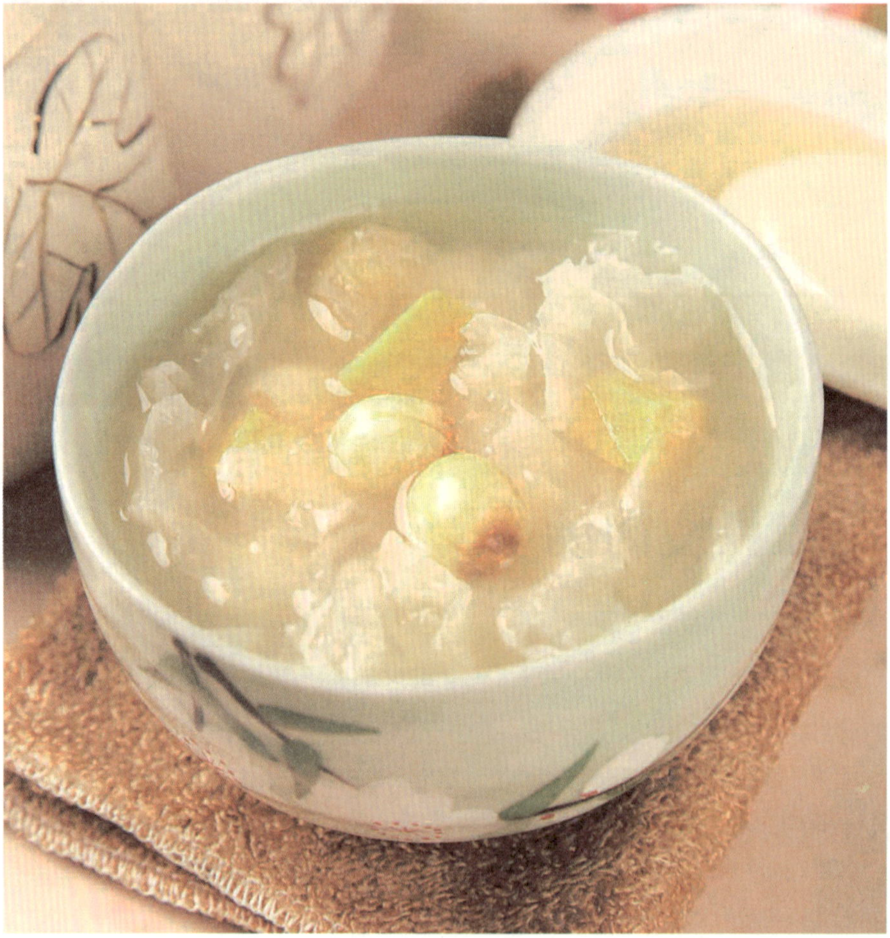

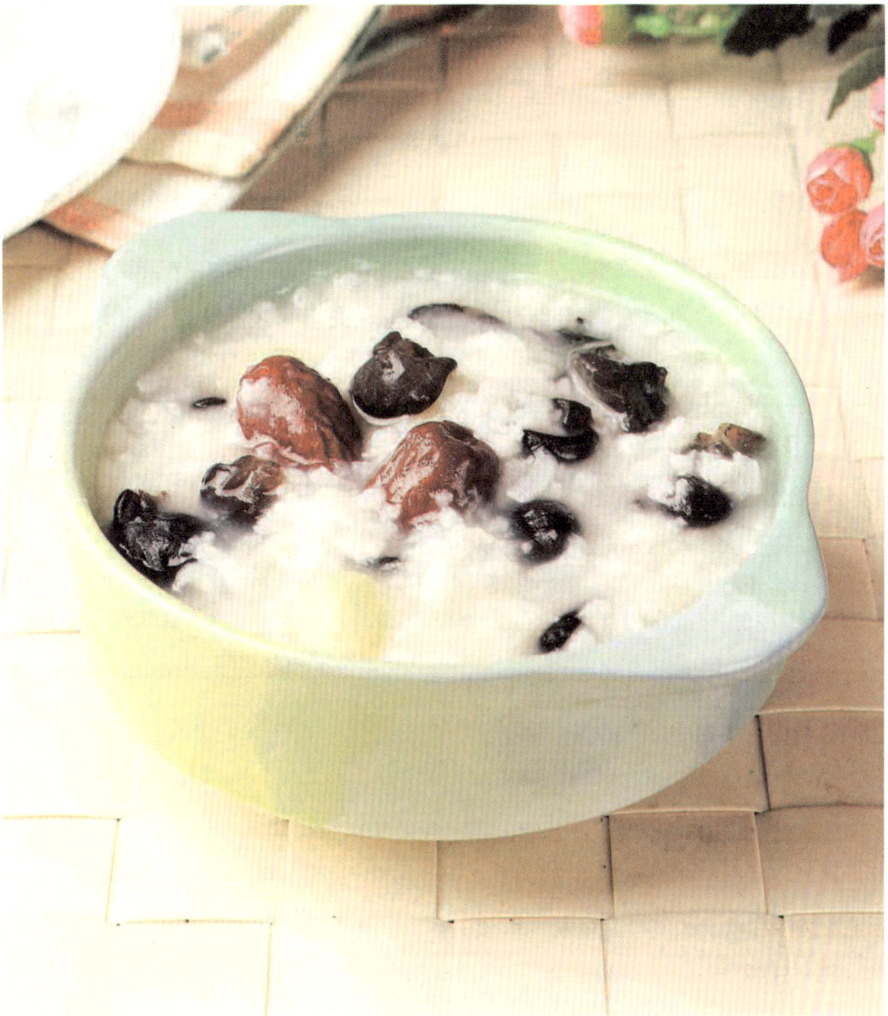

木耳红枣莲子粥

材料

水发木耳80克，红枣35克，水发大米180克，水发莲子65克，盐2克，鸡粉2克

做法

1. 砂锅中注入适量的清水，大火烧热，倒入备好的大米、莲子、木耳、红枣，搅匀，盖上锅盖，煮开后转小火煮40分钟至熟软，掀开锅盖，加入盐、鸡粉，搅匀调味。
2. 关火后将煮好的粥盛出，装入碗中即可。

更年期综合征

更年期综合征又称围绝经期综合征，多发生于45～55岁的女性人群。更年期是女性衰老过程中的一个正常阶段，只要合理调理便可减轻更年期的症状。

更年期常见症状

· 阴道干燥和性交时不适

· 情绪起伏，尤其是抑郁和焦虑情绪

· 感到疲劳

· 皮肤显得干燥，头发日益稀疏

· 体重增加

· 潮热，夜间盗汗，难以入睡

· 月经不规律，并且经量开始增多

激素替代疗法（HRT）是最有效的治疗更年期综合症的方法，更年期女性可通过定期口服雌激素和黄体酮（人工合成孕激素）的混合制剂来缓解阴道干燥、减少潮热和盗汗症状、改善睡眠质量。但该法也存在着一弊端。

研究分析，长期进行激素替代疗法治疗会增加患乳腺癌、子宫癌、心脏病、脑卒中等疾病的风险，因此在使用激素替代疗法后应定期进行身体检查，避免引发严重的不良反应。但其疗效明显高于风险，建议在治疗前与医生进行深入探讨，了解其中的利弊。

饮食中可适当补充优质蛋白质、B族维生素、铁、钙等营养物质，比如鱼肉、鸡肉、蛋类、橙子、苹果、草莓、菠菜、西蓝花及番茄等。大豆可辅助治疗更年期综合征，银耳对延缓卵巢功能的衰退也有一定作用。大枣、百合、小米等是具有养血、润燥功效的食材，可改善情绪，安神助眠。避免酒类、辛辣食物等刺激性饮食。

生活规律化，保持适当的、有规律的运动。注重卧室通风，平时穿着轻薄的衣物，积极应对夜间盗汗的症状。培养开朗、乐观的性格，多参与集体活动，感受朋友的友善与热情。遇到问题积极与身边的人沟通，让他们多体贴、多谅解。

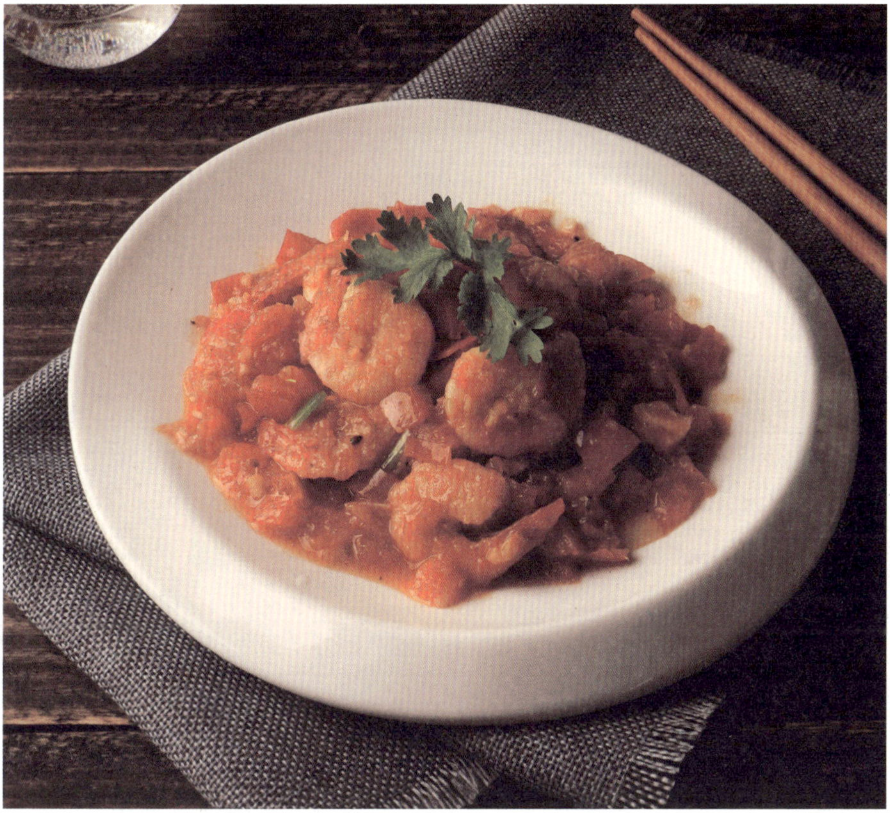

西红柿干烧虾仁

材料

虾仁200克，西红柿1个（200克），生粉10克，生姜2片，大蒜1瓣，葱花少许，生抽3毫升，蜂蜜3克，梅子醋3毫升，椰子油10毫升，辣椒酱汁10毫升，盐2克

做法

1. 洗净的西红柿切丁，洗净去皮的生姜切末，处理好的大蒜切末，待用。在处理干净的虾仁中倒入生粉，搅拌均匀，待用。
2. 锅置火上，倒入椰子油烧热，倒入裹上生粉的虾仁，煎炒约2分钟至虾仁转色卷曲，装盘待用。
3. 锅中倒入蒜末、姜末，炒出香味，倒入辣椒酱汁炒匀，加入梅子醋、生抽、蜂蜜，稍拌至酱汁香浓，倒入虾仁炒匀，注入少许清水搅匀，加入盐，炒匀调味，倒入西红柿炒约1分钟至汁水略微收干，加葱花翻炒，盛出即可。

山药薏米豆浆

材料

山药20克，薏米15克，水发黄豆50克

做法

1. 洗净去皮的山药切成片，备用；将已浸泡8小时的黄豆、薏米倒入碗中，注入适量清水，用手搓洗干净，把洗好的食材倒入滤网，沥水。
2. 将备好的黄豆、薏米、山药倒入豆浆机中，注适量水，盖上豆浆机机头，选择“五谷”程序，再选择“开始”键，开始打浆。
3. 待豆浆机运转约15分钟，即成豆浆。
4. 把豆浆倒入滤网，滤取豆浆，倒入杯中即可。

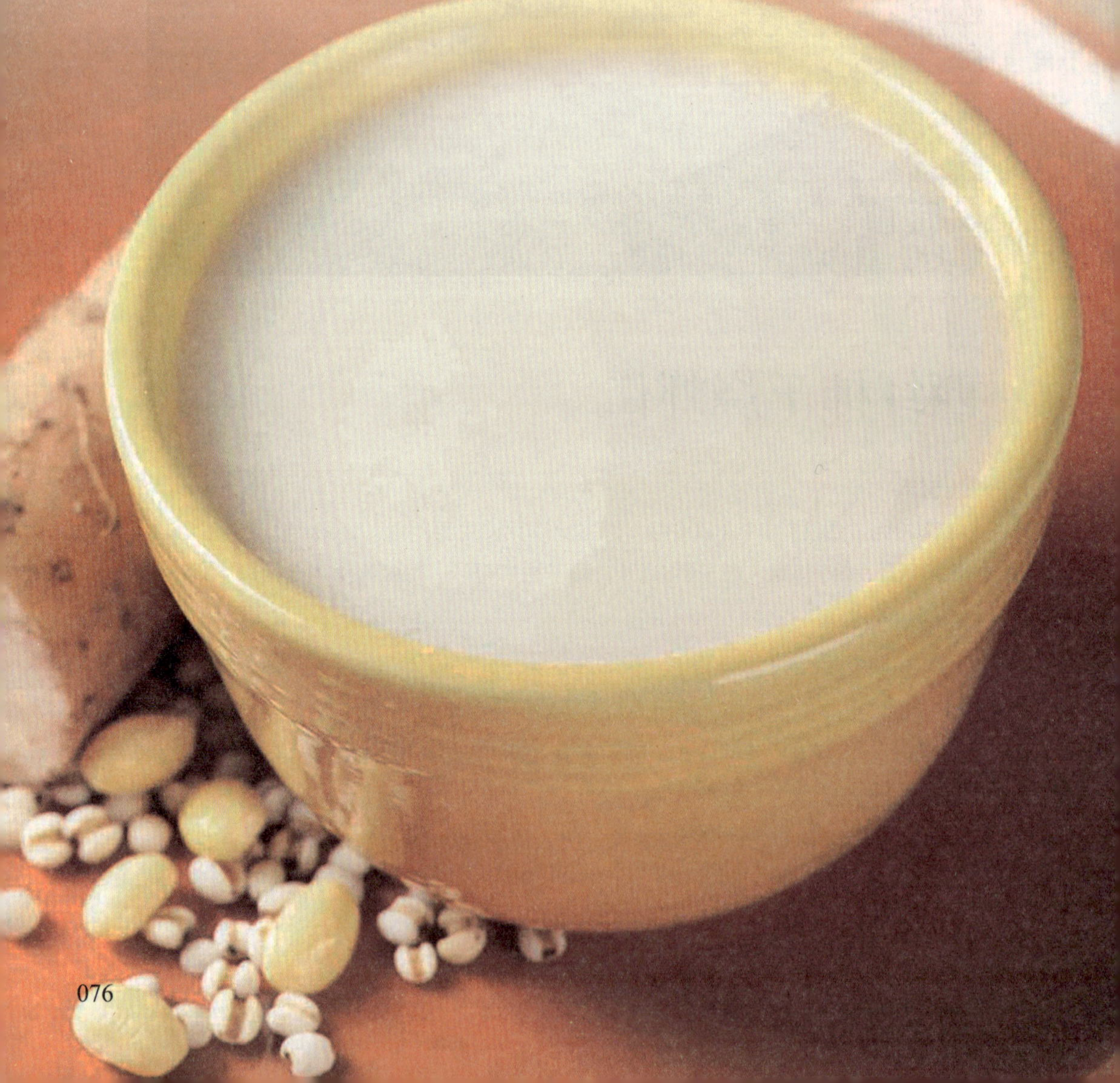

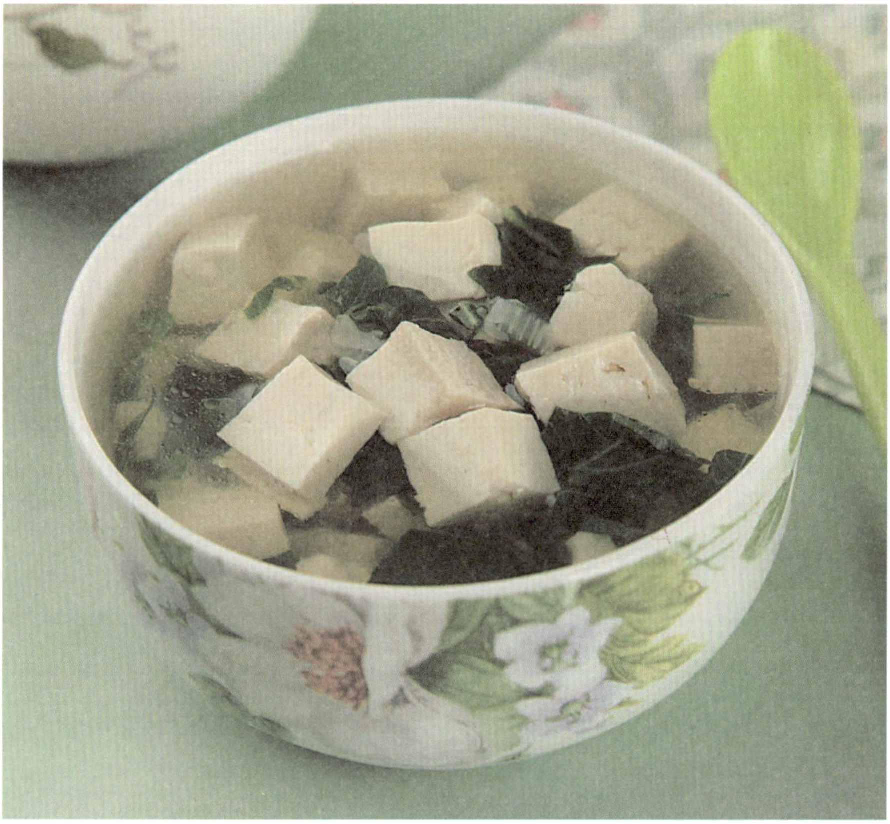

小白菜豆腐汤

材料

小白菜150克，豆腐300克，葱花少许，盐3克，鸡粉2克，芝麻油、食用油各适量

做法

1. 将洗净的小白菜切成两段，装入碗中。
2. 洗好的豆腐切成小方块，装盘备用。
3. 锅中注入适量清水烧开，加少许食用油、盐、鸡粉。
4. 倒入豆腐，煮约2分钟。
5. 放入小白菜，煮约1分钟至熟。
6. 淋入少许芝麻油，拌匀。
7. 关火，将汤盛出，装入碗中。
8. 撒上葱花即成。

樱桃草莓汁

材料

草莓95克，樱桃100克，蜂蜜30克

做法

1. 洗净的草莓对半切开，切成小瓣儿。
2. 洗净的樱桃对半切开，剔去核，待用。
3. 备好榨汁机，倒入草莓、樱桃。
4. 倒入适量的凉开水。
5. 盖上盖，调整旋钮开始榨汁。
6. 待果汁榨好，倒入杯中。
7. 淋上备好的蜂蜜，即可饮用。

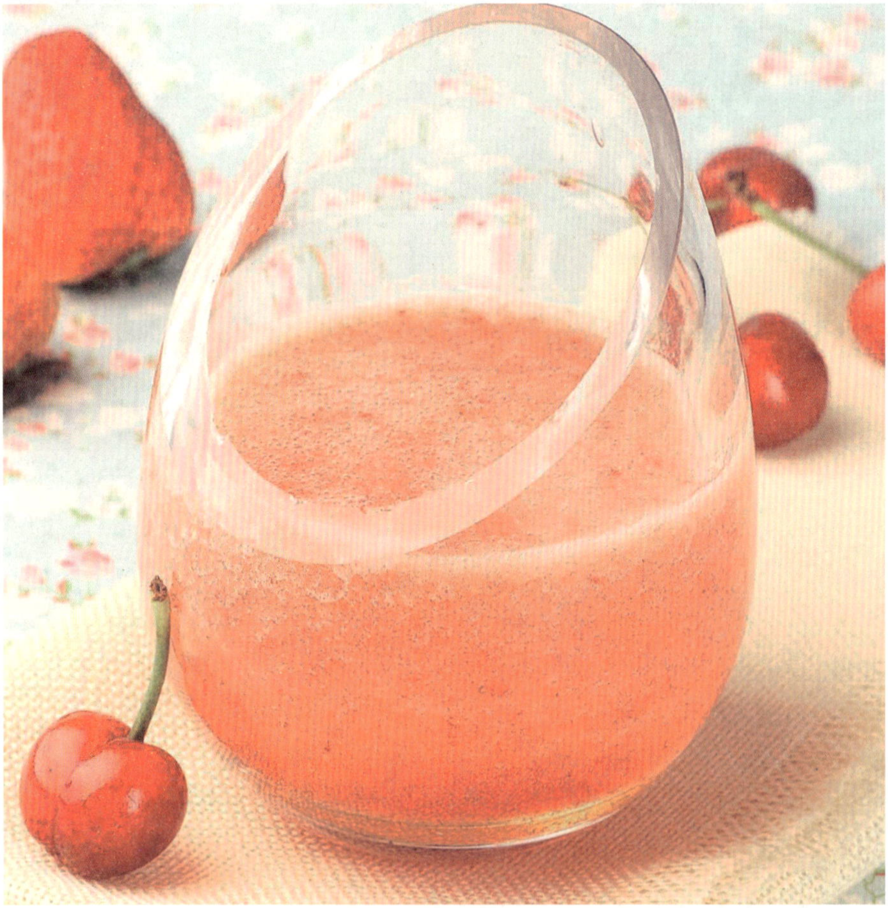

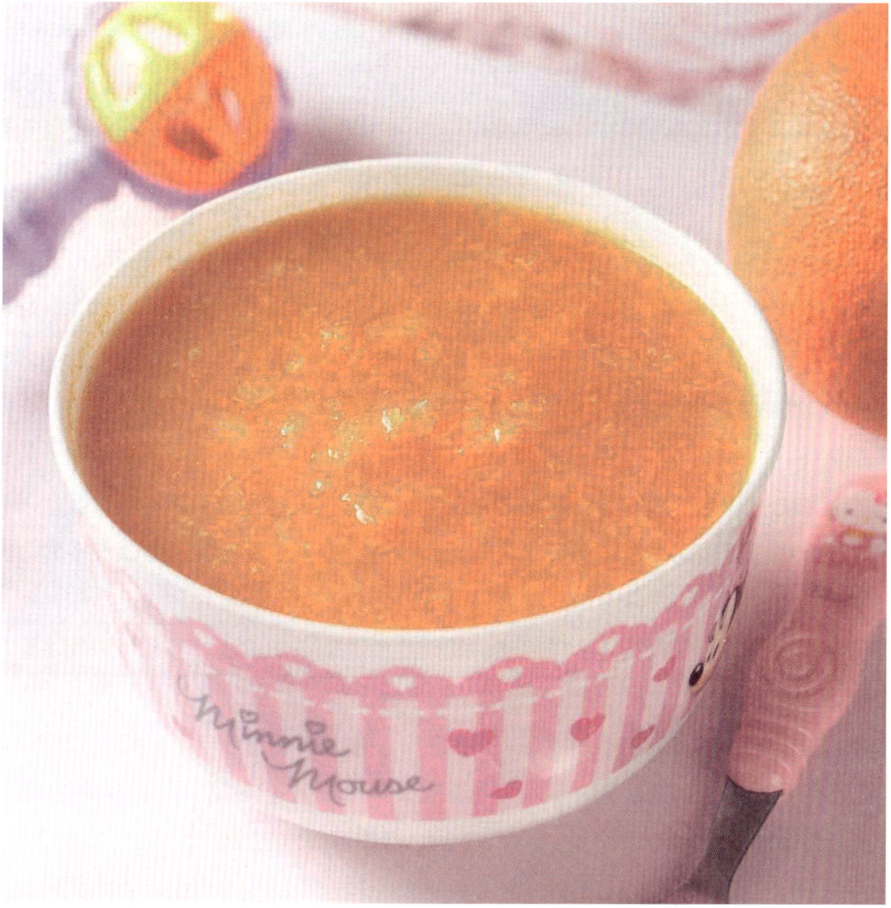

橙子南瓜羹

材料

南瓜200克，橙子120克，冰糖适量

做法

1. 洗净去皮的南瓜切成片备用，洗好的橙子切去头尾，切开，切取果肉，再剁碎。
2. 蒸锅上火烧开，放入南瓜片，盖上盖，烧开后用中火蒸约20分钟至南瓜软烂，揭开锅盖，取出南瓜片，放凉备用，将放凉的南瓜放入碗中，捣成泥状，待用。
3. 锅中注入适量清水烧开，倒入适量冰糖拌匀，煮至溶化，倒入南瓜泥，快速搅散，倒入橙子肉拌匀，用大火煮1分钟，撇去浮沫，关火后盛出装碗即可。

子宫癌

子宫癌实际上是指子宫内膜癌，其发生在子宫内膜上皮，绝大多数为腺癌，是女性生殖系统中常见的癌症。其多见于50～60岁的妇女，常在绝经后发生。此外，肥胖者、从未生育者、高血压患者、单一使用雌激素的激素替代疗法者、有过乳腺癌病史者都是子宫癌的高危人群。近年发病率在世界范围内呈上升趋势。

子宫癌在极早期无明显症状，后期会出现阴道流血、阴道排液、疼痛等。首先，阴道流血主要表现为不规则的月经周期以及经间期出血或绝经后阴道流血，经量一般不多。尚未绝经者可表现为月经增多、经期延长或月经紊乱。其次，阴道排液多为血性液体或浆液性分泌物，合并感染则有脓血性排液、恶臭。再者，若癌肿累及宫腔，可引起宫腔积脓，出现下腹胀痛及痉挛样疼痛。晚期浸润周围组织或压迫神经可引起下腹及腰髓部疼痛。晚期可出现贫血、消瘦及恶病质等症状。

子宫癌的治疗方案取决于癌症的发展程度，主要治疗方法为手术放疗及药物（化学药物及激素）治疗。早期患者以手术为主，应按手术—病理分期的结果及存在的复发高危因素选择辅助治疗；晚期则采用手术、放射、药物等综合治疗。

手术治疗指摘除子宫、输卵管和卵巢，这是比较常用的治疗方法。手术后需要接受放疗来确保剩余的癌细胞被彻底消灭。如果癌细胞已经扩散到淋巴结，还需要用抗癌药物进行化疗。

日常调节

堕胎、人工流产等都会对子宫造成巨大伤害，女性要懂得保护子宫健康。日常不喝冰水，少吃寒凉的食物；注意多休息，避免过度疲劳；避免久坐；食用富含维生素、钙质的食物对机体健康有帮助，比如西红柿、草莓、南瓜、榛子、鸡蛋等。

子宫癌的高危人群

年龄超过50岁者、肥胖者、从未生育者、高血压者、单一使用雌激素的激素替代疗法者、有过乳腺癌病史者。

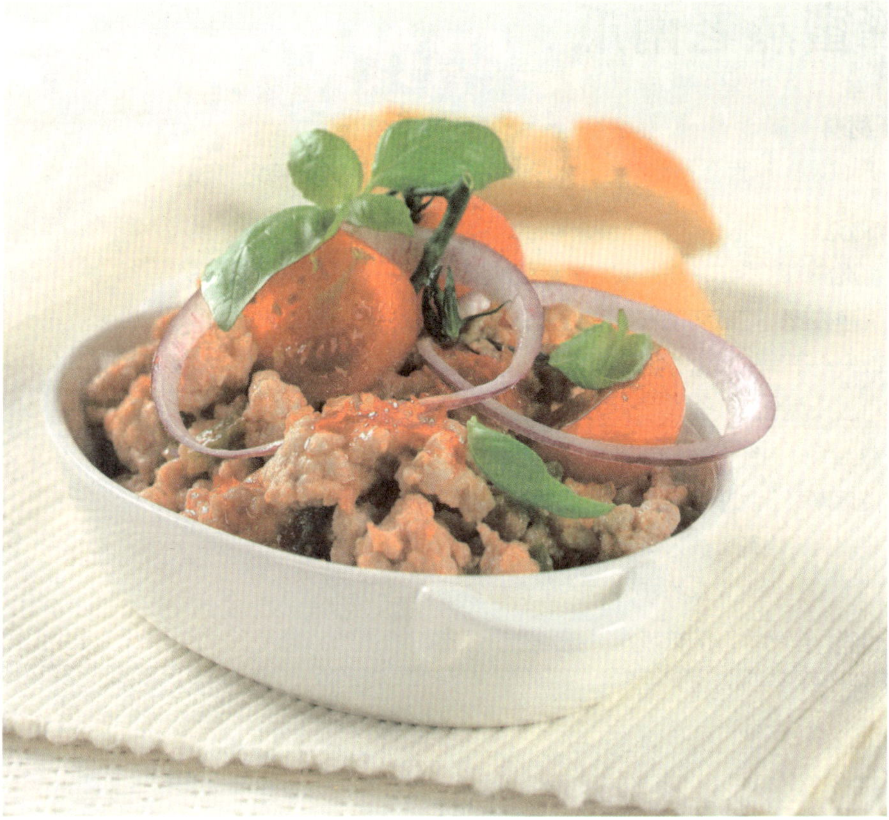

西红柿肉末酱

材料

肉末100克，西红柿80克，盐3克，鸡粉3克，料酒10毫升，生抽、食用油、水淀粉各适量

做法

1. 洗净的西红柿切小瓣，再切成丁。
2. 用油起锅，倒入肉末，翻炒匀。
3. 淋入料酒，炒香、炒透，再倒入生抽。
4. 加入盐、鸡粉，炒匀调味。
5. 放入切好的西红柿，翻炒匀。
6. 倒入水淀粉勾芡，炒制成酱料。
7. 盛放在碗中即可。

蜂蜜蒸老南瓜

材料

南瓜400克，鲜百合30克，红枣20克，葡萄干15克，蜂蜜45克

做法

1. 将洗净的红枣切开，去核，再把果肉切成小块。
2. 洗净去皮的南瓜切条形，改切成块。
3. 取一个干净的蒸盘，放上南瓜块，摆好造型。
4. 再放入洗净的百合。
5. 撒上切好的红枣。
6. 最后点缀上洗净的葡萄干，静置一会儿，待用。
7. 蒸锅上火烧开，放入蒸盘。
8. 盖上盖，用大火蒸约10分钟，至食材熟透。
9. 揭盖，取出蒸好的食材。
10. 浇上蜂蜜即成。

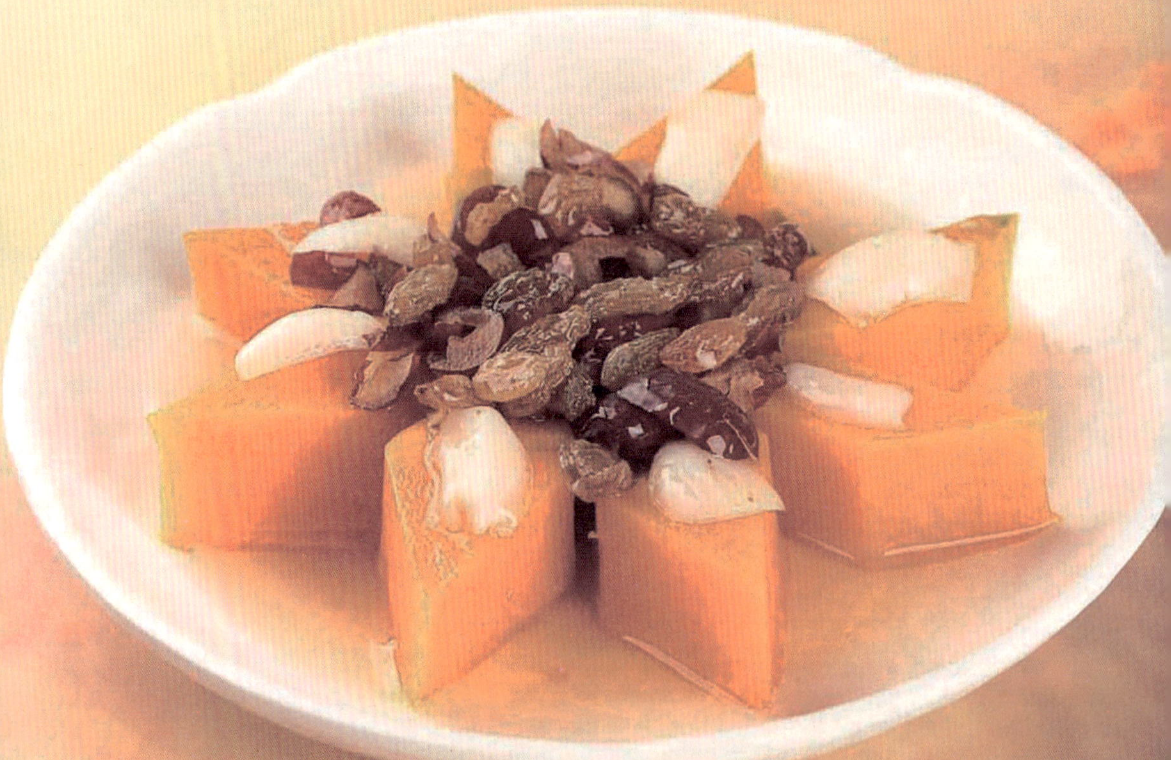

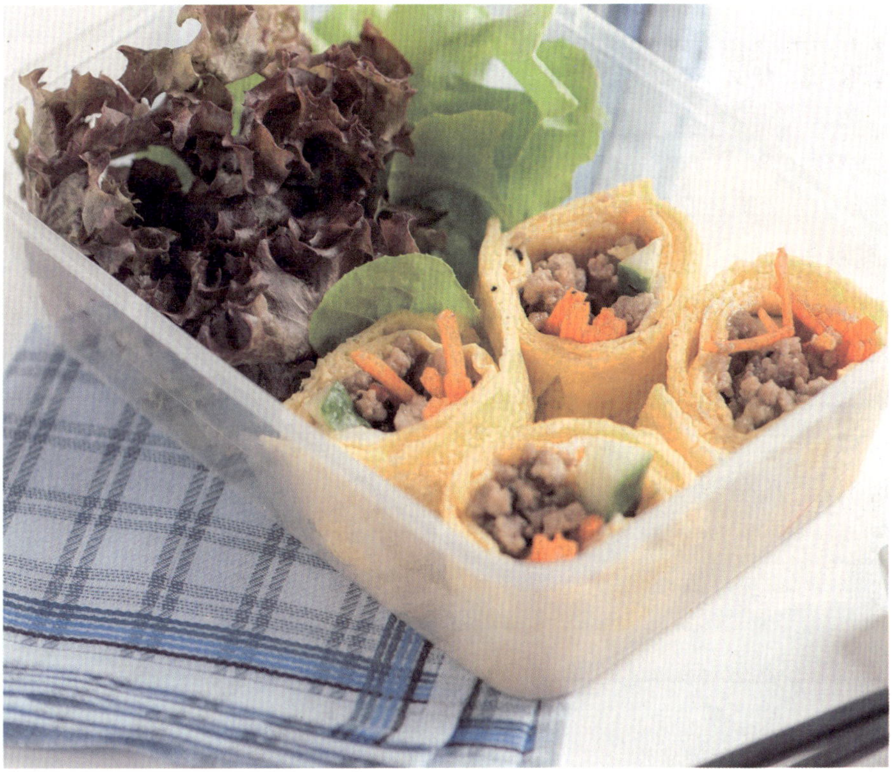

肉末蛋卷便当

材料

鸡蛋3个，肉末90克，胡萝卜80克，生菜适量，盐3克，鸡粉3克，生抽5毫升，食用油适量

做法

1. 胡萝卜切丝。
2. 往肉末中加入盐、鸡粉、生抽，拌匀入味。
3. 鸡蛋打入碗中，搅散待用。
4. 锅内注水烧开，倒入胡萝卜丝，煮至断生后捞出待用。
5. 热锅注油，倒入蛋液，煎成蛋皮。
6. 煎好的蛋皮冷却后，往其中放入胡萝卜丝、肉末，卷成卷。
7. 将鸡蛋卷切成等长的小卷。
8. 备好一个便当盒，摆放上鸡蛋卷、生菜即可。

榛子腰果酸奶

材料

榛子40克，腰果45克，枸杞10克，酸奶300克，食用油适量

做法

1. 热锅注油，烧至四成热。
2. 倒入洗净的腰果、榛子，炸出香味。
3. 将炸好的腰果和榛子捞出，沥干油。
4. 取一个干净的杯子，将酸奶装入杯中。
5. 放入炸好的腰果、榛子。
6. 再摆上洗净的枸杞装饰即可。

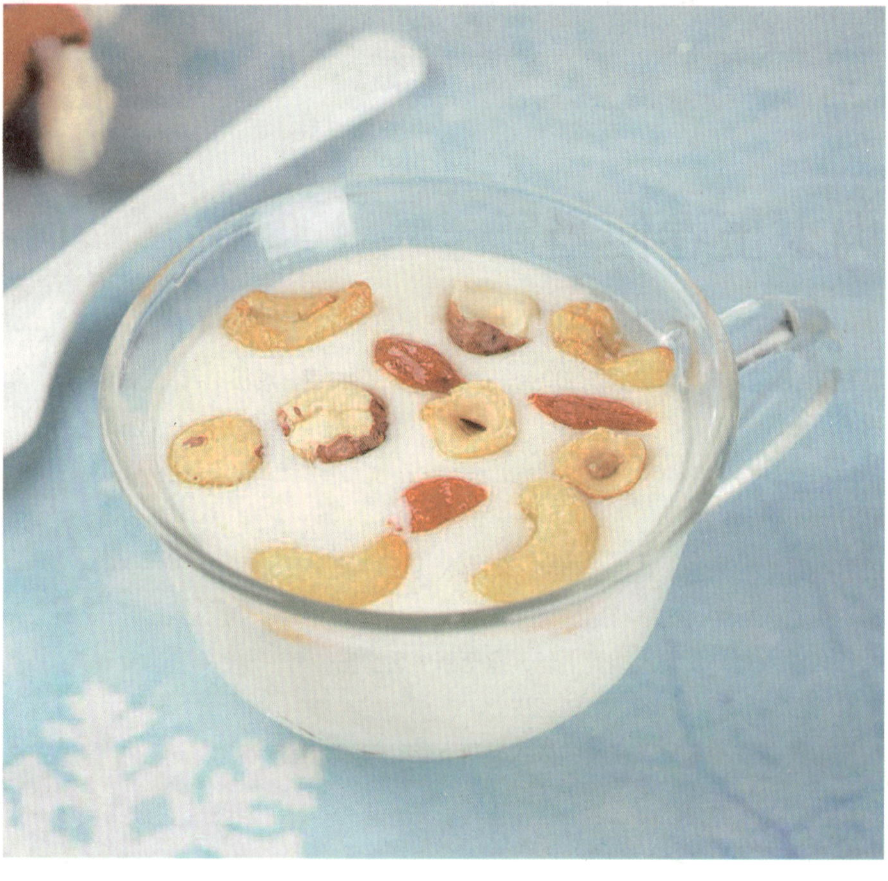

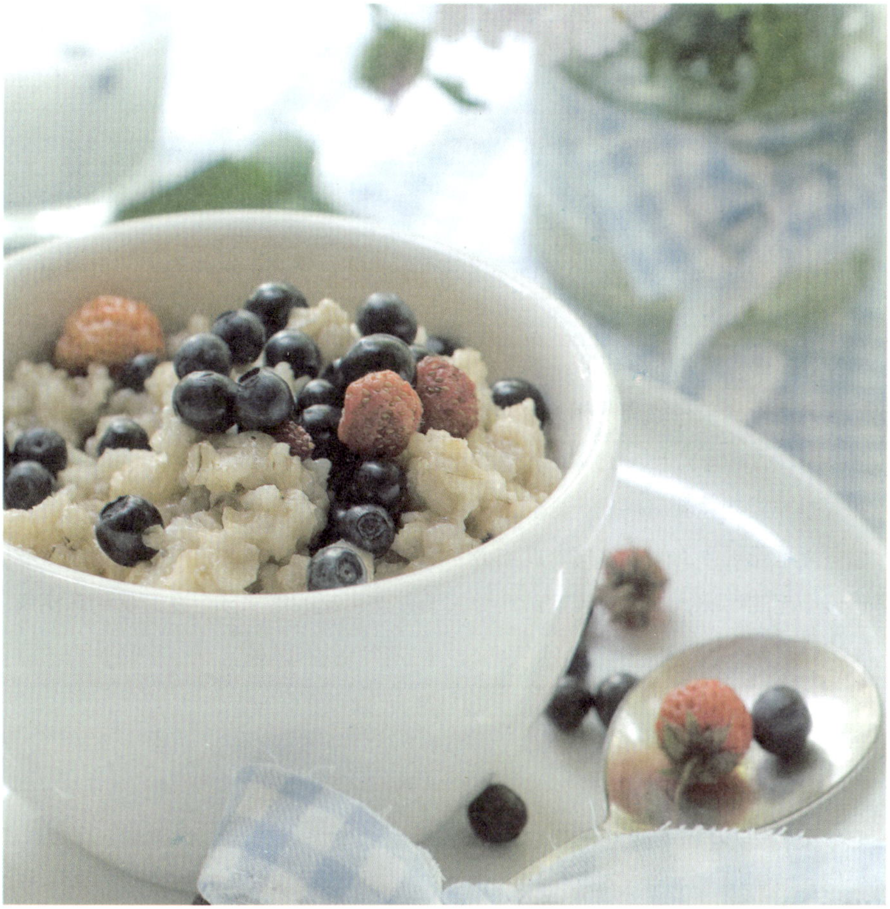

蓝莓草莓糙米粥

材料

水发糙米200克，蓝莓40克，草莓40克，白糖3克

做法

1. 草莓切小块。
2. 砂锅注水烧开，放入糙米拌匀。
3. 盖上锅盖，烧开后用小火煮约30分钟至糙米熟软，关火。
4. 揭盖，加入适量白糖拌匀，放入蓝莓、蓝莓。
5. 将粥盛入碗中即可。

乳房疼痛

乳房出现奇怪的刺痛，但刺痛感持续时间不久便会消失，这样的乳房疼痛通常称为乳痛症。

引发乳房疼痛的原因有很多。

如果乳房疼痛与月经周期相关，可能是体内雌激素水平改变的原因，其会呈现周期性乳房疼痛。通常情况下，在月经来临前，乳房就会开始疼痛。

如果是非周期性乳房疼痛，即乳房的某一区域出现疼痛，这种疼痛可能是持续的疼痛，也可能是无规律的间歇疼痛，此时应考虑可能是雌激素分泌过剩、乳房血管发炎、乳房感染引起的疼痛，或者是乳房或肋骨关节外伤引起的疼痛或存在冠状动脉疾病、胃食管反流等潜在疾病。

乳房健康自查

用手触摸乳房，如果能摸到一些小肿块，并且时常感觉到乳房胀痛，说明身体已经受到激素影响而导致乳腺变化。同时，肿块和胀痛也会随着月经期发生变化，月经前肿块会变大变硬，疼痛感也会明显增强；月经期过后，乳房变软，肿块变小甚至消失，疼痛的感觉也会随之减轻或消失。

缓解乳房疼痛的方法

1.山楂、玫瑰花、橘子等疏肝理气的食物可以解郁散结，有助于缓解乳房疼痛。

2.不乱吃减肥药。

3.不吃辛辣刺激性食物。

4.避免长期穿紧身内衣。

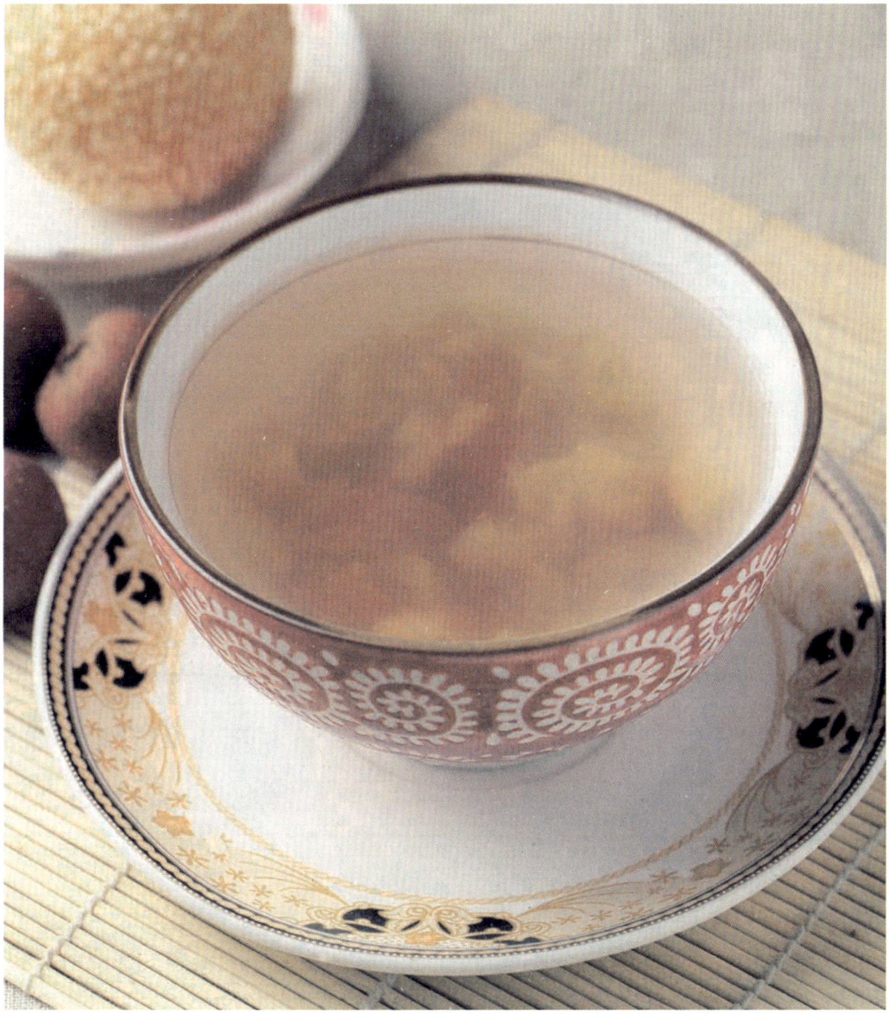

山楂水

材料

鲜山楂75克，白糖适量

做法

1. 将洗净的山楂切开，去除果蒂，切小瓣，去核，改切成小块，备用。
2. 砂锅中注水烧开，放入切好的山楂，盖上盖，烧开后用小火煮15分钟至熟，揭盖，加入少许白糖，搅拌均匀，煮至溶化。
3. 关火后盛出煮好的山楂水即可。

玫瑰山药泥

材料

去皮山药150克，奶粉20克，玫瑰花5克，白糖20克

做法

1. 在已烧开上汽的电蒸锅中放入山药。
2. 加盖，调好时间旋钮，蒸20分钟至熟。
3. 揭盖，取出蒸好的山药。
4. 将山药压成泥状，装盘。
5. 倒入白糖，拌匀。
6. 放入奶，拌匀。
7. 取出模具，逐一填满山药泥，用勺子稍稍按压紧实。
8. 待山药泥稍定型后取出，反扣放入盘中。
9. 撒上掰碎的玫瑰花瓣即可。

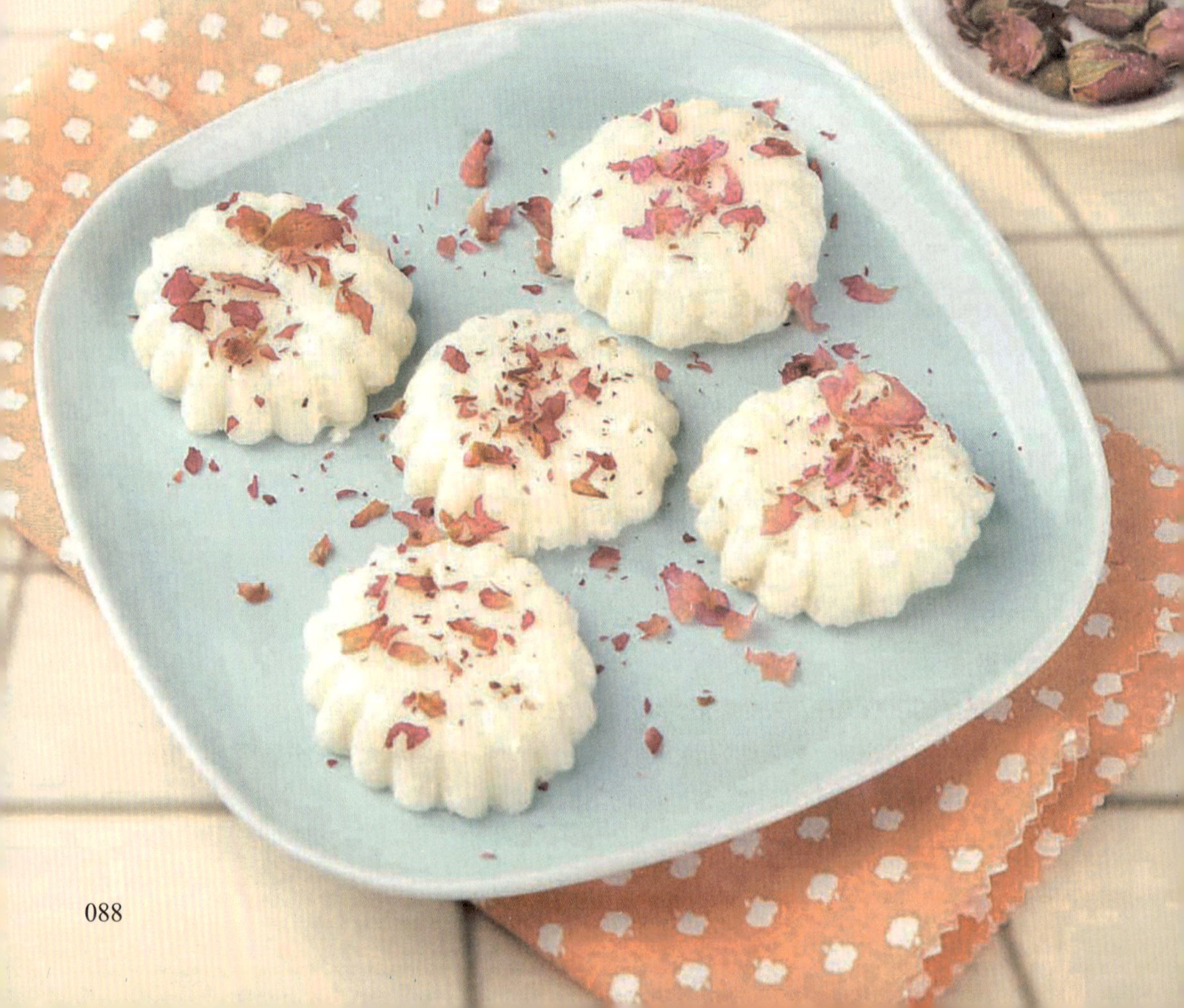

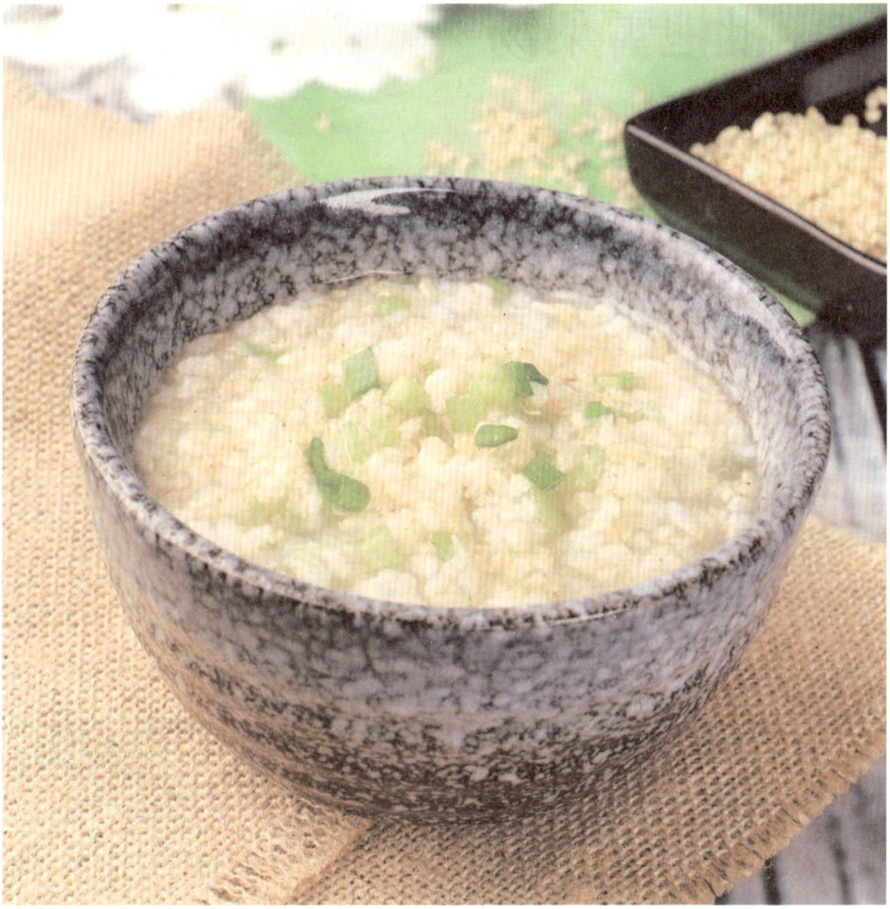

芹菜糙米粥

材料

水发糙米100克，芹菜30克，葱花少许，盐适量

做法

1. 洗净的芹菜切碎，待用。
2. 砂锅中注入适量的清水烧热。
3. 倒入泡发好的糙米，拌匀。
4. 盖上锅盖，大火煮开后转小火煮45分钟至米粒熟软。
5. 掀开锅盖，倒入芹菜碎，加入适量的盐，搅拌匀。
6. 将煮好的粥盛出装入碗中，撒上葱花即可。

蜜枣枇杷雪梨汤

材料

雪梨240克，枇杷100克，蜜枣35克，冰糖30克

做法

1. 洗净去皮的雪梨切瓣，去核，把果肉切成小块。
2. 洗好的枇杷切去头尾，去除果皮，把果肉切成小块。
3. 将蜜枣对半切开，备用。
4. 砂锅中注入适量清水烧热，放入蜜枣、枇杷，倒入雪梨。
5. 盖上盖，烧开后用小火煮约20分钟。
6. 揭开盖，倒入冰糖。
7. 搅拌匀，用大火煮至冰糖溶化。
8. 关火后盛出煮好的雪梨汤即可。

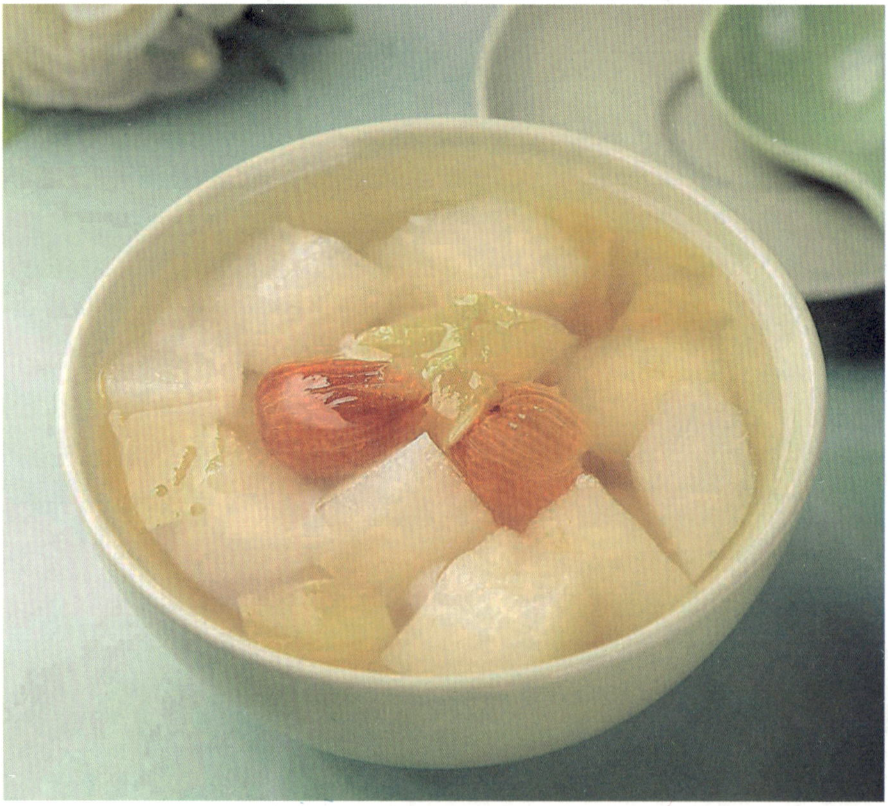

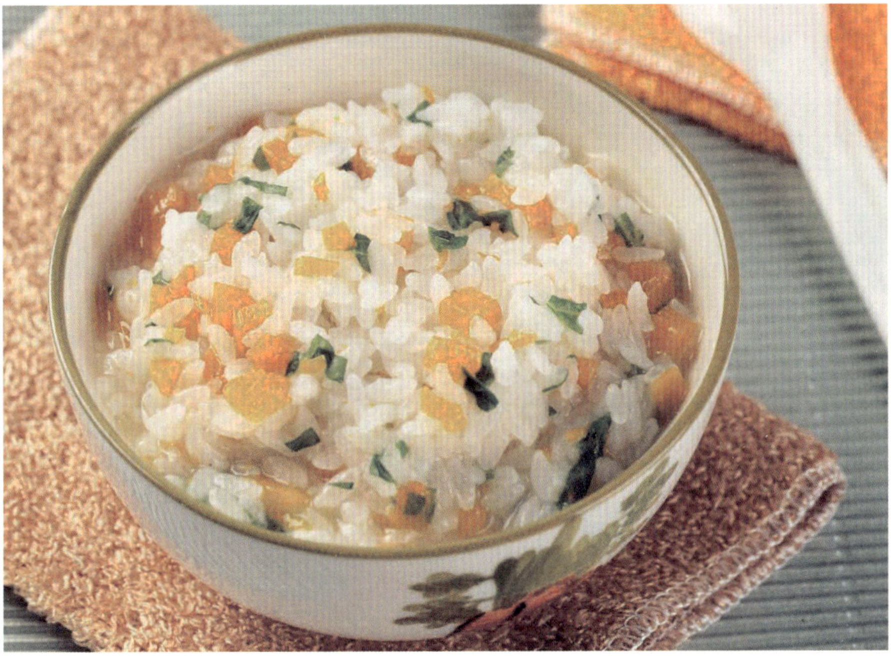

南瓜拌饭

材料

南瓜90克，芥菜叶60克，水发大米150克，盐少许

做法

1. 把去皮洗净的南瓜切片，再切成条，改切成粒。
2. 洗好的芥菜叶切丝，切成粒。
3. 将大米倒入碗中，加入适量清水。
4. 把切好的南瓜放入碗中，备用。
5. 分别将装有大米、南瓜的碗放入烧开的蒸锅中。
6. 盖上盖，用中火蒸20分钟至食材熟透。
7. 揭盖，把蒸好的大米和南瓜取出待用。
8. 汤锅中注入适量清水烧开，放入芥菜粒，煮沸，捞出，沥干水分。
9. 锅中放入蒸好的大米、南瓜，加入煮好的荠菜粒搅拌均匀。
10. 在锅中加入适量的盐，拌匀，关火后盛出即可。

乳腺增生

乳腺增生既不属于炎症也不属于肿瘤，它是女性乳腺正常结构紊乱而形成的乳房疾病。乳腺增生好发于30～50的女性，是一种良性的乳腺疾病，生活中70%～80%的女性会有不同程度的乳腺增生。

首先，乳房疼痛为乳腺增生的首发症状，早期患者的疼痛主要是与月经相关的周期性疼痛，乳腺囊性增生则为非周期性疼痛。其次，会出现乳腺结节或肿块，包括颗粒状结节、条索状结节、局限性或弥漫性腺体增厚等情况。结节常为多个，可累及双侧乳腺，亦可单发。肿块一般较小，形状不一，可随月经周期变化。再者，会有乳头溢液症状，研究显示，3.6%～20%的患者会伴乳头溢液，溢液多为淡黄色、无色或乳白色，较少出现血性溢液。

近年来，乳腺增生患者数量飙升，患者也逐渐低龄化。对于伴随轻度或中度疼痛的患者，建议调整生活习惯：多进食富含纤维素的蔬菜，少食用咖啡、巧克力，不饮酒，不滥用保健品。对于伴随严重疼痛的患者，可配合药物治疗，某些治疗药物会对子宫内膜及卵巢有不良反应，不宜长期服用。

精神紧张、忧伤、工作压力大、过度劳累等也是影响内分泌的重要因素，并且极易引起乳腺增生，所以女性在工作与生活上都要学会保持愉快、乐观、健康的心态，注意劳逸结合和积极面对生活，有助于内分泌的平衡。

日常乳房自查

沐浴后裸身站在镜子前，双手叉腰，在镜子里全面查看胸部的皮肤有没有异常，注意左右两侧乳房对比检查，有没有乳头内陷的情况，接着四指并拢，慢慢按压乳腺，感受是否有肿块。最后对乳头进行轻轻挤压，查看是否有乳头溢液。

胸部自检过程中手法应轻柔，不要用力捏，否则很有可能会将正常的乳腺组织当成是肿块。一旦发现自己的乳房有胀痛、肿块、乳头溢液，应抓紧时间到医院检查治疗。

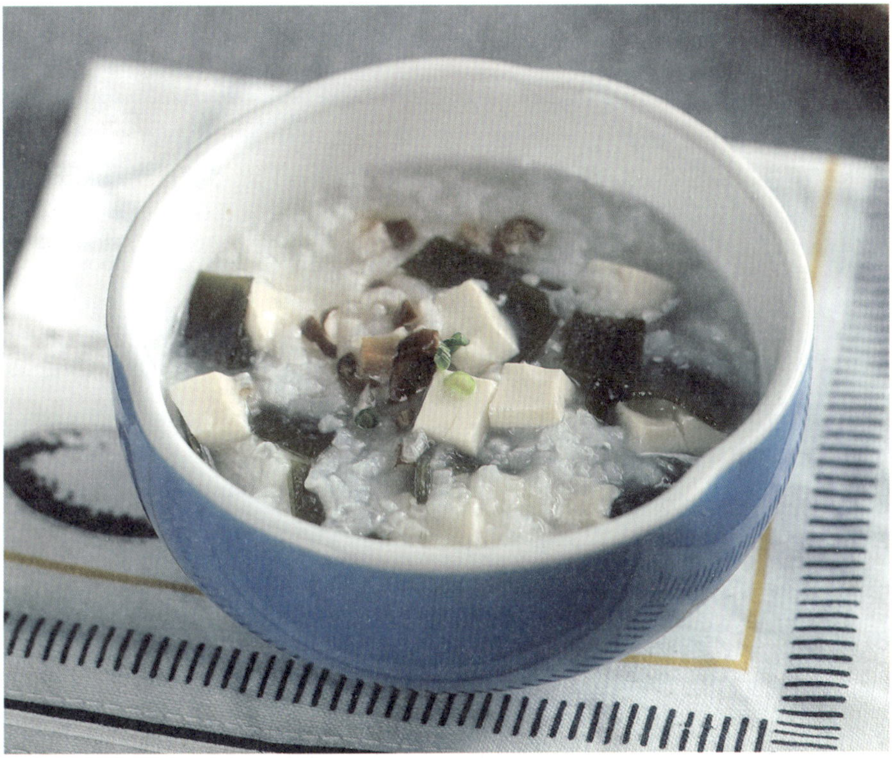

海带豆腐菌菇粥

材料

海带120克，平菇30克，鲜香菇40克，豆腐90克，水发大米170克，姜丝、葱花各少许，盐3克，鸡粉2克，胡椒粉少许，芝麻油3毫升

做法

1. 将洗净的豆腐切厚块，改切成丁。把洗好的平菇切成小块。洗净的香菇切成小块。洗好的海带切条，改切成小块。
2. 砂锅中注入适量清水烧开，倒入洗净的大米，拌匀。盖上盖，用小火煮30分钟至大米熟软。
3. 揭盖，下入姜丝，倒入豆腐丁，拌匀。放入香菇、平菇、海带，搅拌匀。
4. 加入盐、鸡粉，拌匀。再加入胡椒粉、芝麻油。
5. 用锅勺拌匀，煮约5分钟。
6. 把煮好的粥盛出，装入汤碗中，再放入葱花即可。

橘子豌豆炒玉米

材料

玉米粒70克，豌豆95克，橘子肉120克，葱段少许，盐1克，鸡粉1克，水淀粉、食用油各适量

做法

1. 锅中注入适量清水烧开，加入少许盐、食用油。
2. 倒入洗净的玉米粒，拌匀，煮1分钟至其断生。
3. 放入洗好的豌豆，拌匀，煮半分钟。
4. 倒入橘子肉，拌匀，煮半分钟。
5. 捞出焯煮好的食材，沥干水分，待用。
6. 锅中倒入食用油烧热，放入葱段，爆香。
7. 放入焯过水的食材，翻炒匀。加入盐、鸡粉。翻炒均匀，至食材入味。
8. 倒入水淀粉，翻炒均匀。关火后盛出炒好的食材，装入盘中即可。

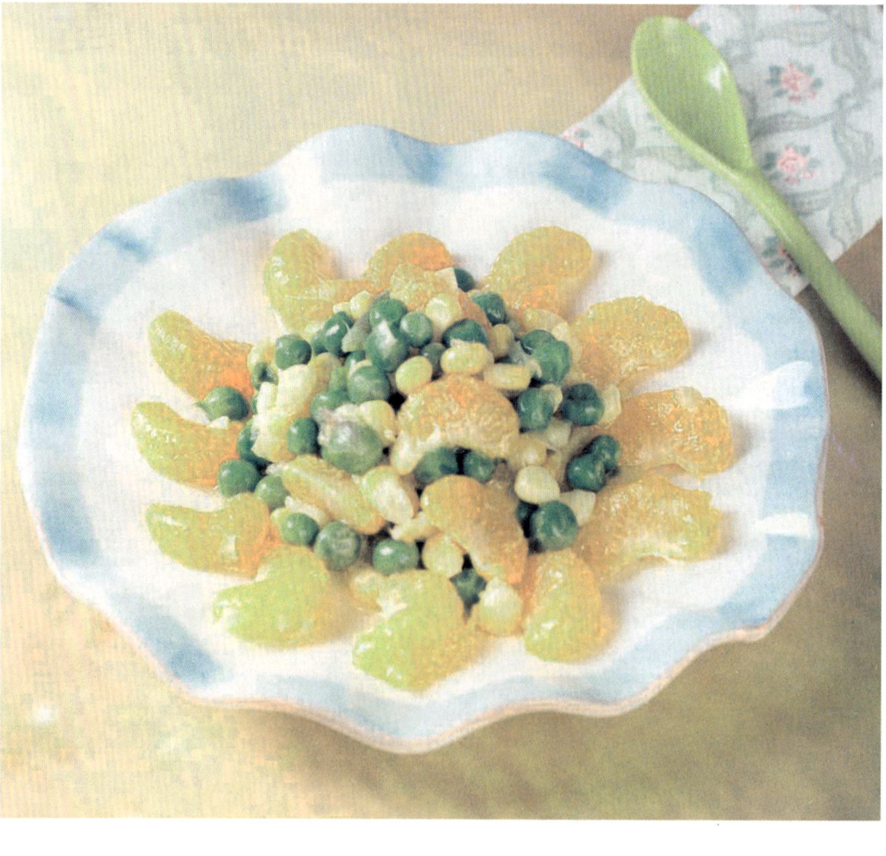

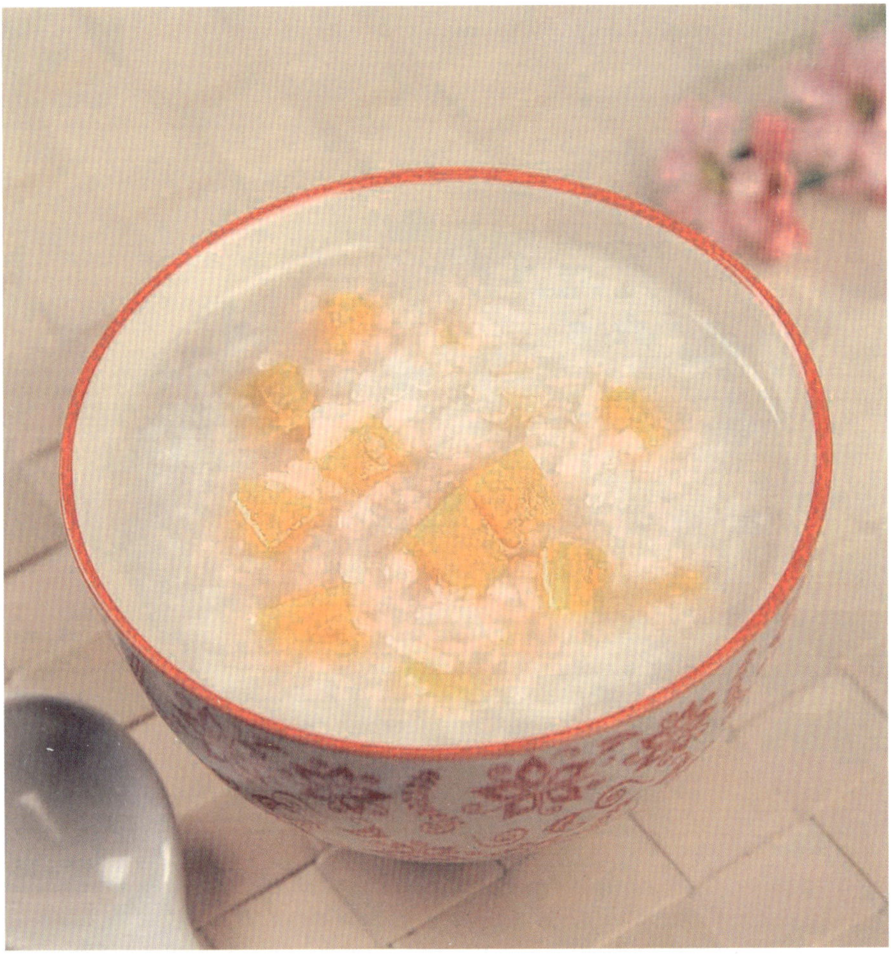

红薯粥

材料

红薯150克，大米100克

做法

1. 砂锅中注水烧开，倒入泡好的大米。
2. 放入去皮洗净切好的红薯，拌匀。
3. 加盖，用大火煮开后转小火续煮1小时至食材熟软。
4. 揭盖，搅拌一下。
5. 关火后盛出煮好的粥，装碗即可。

葡萄苹果沙拉

材料

葡萄80克，去皮苹果150克，圣女果40克，酸奶50克

做法

1. 洗净的圣女果对半切开。
2. 洗好的葡萄摘取下来。
3. 苹果切开去籽，切成丁。
4. 取一盘，摆放上圣女果、葡萄、苹果。
5. 浇上酸奶即可。

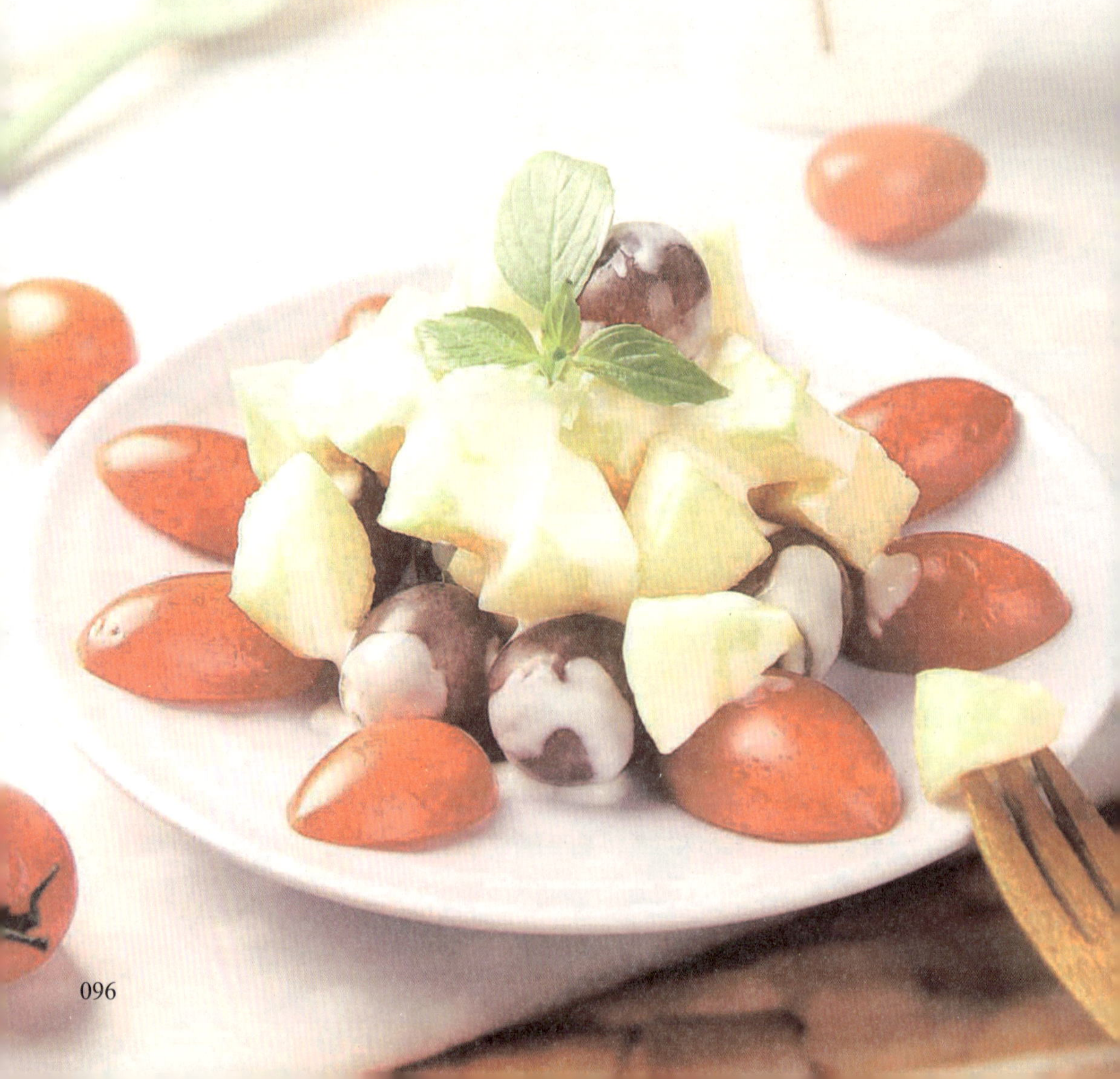

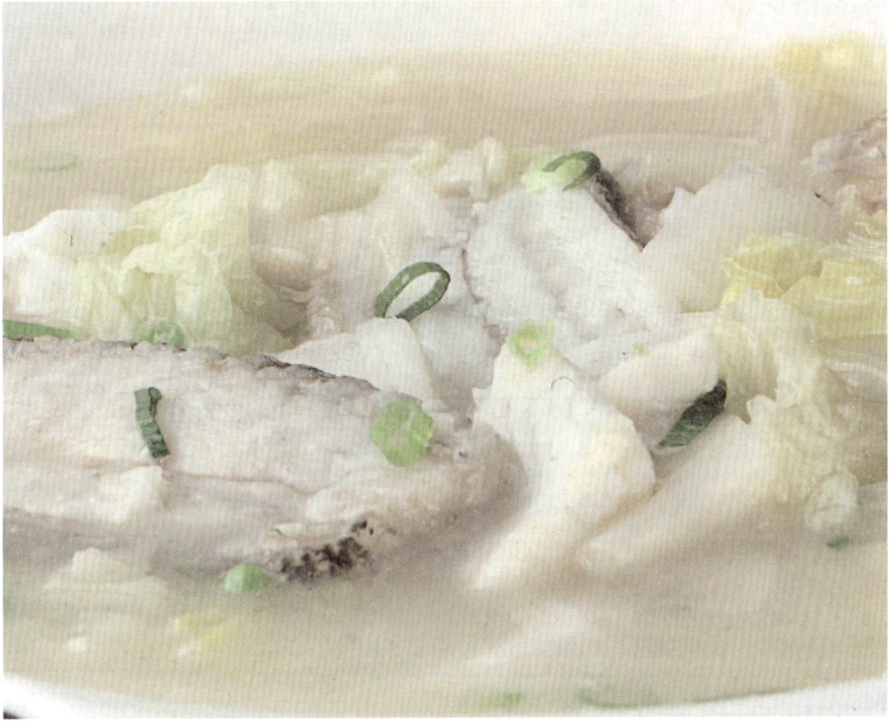

鱼骨白菜汤

材料

鱼骨300克，大白菜200克，姜片、葱花各少许，盐3克，鸡粉2克，料酒、胡椒粉、食用油各适量

做法

1. 洗净的大白菜去心切段。
2. 用油起锅，倒入姜片爆香。
3. 倒入鱼骨煎至焦香，加料酒炒匀。
4. 注入适量清水。
5. 加盖，中火焖约5分钟至汤汁呈奶白色。
6. 倒入大白菜，拌匀，煮熟。
7. 加盐、鸡粉、胡椒粉炒匀。
8. 小火略煮片刻至入味。
9. 将汤盛入碗中，撒上葱花即可。

乳腺癌

乳腺癌是乳腺上皮细胞在多种致癌因子的作用下，发生的增殖失控现象。乳腺癌分为非浸润性癌和浸润性癌。非浸润性癌又称为原位癌，是指病变仅局限于原发部位，未发生转移，可细分为小叶原位癌、导管原位癌和乳头湿疹乳腺癌，一般预后较好。浸润性乳腺癌指输乳管和乳腺小叶细胞不受控制地生长，它们不再受身体的调节，发生无法控制的分裂，并形成肿瘤。

早期乳腺癌的症状一般不明显，常以乳房肿块、乳头溢液、腋窝淋巴结肿大等局部症状为主。晚期乳腺癌可发生癌细胞远处转移，比如肺及胸膜转移、骨转移、肝转移、脑转移等，使得全身出现多器官病变，直接威胁患者的生命。女性应了解自己的乳房并进行规律的自检，及早发现，如果扩散前被确诊，治疗的成功率会大大提高。

症状自查

1.乳房皮肤出现压痕（凹窝）并伴有小疙瘩（橘皮样），乳头周围和乳房下部尤其明显。

2.乳头凹陷，或乳头出现湿疹（脱皮、渗血等）。

3.乳房肿块，将乳腺以十字交叉分区，肿块常位于外上限，多为单侧单发，质硬，边缘不规则，表面欠光滑，不易被推动。大多数乳腺癌为无痛性肿块，少数病例伴有不同程度的隐痛或刺痛。

4.乳头、乳晕异常。当肿块侵犯乳头或乳晕下区时，可因牵拉乳头使其凹陷、偏向，甚至完全缩入乳晕后方。特殊类型的乳腺癌，如乳头湿疹样癌，表现为单侧乳头、乳晕及其周围皮肤瘙痒，出现红色、斑片状、湿疹样外观，表面多有渗出结痂或角化脱屑，严重时可形成溃疡。

5.乳头溢液。部分乳腺癌患者在非生理状态下（如妊娠和哺乳期），单侧乳房可出现乳头溢液，液体的性质多为血性、浆液性或水样。

6.腋窝淋巴结肿大。当乳腺癌发生癌细胞脱落，可侵犯周围淋巴管，并向其局部淋巴引流区转移。初期患者多表现为同侧腋窝淋巴结肿大，肿大的淋巴结尚可活动。随后，淋巴结由小变大、由少变多，最后相互融合固定。

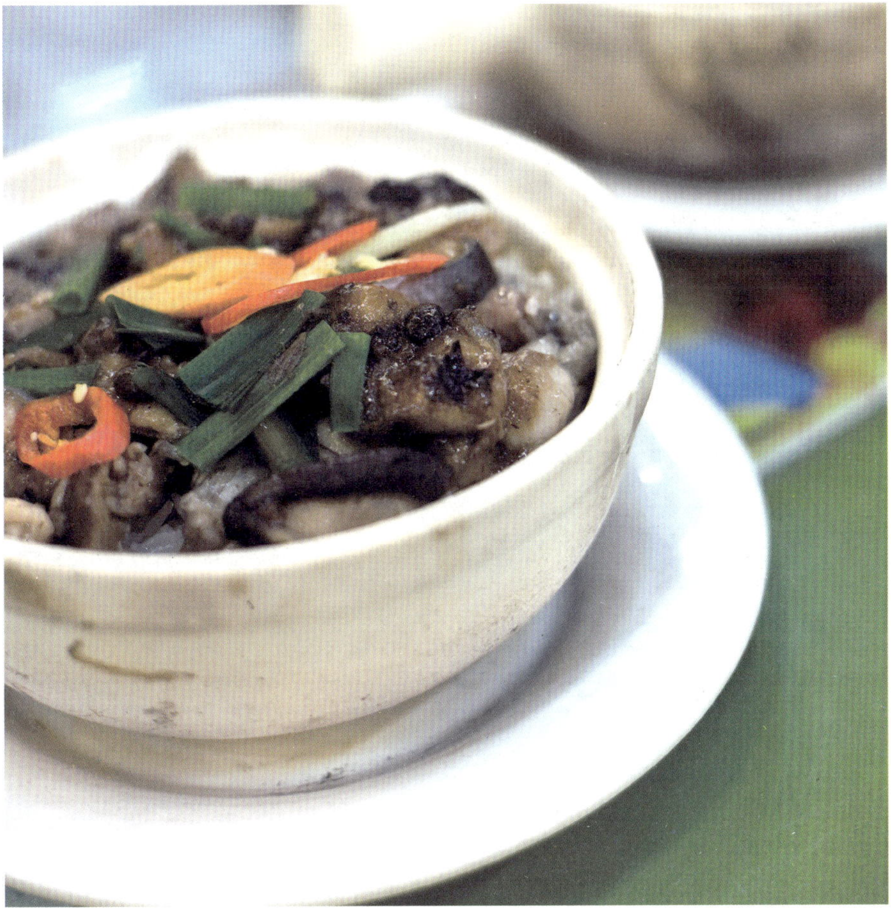

鳝鱼煲饭

材料

黄鳝150 克，香菇30克，香米250 克，姜丝5克，葱段10克，辣椒圈适量，蚝油1茶匙，胡椒粉适量，麻油1 茶匙，盐适量，生粉适量、酱油适量

做法

1. 黄鳝切段，加入姜丝、葱段、辣椒圈、蚝油、胡椒粉、盐、酱油、生粉腌好；香米洗净浸泡1小时；香菇去蒂，切片。
2. 煲置炉胆内，加香米、水、麻油，按下运行开关，熟后开盖放入黄鳝。
3. 取出煲，淋上麻油，撒上葱段和辣椒圈即可。

绿豆芽炒鳝丝

材料

绿豆芽40克，鳝鱼90克，青椒、红椒各30克，姜片、蒜末、葱段各少许，盐3克，鸡粉3克，料酒6毫升，水淀粉、食用油各适量

做法

1. 洗净的红椒切开，去籽，切成丝。洗好的青椒切开，去籽，切成丝。
2. 将处理干净的鳝鱼切成段，改切成丝。
3. 把鳝鱼丝装入碗中，放入少许鸡粉、盐、料酒，抓匀。倒入适量水淀粉，抓匀。再注入适量食用油，腌渍10分钟至入味。
4. 用油起锅，放入姜片、蒜末、葱段，爆香。
5. 放入青椒、红椒，拌炒匀，倒入鳝鱼丝，翻炒匀。淋入料酒，炒香，放入洗好的绿豆芽，翻炒匀。
6. 加入盐、鸡粉，炒匀调味，倒入水淀粉。将锅中食材快速炒匀。
7. 把炒好的材料盛出，装入盘中即可。

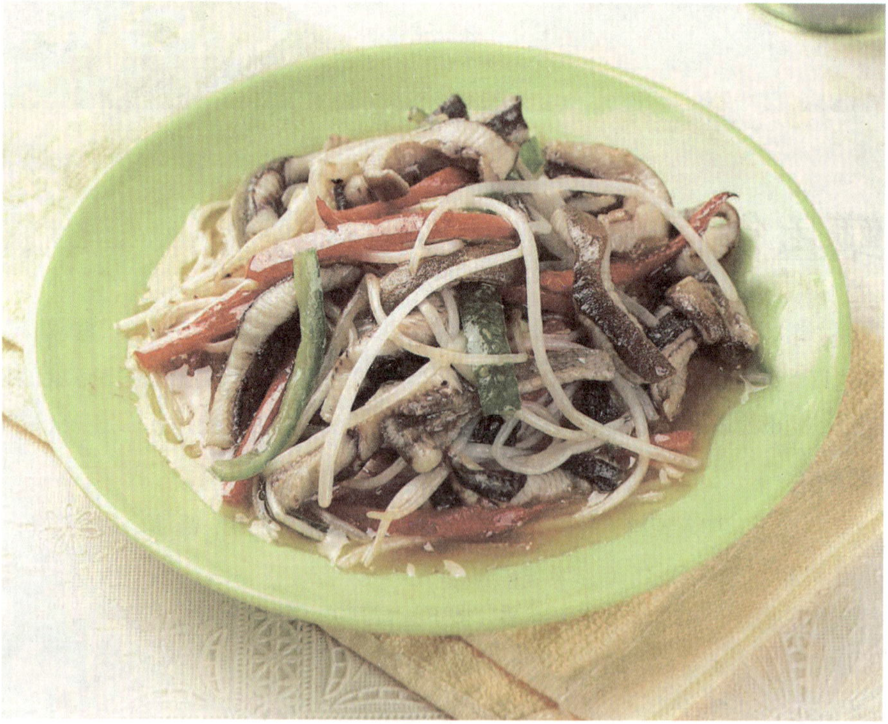

草莓燕麦片

材料

燕麦片200克，草莓30克

做法

1. 草莓切块。
2. 砂锅中注入适量清水烧开，倒入燕麦片。
3. 加盖，大火煮3分钟至熟。
4. 稍煮片刻至食材熟软。
5. 揭盖，将燕麦片盛入碗中，放入草莓块即可。

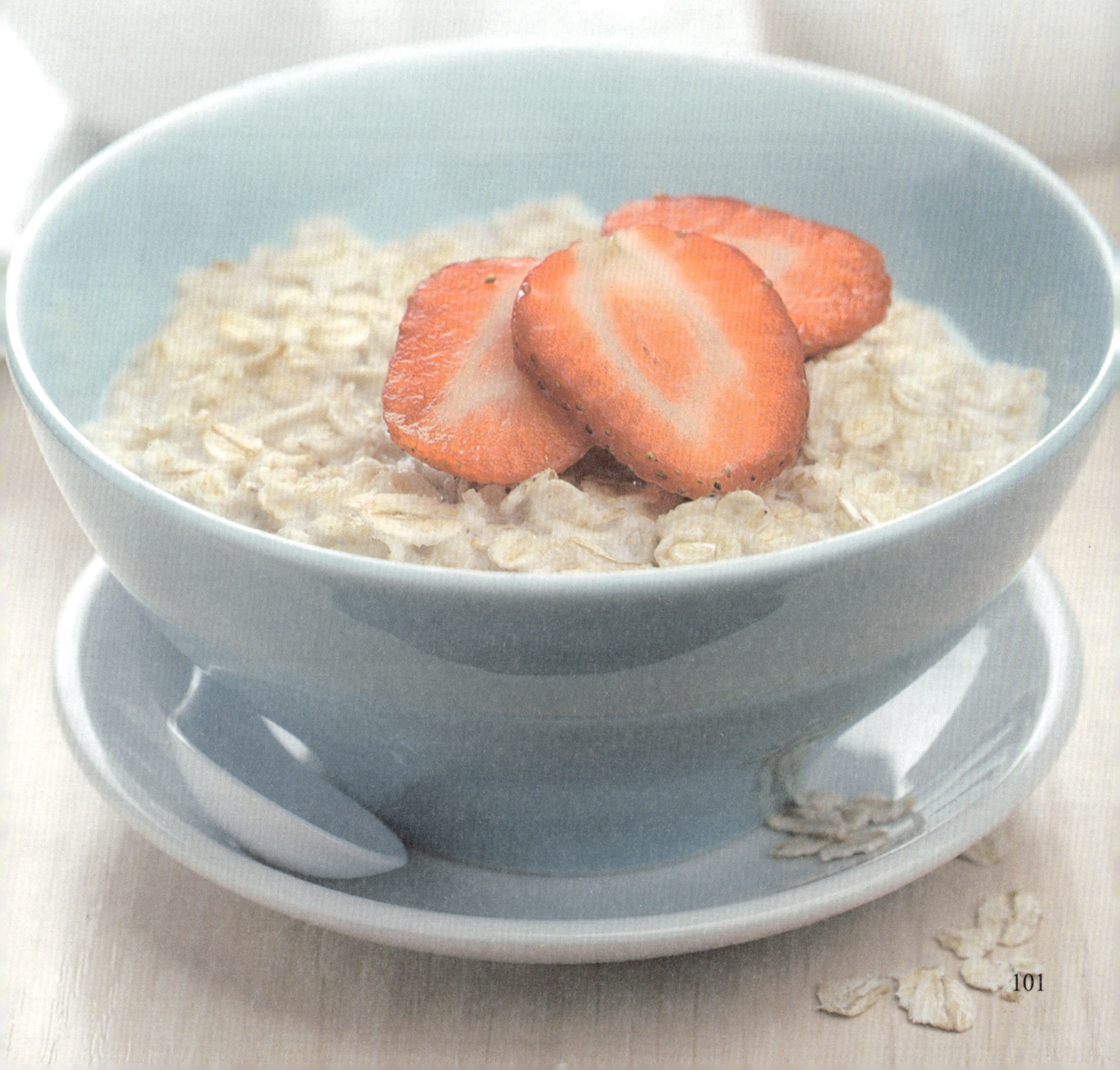

苹果蔬菜沙拉

材料

苹果100克，西红柿150克，黄瓜90克，生菜叶50克，牛奶30毫升，沙拉酱10克

做法

1. 洗净的西红柿对半切开，切成片。
2. 洗好的黄瓜切成片。
3. 洗净的苹果切开，去核，再切成片，备用。
4. 将切好的食材装入碗中，倒入牛奶。
5. 加入沙拉酱，拌匀。
6. 继续搅拌片刻，使食材入味。
7. 把洗好的生菜叶垫在盘底。
8. 装入做好的果蔬沙拉即可。

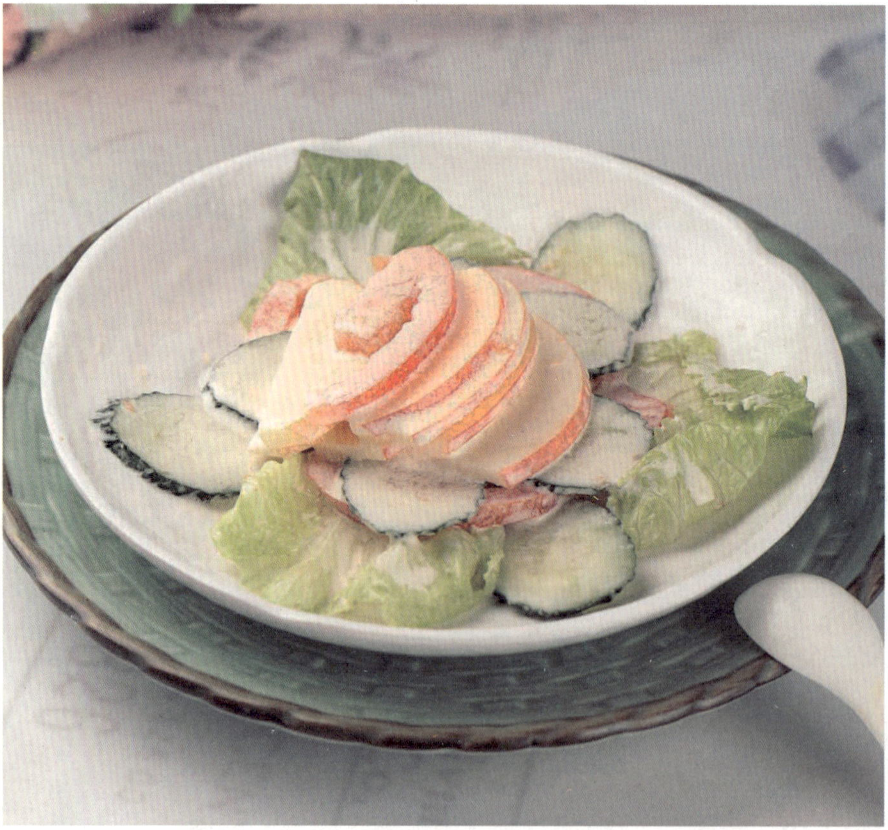

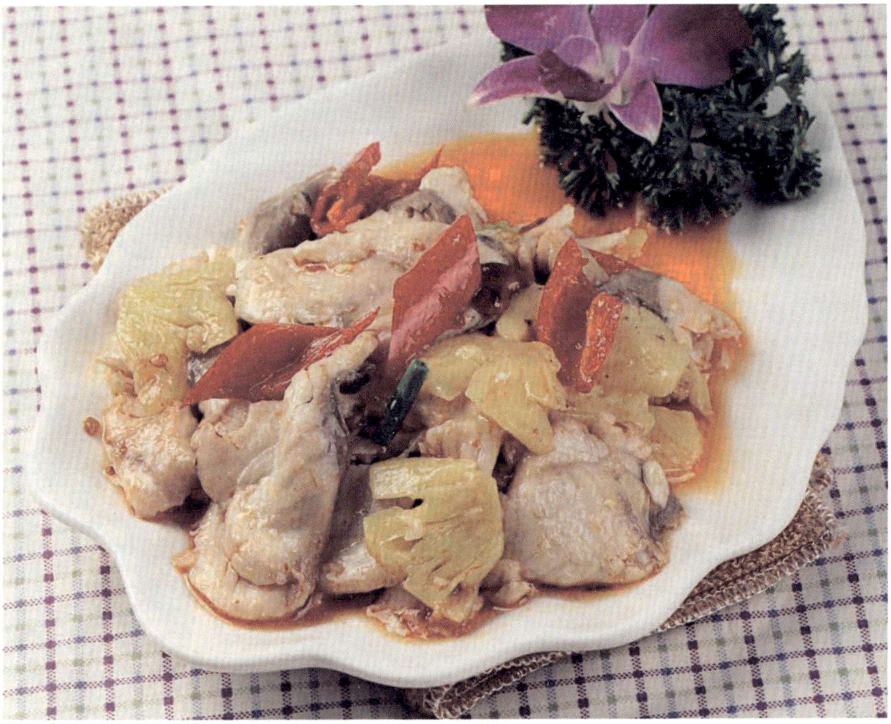

菠萝炒鱼片

材料

菠萝肉75克，草鱼肉150克，红椒25克，姜片、蒜末、葱段各少许，豆瓣酱7克，盐2克，鸡粉2克，料酒4毫升，水淀粉、食用油各适量

做法

1. 将菠萝肉切开，去除硬芯，再切成片。
2. 洗净的红椒切开，去籽，再切成小块。
3. 把草鱼肉切成片。将鱼片放入碗中，加入少许盐、鸡粉。淋入少许水淀粉，拌匀。再注入适量食用油，腌渍约10分钟至入味。
4. 热锅注油，烧至五成热，放入腌好的鱼片，拌匀。滑油至断生，捞出，沥干油，待用。
5. 用油起锅，放入姜片、蒜末、葱段，用大火爆香。倒入红椒块，再放入切好的菠萝肉，快速炒匀。倒入鱼片，加入盐、鸡粉，放入豆瓣酱。
6. 淋入料酒，倒入水淀粉。用中火翻炒一会儿，至食材入味即可。

卵巢癌

卵巢不仅是孕育卵子的器官，也是分泌雌激素的重要器官。光滑的肌肤、窈窕的身材……健康的卵巢赋予女性独特的魅力。抵抗衰老，尤其是挽救正在走下坡路的卵巢功能，是30岁女性的重要课题。

健康自查，卵巢癌的早期症状

进食困难，没吃多少就有饱腹感

腹部浮肿、变大

盆腔、腹部疼痛

尿频，尿急

不正常的阴道出血

高危人群

· 未生育子女者

· 曾经接受生育治疗者

· 直系亲属中有卵巢癌或乳腺癌病史者

卵巢具有生殖功能，赋予了女性做母亲的权利。但现代社会快节奏的生活，让女性承受着来自工作与家庭的压力，导致卵巢疾病越来越低龄化。

卵巢出血一般是卵巢囊肿所致，多伴随小腹疼痛或白带增多、颜色发黄、有异味等现象。

目前，卵巢癌的检查包括腹部或阴道（经阴道）超声检查、验血、计算机断层扫描（CT）或磁共振成像，以及腹腔镜检查等多种方式。

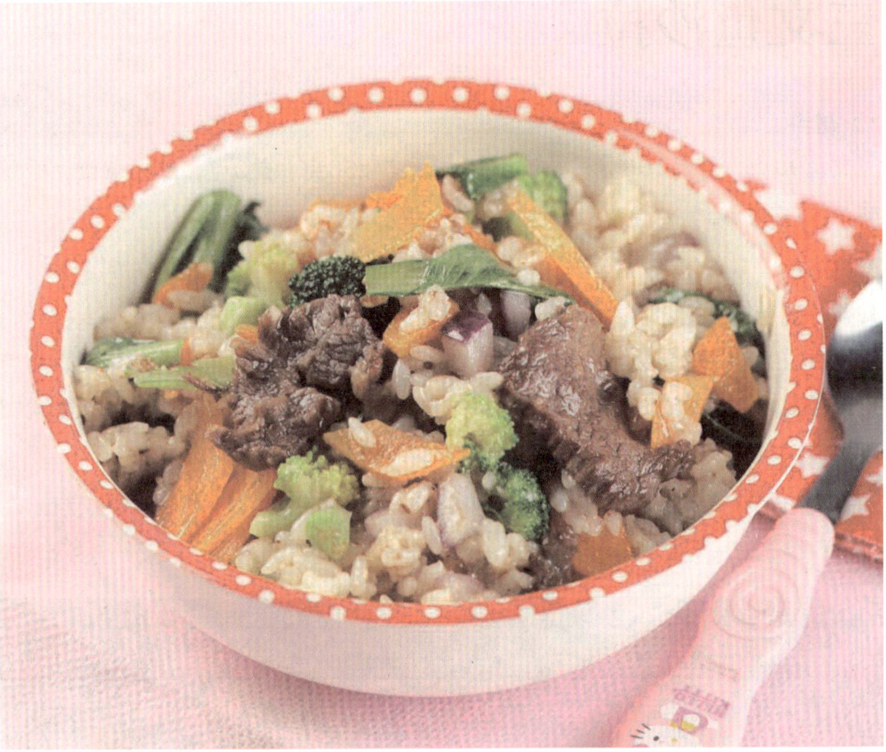

鲜蔬牛肉饭

材料

软饭150克，牛肉70克，胡萝卜35克，西蓝花、洋葱各30克，小油菜40克，盐3克，鸡粉2克，生抽5毫升，水淀粉、食用油各适量

做法

1. 将洗净的小油菜切成段；洗好的胡萝卜切成薄片；洗净的洋葱切成条，再切成小块；洗好的西蓝花切小朵； 洗净的牛肉切成片，把牛肉片放入碗中，放入少许生抽、鸡粉，淋入少许水淀粉，拌匀上浆，再注入少许食用油，腌渍约10分钟至入味。
2. 锅中注入适量清水烧开，倒入胡萝卜、西蓝花，再加入少许盐，拌匀，煮约半分钟，下入切好的小油菜，拌匀、搅散，续煮约半分钟，捞出焯煮好的食材，沥干水分，放在盘中，待用。
3. 用油起锅，倒入腌渍好的牛肉片，翻炒至松散，熟透，倒入软饭、洋葱块，炒匀，倒入焯煮好的食材，拌匀后盛出即可。

三文鱼沙拉

材料

三文鱼90克，芦笋100克，熟鸡蛋1个 ，柠檬80克，盐3克，黑胡椒粒、橄榄油、大豆油各适量

做法

1. 洗好的芦笋去皮切段，煮熟的鸡蛋去壳切块，处理好的三文鱼切片。
2. 锅中注水烧开，加入适量盐、大豆油，倒入芦笋段搅散，煮半分钟搅匀，将芦笋捞出，沥水备用，把芦笋放入碗中，倒入三文鱼，挤入柠檬汁，加入黑胡椒粒，放入盐搅拌均匀，淋入橄榄油拌匀至食材入味。
3. 夹出芦笋，摆入盘中，放入鸡蛋，再放入拌好的三文鱼、剩余的芦笋即可。

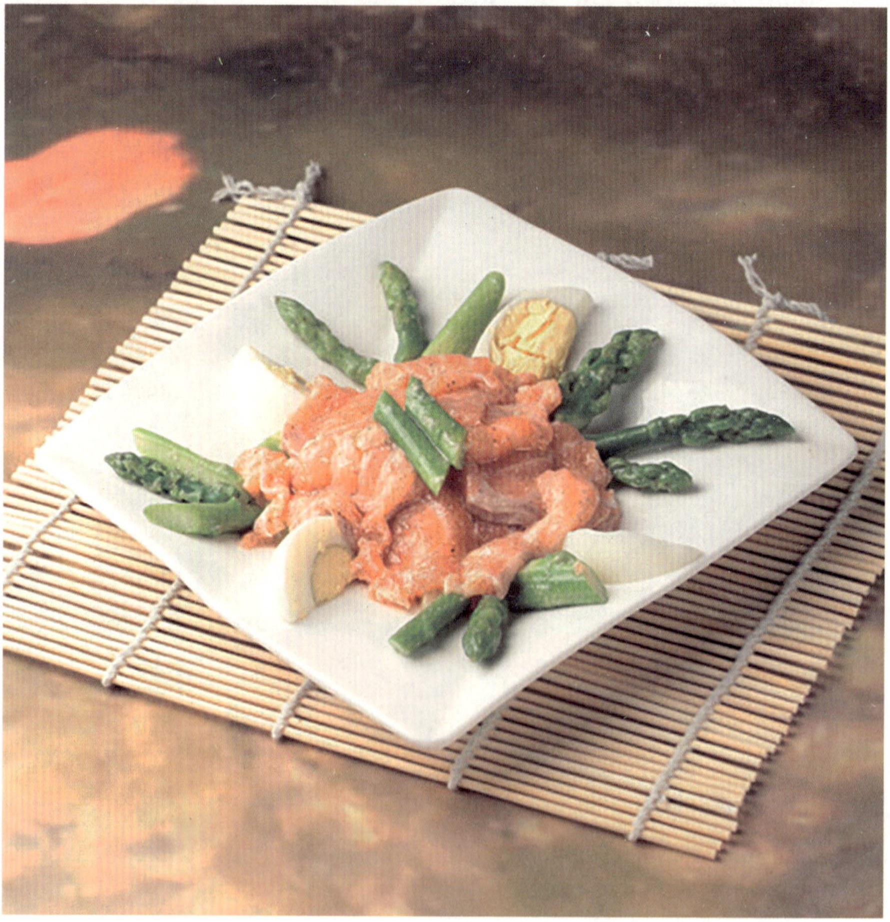

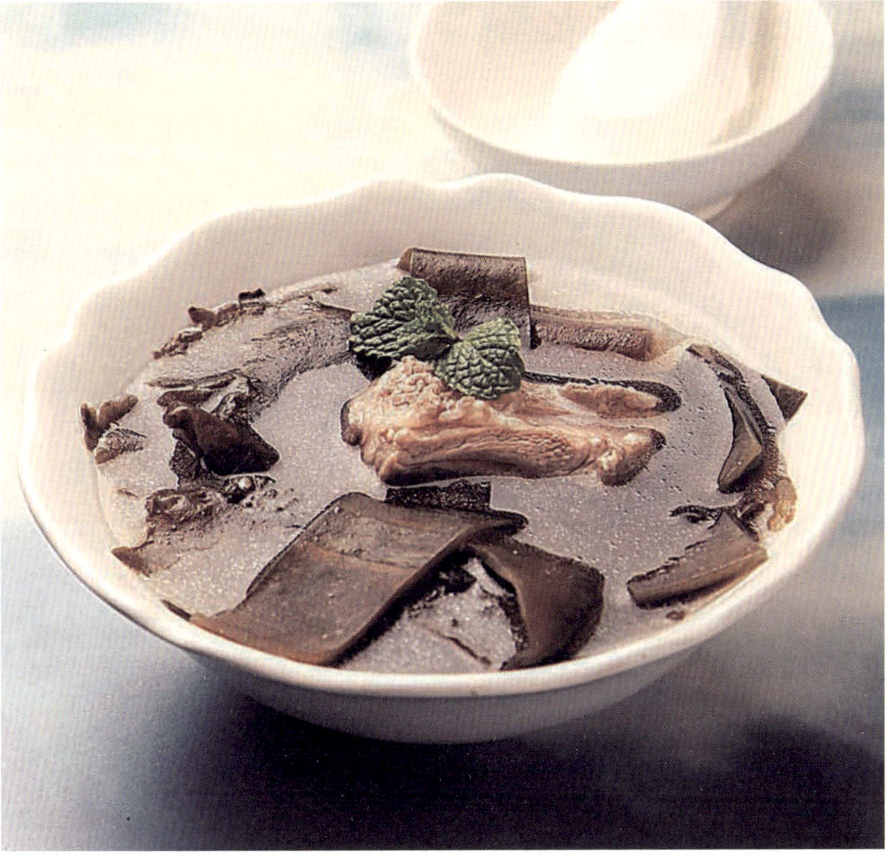

海带排骨汤

材料

排骨260克，水发海带100克，姜片4克，盐3克，鸡粉2克，料酒5毫升

做法

1. 泡好的海带切小块，沸水锅中倒入洗好的排骨，氽煮一会儿至去除血水和脏污，捞出沥干水分，装碗。
2. 取出电饭锅，打开盖，通电后倒入氽好的排骨，放入切好的海带，加入料酒，放入姜片，加入适量清水至没过食材，搅拌均匀。
3. 盖上盖，按下“功能”键，调至“蒸煮”状态，煮90分钟至食材熟软，按下“取消”键，打开盖，加入盐、鸡粉搅匀调味，断电后将煮好的汤装盘即可。

银耳红枣糖水

材料

银耳50克，红枣20克，枸杞5克，冰糖15克

做法

1. 泡发好的银耳切去根部，用手掰成小朵，取杯子，倒入银耳、红枣，加入适量冰糖，放入枸杞，注入适量的清水，盖上保鲜膜。
2. 电蒸锅注水烧开，将杯子放入，盖上锅盖，调转旋钮定时蒸45分钟。
3. 待时间到揭开盖，将其取出，揭去保鲜膜即可。

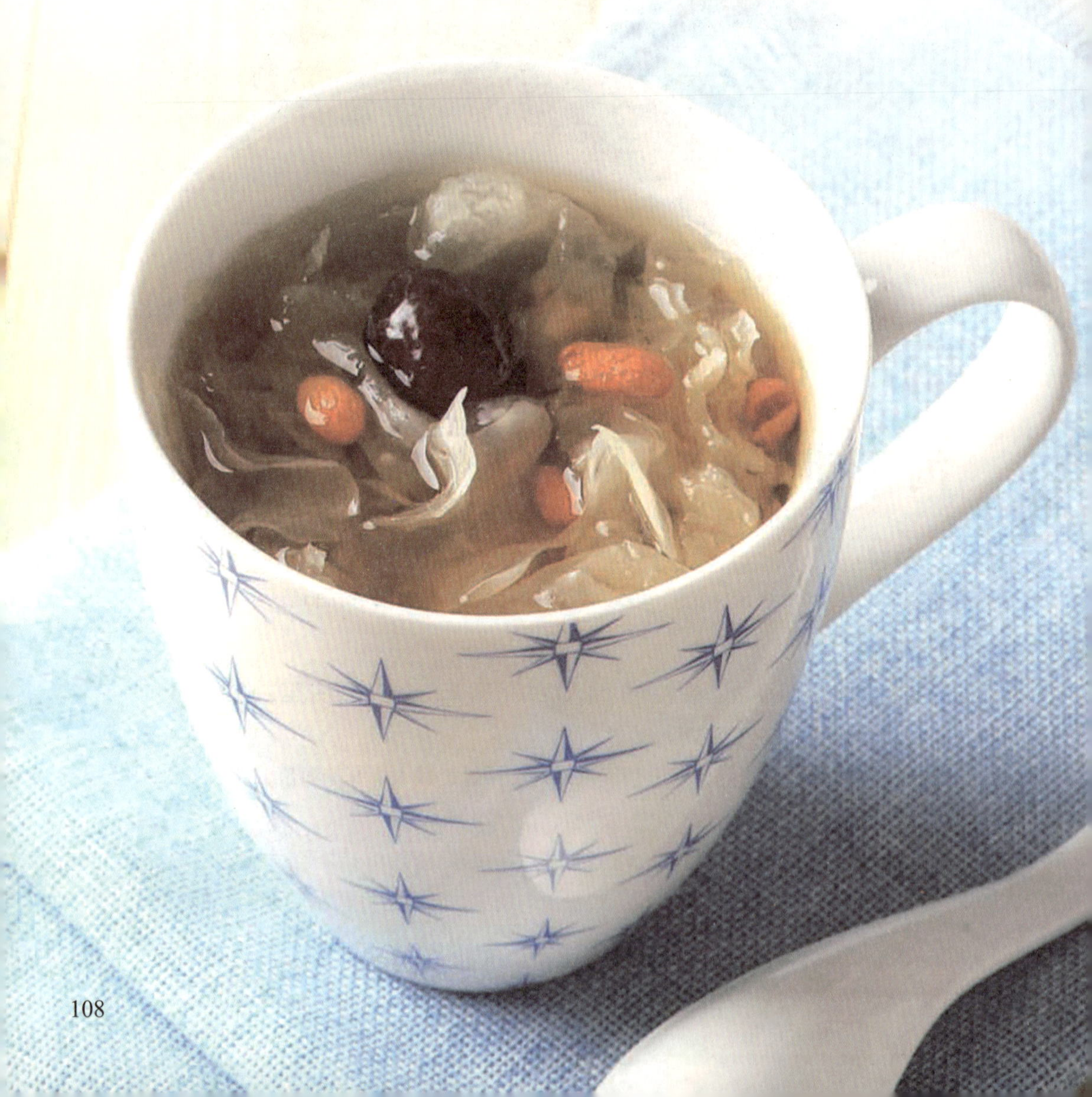

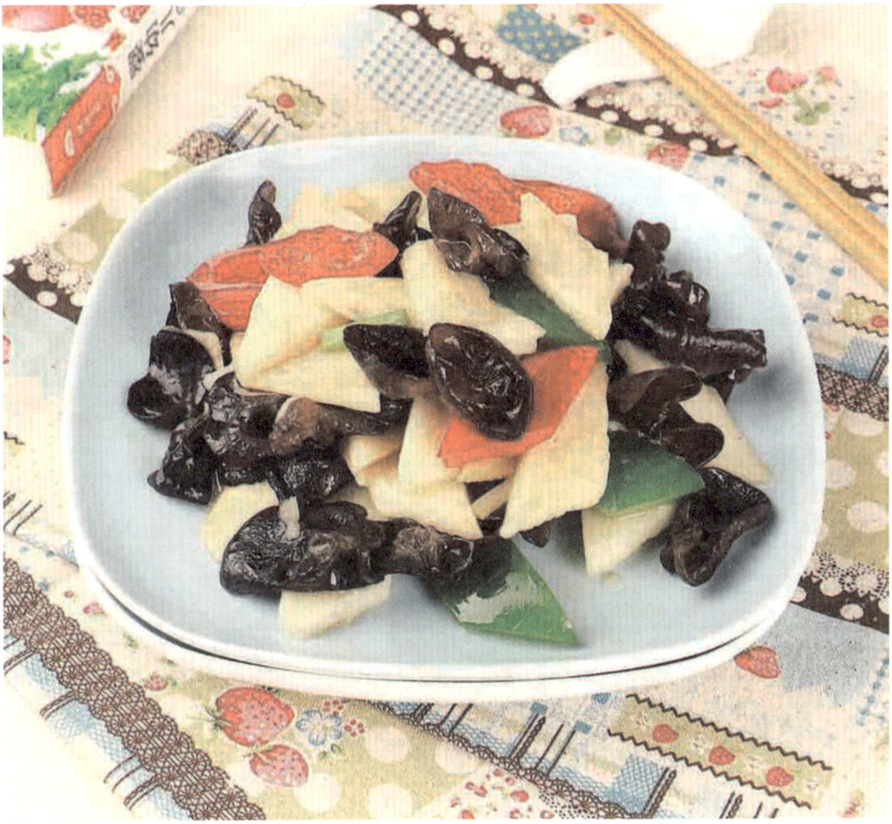

木耳山药

材料

水发木耳80克，去皮山药200克，圆椒40克，彩椒40克，葱段、姜片各少许，盐2克，鸡粉2克，蚝油3克，食用油适量

做法

1. 洗净的圆椒切开，去籽，切成块洗净的彩椒切开，去籽，切成条，再切片洗净去皮的山药切成厚片。
2. 锅中注水，大火烧开，倒入山药片、泡发好的木耳、圆椒块、彩椒片拌匀，汆煮片刻至断生，将食材捞出，沥水待用，用油起锅，倒入姜片、葱段，爆香，放入蚝油，再放入汆煮好的食材，加入盐、鸡粉，翻炒片刻至入味。
3. 将炒好的菜肴盛出装入盘中即可。

骨质疏松症

骨质疏松症是由于多种原因导致的骨密度和骨质量下降，骨微结构破坏，造成骨脆性增加，从而容易发生骨折的全身性骨病。骨质疏松症分为原发性和继发性两大类。骨质疏松症以绝经期妇女及老年人的原发性骨质疏松最为多见，继发于其他疾病的继发性骨质疏松较少见。常见症状是背痛，多见于胸段和下腰段，身长缩短，驼背，骨折，呼吸功能下降等。

骨质疏松症的危害

疼痛本身可降低患者的生活质量，脊柱变形、骨折可致残，使患者活动受限、生活不能自理，增加肺部感染、褥疮发生率，不仅患者生命质量和死亡率增加，也给个人、家庭和社会带来沉重的经济负担。

骨质疏松症的治疗措施

骨质疏松症的治疗包括生活方式调理或药物治疗，具体如下：

第一，富含钙、低盐和适量蛋白质的均衡膳食。第二，适当户外活动，有助于骨健康的体育锻炼和康复治疗。第三，避免嗜烟、酗酒和慎用影响骨代谢的药物等。第四，采取防止跌倒的各种措施，如加强自身和环境的保护措施（包括各种关节保护器）等。第五，骨健康基本补充剂——钙剂，我国营养学会制定成人每日钙摄入推荐量为800mg（元素钙量），绝经后妇女和老年人每日钙摄入推荐量为1000mg。第六，如果补充钙剂不能满足病症的调理需求，则需根据患者情况加用药物。

一般情况下，30~40岁是身体骨钙含量最高的时期。随着年龄的增长，体内的钙质会慢慢被消耗掉，尤其是40岁以后，骨骼中的钙就会被调入血液，造成骨密度下降，骨钙慢慢流失，导致骨质疏松症。因此，女性应及早给身体储存丰富的钙，以预防骨质疏松症。借助钙质食物来补充钙质，是防治骨质疏松的重要手段。钙质食物主要来源于牛奶、骨汤、各种豆类及豆制品。

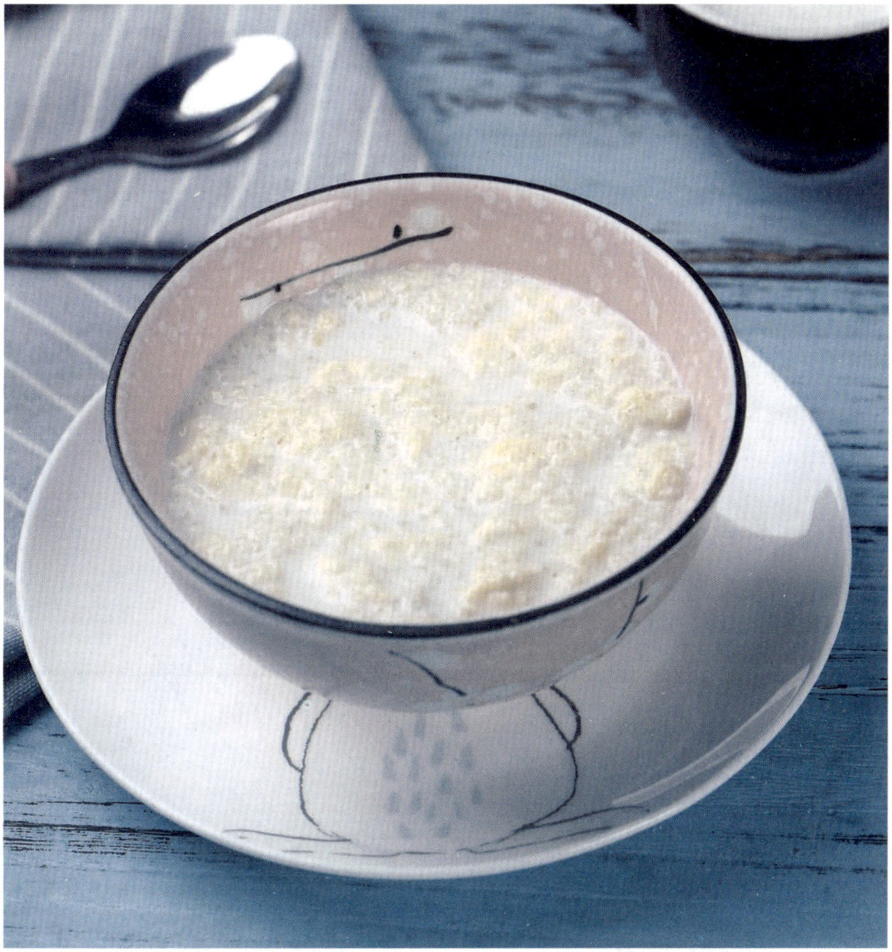

牛奶鸡蛋小米粥

材料

水发小米180克，鸡蛋1个，牛奶160毫升，白糖适量

做法

1. 把鸡蛋打入碗中，搅散调匀，制成蛋液，待用。
2. 锅中注水烧热，倒入小米，大火烧开后转小火煮约55分钟至米粒变软。
3. 倒入备好的牛奶拌匀，大火煮沸，加入白糖拌匀，再倒入备好的蛋液拌匀，转中火煮至液面呈现蛋花，关火后盛出煮好的小米粥，装在小碗中即可。

海带筒骨汤

材料

筒骨400克，海带100克，姜片、葱花、盐各适量

做法

1. 将海带切成小条块，再将海带打结；将筒骨放入锅中焯水捞出，放入凉水里，浸泡待用。
2. 取砂锅，倒入海带、筒骨，放入姜片，加足量清水，盖上盖，用大火煮开后，转小火煮1小时，加盐，拌匀调味盛出，装碗后撒葱花即可。

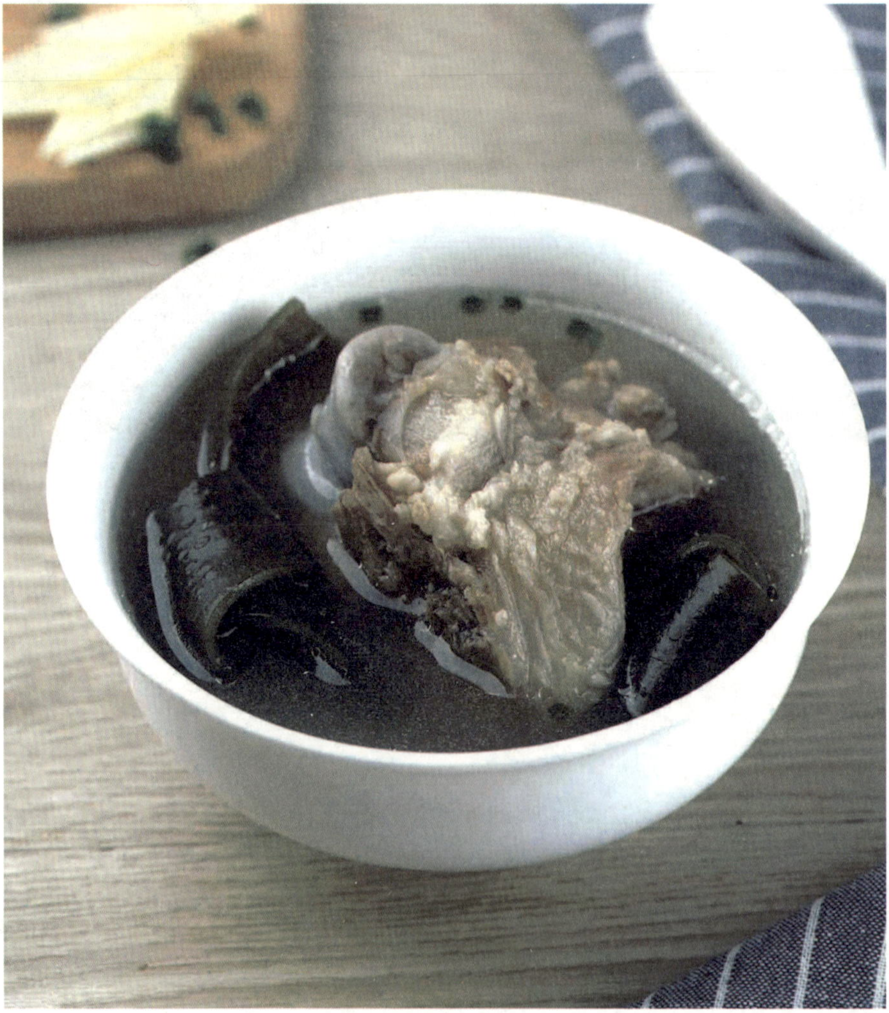

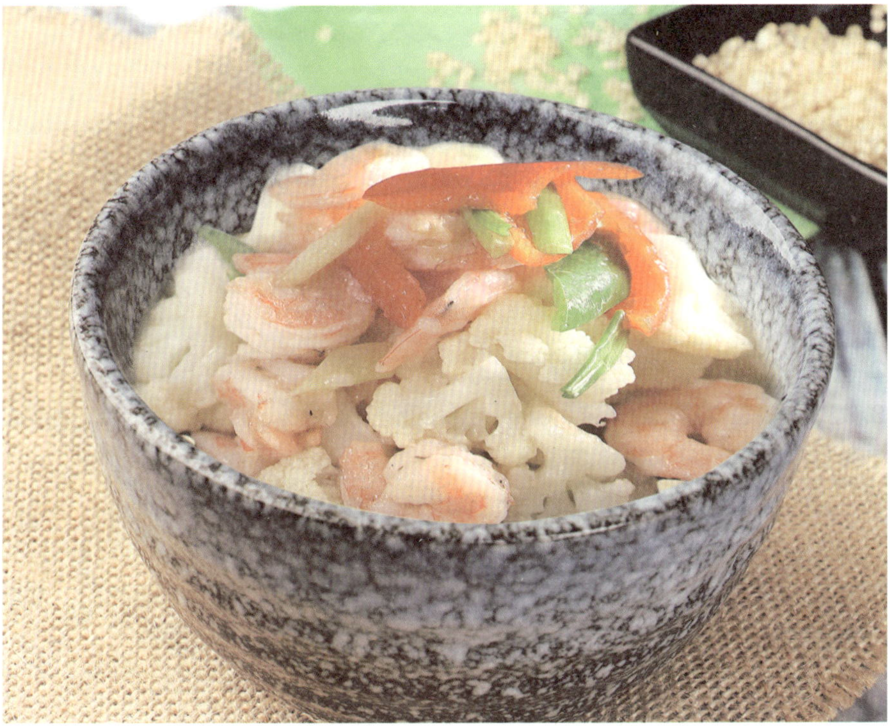

菜花炒虾仁

材料

虾仁100克，菜花200克，青椒片、红椒片、生姜片、葱段各少许，盐、味精、蛋清、水淀粉、白糖、食用油各适量

做法

1. 将洗好的虾仁从背部切开。虾仁装入碗中，加盐、味精、蛋清抓匀。倒入水淀粉抓匀，再倒入食用油腌渍片刻。
2. 把洗净的菜花切成瓣。
3. 热锅注水烧开，倒入菜花，加盐、食用油拌匀，焯熟后捞出。
4. 油锅烧热后倒入虾仁，滑油至熟捞出。
5. 热锅注油，倒入青红椒片、生姜片、葱段翻炒。
6. 放入菜花、虾仁翻炒。
7. 加盐、味精、白糖调味。倒入少许水淀粉勾芡，翻炒均匀。
8. 出锅装盘即成。

三文鱼豆腐汤

材料

三文鱼100克，豆腐240克，莴笋叶100克，姜片、葱花各少许，盐、鸡粉、水淀粉、胡椒粉、食用油各适量

做法

1. 洗净的莴笋叶切段。
2. 洗好的豆腐切成条，再切成小方块。
3. 处理好的三文鱼切片，装入碗中，加入适量盐、鸡粉、水淀粉，拌匀。倒入适量食用油，腌渍10分钟，至其入味。
4. 锅中注入适量清水烧开，倒入适量食用油。加入少许盐、鸡粉，倒入豆腐块，搅匀。盖上盖子，煮至沸。
5. 揭开盖，放入胡椒粉、姜片。倒入莴笋叶，放入腌好的三文鱼，搅匀，煮至熟。继续搅拌一会儿，使食材入味，盛出装入碗中，撒上葱花即可。

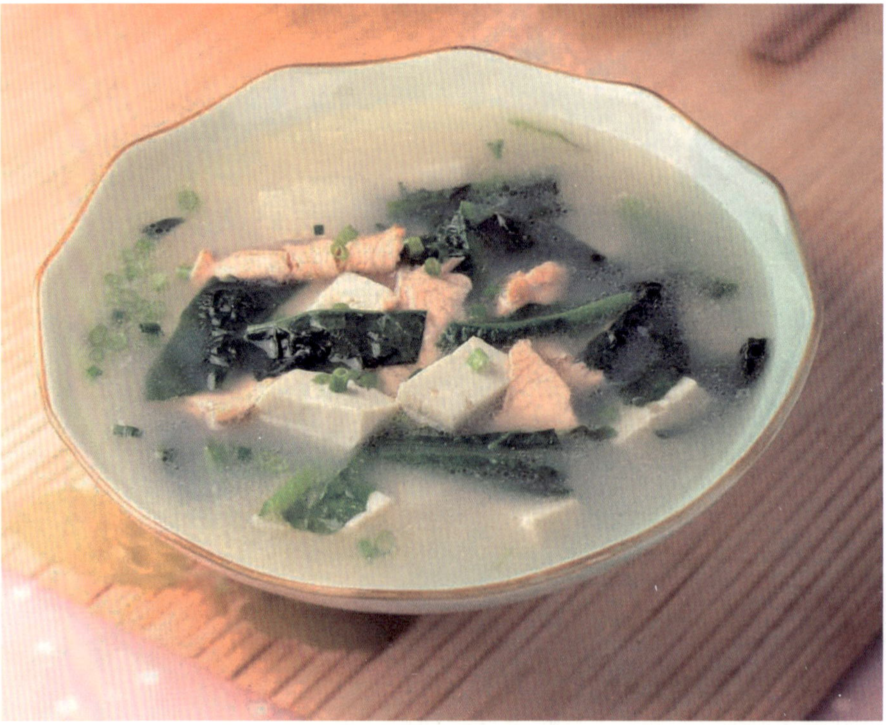

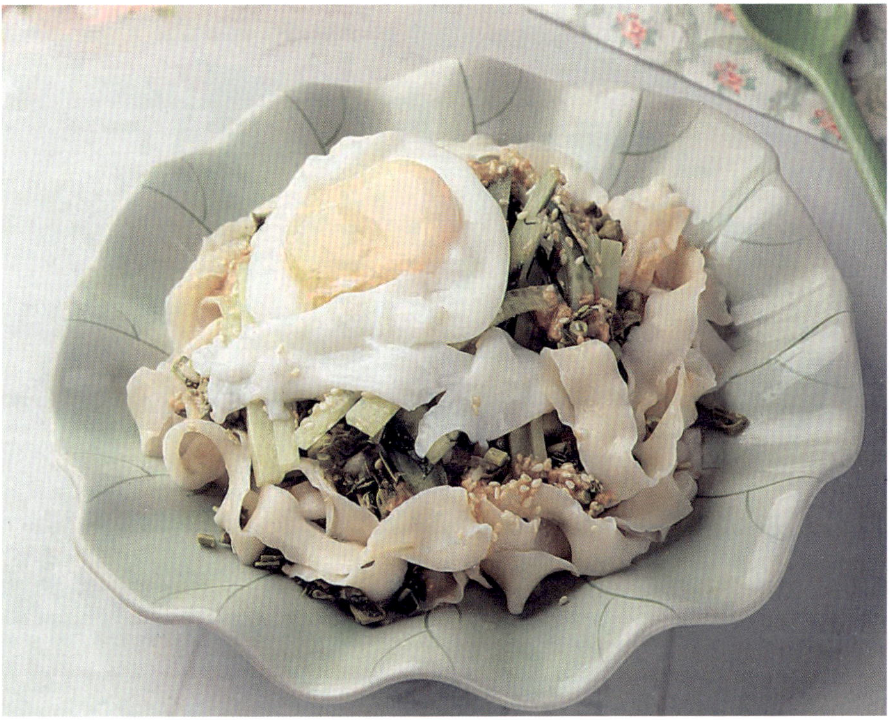

香椿芝麻酱拌面

材料

切面400克，鸡蛋1个，去头尾的黄瓜1根，香椿85克，白芝麻、蒜末各适量，生抽7毫升，芝麻油、芝麻酱、盐各适量

做法

1. 锅中注入适量清水烧开，放入洗净的香椿，拌匀，焯至变软。捞出香椿，沥干水分，待用。
2. 洗净的黄瓜对半切开，再切片，改切成粗丝。
3. 把放凉的香椿切碎，装入碗中，加入蒜末，淋入少许芝麻油，拌匀，待用。
4. 把芝麻酱放入碟子里，加入适量的盐、生抽。注入少许温开水，搅散。
5. 锅中注入适量清水烧开，放入切面，拌匀，煮至熟软。捞出，放入凉开水中浸泡片刻。
6. 锅中留面汤煮沸，打入鸡蛋，用中小火煮至其凝固，捞出。
7. 取一个盘子，放入沥干水的切面，放入黄瓜丝、香椿碎和芝麻酱拌匀，撒上白芝麻即可。

失眠

失眠主要表现为入睡困难、睡眠不深、易醒、多梦、早醒、醒后不易再睡等。在失眠的人群当中，多数以入睡困难最常见，其次是睡眠浅和早醒，有些变现为睡眠感觉缺乏，有些则同时存在上述情况，给失眠者带来了巨大的痛苦。

引起失眠的原因

环境因素：环境嘈杂、空气污浊、居住拥挤或突然改变睡眠环境等。

心理因素：占失眠患者的 60%~80%，生活和工作中带来的焦虑、抑郁、紧张、精神压力等。

生理因素：饥饿、疲劳或全身不适等。

药物和食物因素：酒精、咖啡、茶叶、药物依赖或戒断症状。

睡眠节律的改变：夜班和白班频繁变动等引起生物钟节奏变化。

如果出现失眠现象，不要紧张，失眠是可以治疗的。要尽可能弄清楚失眠的原因，并对应做出调整：改善睡眠的环境；培养良好的生活习惯，比如睡前洗热水澡、泡澡、喝牛奶等；调整心态以处理好生活及工作中出现的问题。症状严重时可以借助药物治疗。

失眠饮食疗法

1.服用具有养心安神作用的药材和食材，如酸枣仁、夜交藤、远志、益智仁、灵芝、莲子、百合、龙眼肉、小米、牛奶、葵花子等，可有效缓解失眠症状。

2.富含铜、铁、色氨酸等物质的食物，有助于睡眠，如牡蛎、豌豆、鱼类、瘦肉、香蕉、无花果、葡萄、黄花菜等。

3.忌吃花椒、羊肉、狗肉等燥热性食物，这些容易导致心肝火盛而影响睡眠。

4.忌吃肥腻、不易消化的食物，如烤肉、烤鸭、火腿等。

5.忌吃辛辣与刺激神经的食物，如白酒、浓茶、碳酸饮料等。

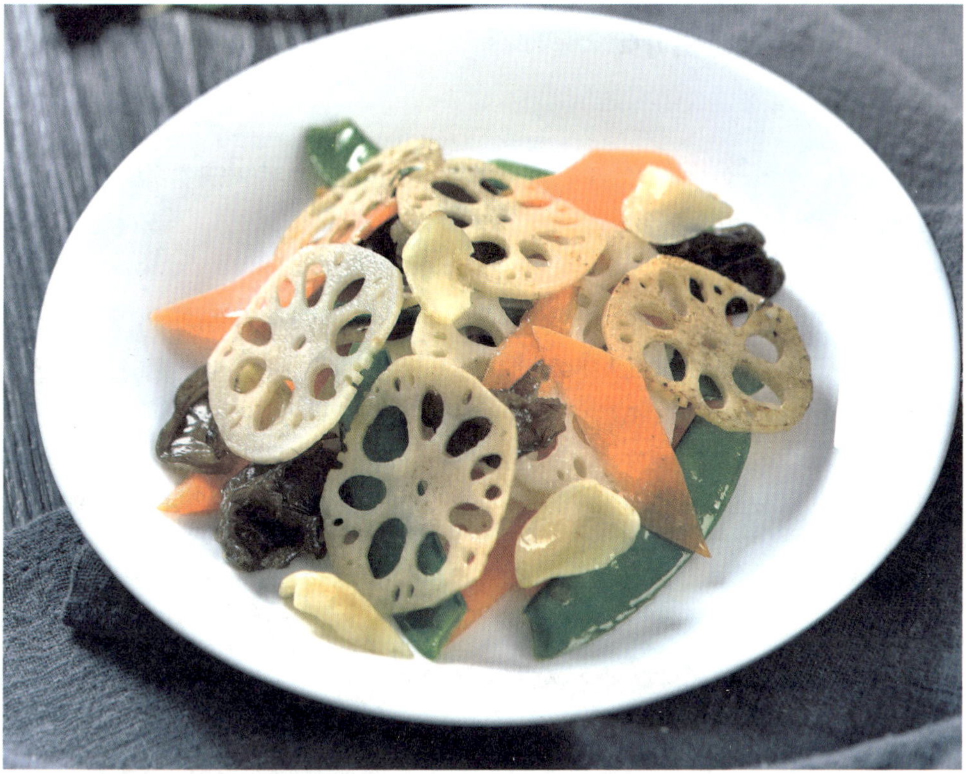

荷塘小炒

材料

百合40克，莲藕90克，胡萝卜40克，水发木耳30克，荷兰豆30克，蒜末适量，盐3克，鸡粉3克，食用油适量

做法

1. 莲藕切片。
2. 胡萝卜切片。
3. 木耳切块。
4. 热锅注油，倒入蒜末爆香。
5. 倒入莲藕、木耳、胡萝卜、荷兰豆炒匀。
6. 倒入百合炒匀。
7. 加入盐、鸡粉炒匀入味。
8. 关火后，将食材盛入盘中即可。

灵芝爆炒猪腰

材料

猪腰300克，灵芝、姜片、葱条各少许，盐2克，鸡粉2克，料酒5毫升，白糖2克，生抽5毫升，水淀粉、食用油各适量

做法

1. 洗好的猪腰切开，去除筋膜，切上花刀，改切成小块；洗净的葱条切段。
2. 锅中注入适量清水烧开，倒入猪腰，加入部分料酒，拌匀，煮约半分钟，捞出猪腰，沥干水分，待用。
3. 用油起锅，倒入灵芝、姜片，炒匀，放入猪腰、葱条，炒香，加入剩余料酒、白糖、盐、鸡粉，淋入生抽、水淀粉，用大火炒至食材入味，关火后盛出炒好的菜肴即可。

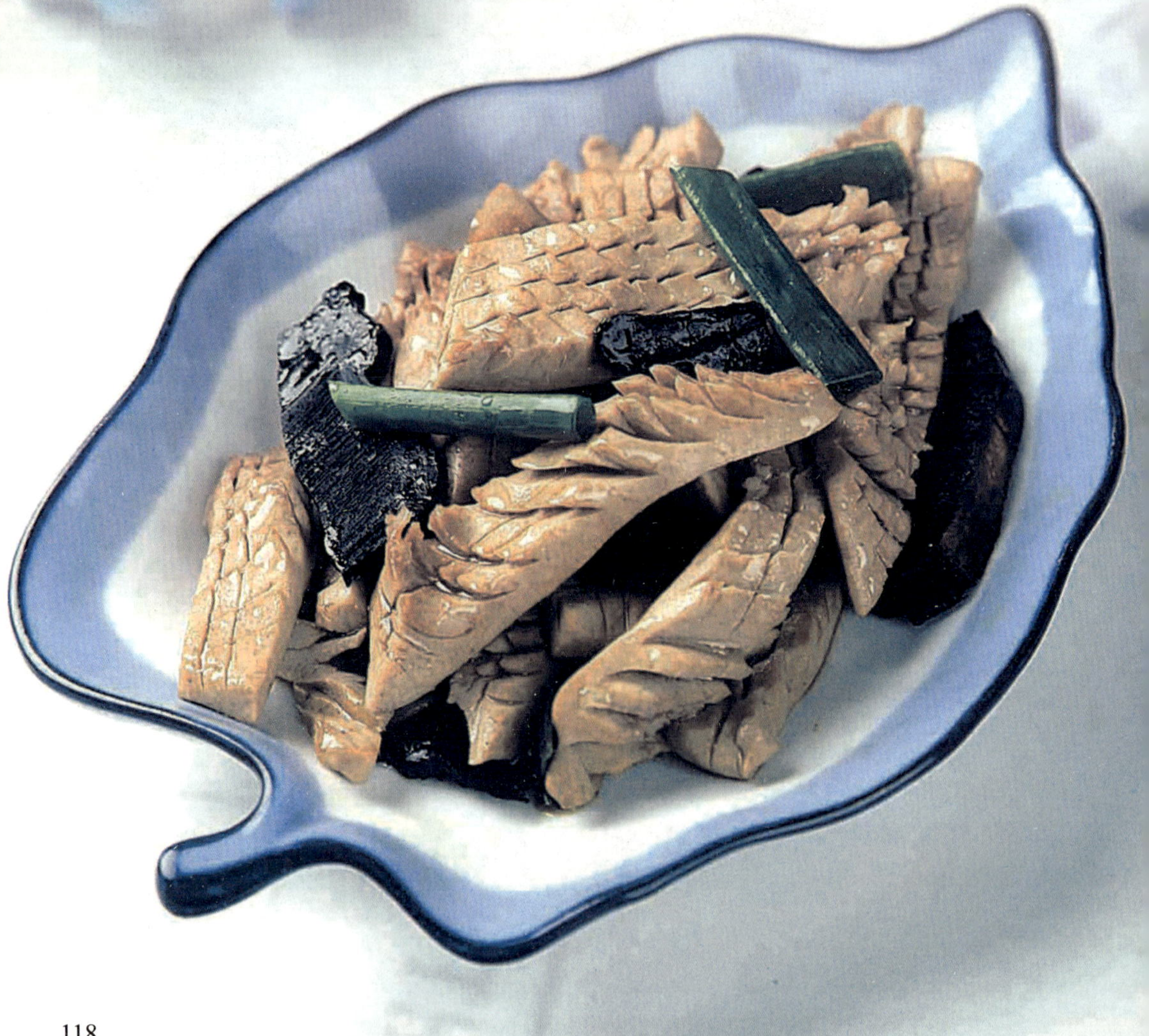

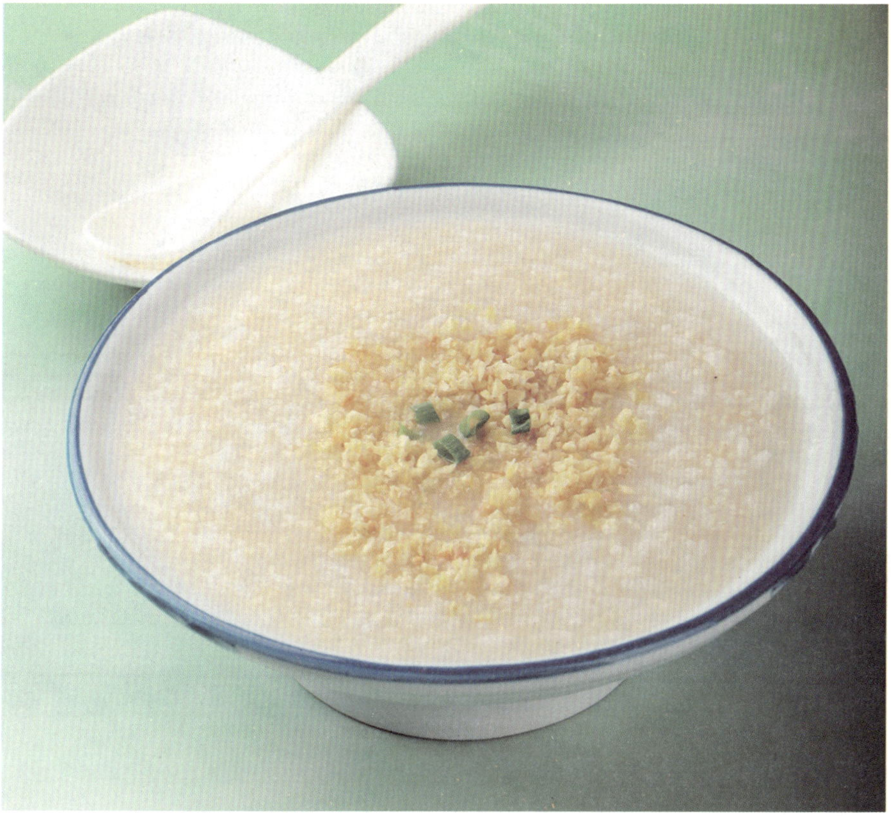

栗子小米粥

材料

水发大米150克，水发小米100克，熟板栗80克

做法

1. 把熟板栗切小块，再剁成细末，备用。
2. 砂锅中注入适量清水烧开。
3. 倒入洗净的大米。
4. 再放入洗好的小米，搅匀，使米粒散开。
5. 盖上盖，煮沸后用小火煮约30分钟，至米粒熟软。
6. 揭盖，搅拌匀，续煮片刻。
7. 关火后盛出煮好的米粥。
8. 装入汤碗中，撒上板栗末即成。

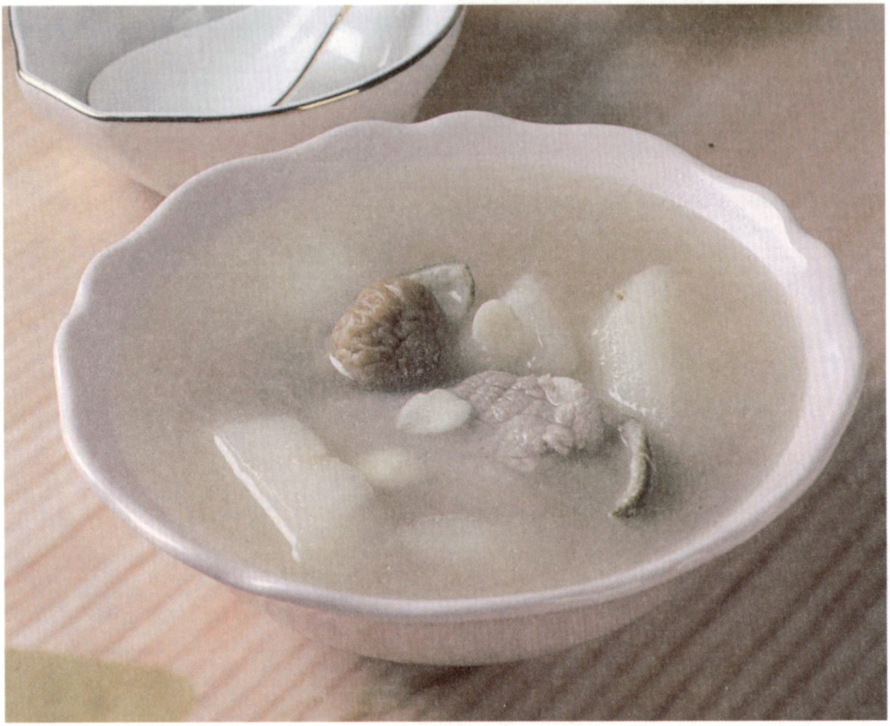

雪梨川贝无花果瘦肉汤

材料

雪梨120克，无花果20克，杏仁、川贝各10克，陈皮7克，瘦肉块350克，高汤适量，盐3克

做法

1. 洗净去皮的雪梨切开，去核，再切成块。
2. 泡好的陈皮刮去白色部分。
3. 锅中注入适量清水烧开，倒入洗净的瘦肉块。搅拌均匀，煮约2分钟，汆去血水，捞出。
4. 将瘦肉过一下冷水，装盘备用。
5. 砂锅中注入适量高汤烧开，倒入汆好的瘦肉。倒入洗好的无花果、雪梨、杏仁、川贝、陈皮，搅拌均匀。盖上盖，以大火煮约15分钟，转至小火慢炖1～2小时至食材熟透。
6. 揭开盖，加入盐，搅拌均匀。盛出炖好的汤，装入碗中即可。

黄花菜猪肚汤

材料

熟猪肚140克，水发黄花菜200克，姜片、葱花各少许，盐3克，鸡粉3克，料酒8毫升

做法

1. 熟猪肚切成条，备用，泡发好的黄花菜去蒂，备用。
2. 砂锅中注入适量清水，放入切好的猪肚，加入姜片，淋入适量料酒，盖上锅盖，用小火煮20分钟，揭开锅盖，倒入处理好的黄花菜，用勺搅匀，盖上盖，续煮15分钟至全部食材熟透，揭锅，加入盐、鸡粉，搅匀调味。
3. 关火后盛出煮好的汤，装入碗中，撒上葱花即可。

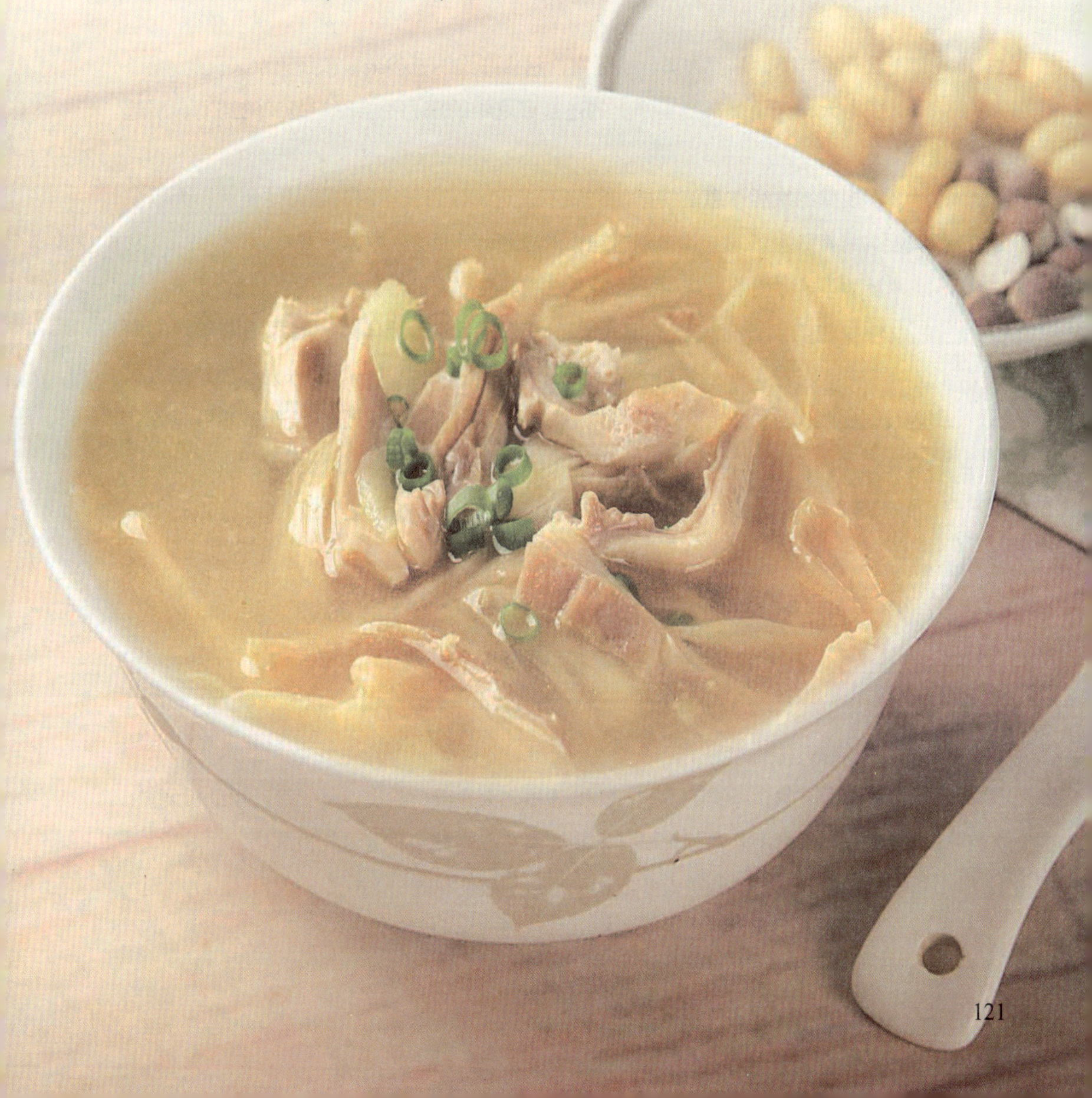

便秘

正常人每日排便1~2次或1~2日排便1次，便秘是指排便次数减少（少于3次）、每次排便的量减少、粪便干结、排便费力等，以上症状同时存在2种时，可诊断为便秘。长期便秘，不仅会引起痔疮，还可能使肠内累积毒素，引发大肠癌。

了解便秘的原因

1.饮食不均衡，偏爱肉类，缺乏富含膳食纤维的五谷杂粮和蔬菜水果。

2.压力大，无论是来自工作上的还是家庭中的压力都会影响肠道的蠕动，引起便秘。

3.不规律的生活作息使得排便时间不固定，或者长期忽略或忍住便意，大肠积累粪便与毒素，直肠感觉越来越迟钝，形成便秘体质。

4.运动不足会使肠道蠕动变得缓慢，增加便秘的机会。

5.便秘也与年龄有关，老年人便秘的患病率较青壮年高，因为随着年龄的增长，食量和体力活动明显减少，胃肠道分泌消化液减少，肠管的张力和蠕动减弱，腹腔及盆底肌肉乏力，肛门内外括约肌减弱，胃结肠反射减弱，直肠敏感性下降，使食物在肠内停留过久，水分过度吸收引起便秘。此外，阿尔茨海默病或精神抑郁症而失去排便反射也会引起便秘。

告别便秘小秘诀

1.早晨起床后，空腹时先喝一杯水，有助于胃肠蠕动。

2.养成每天排便的习惯。

3.多吃含有膳食纤维的食物，比如香蕉、火龙果、谷类、坚果等，帮助排便。

4.每天适量食用乳酸菌食品，抑制坏菌在肠内繁殖，促进肠胃蠕动。

5.适量摄取脂肪，脂肪太多或太少都易引起便秘。

6.避免烟酒、咖啡及刺激性食物，这些都容易引发便秘。

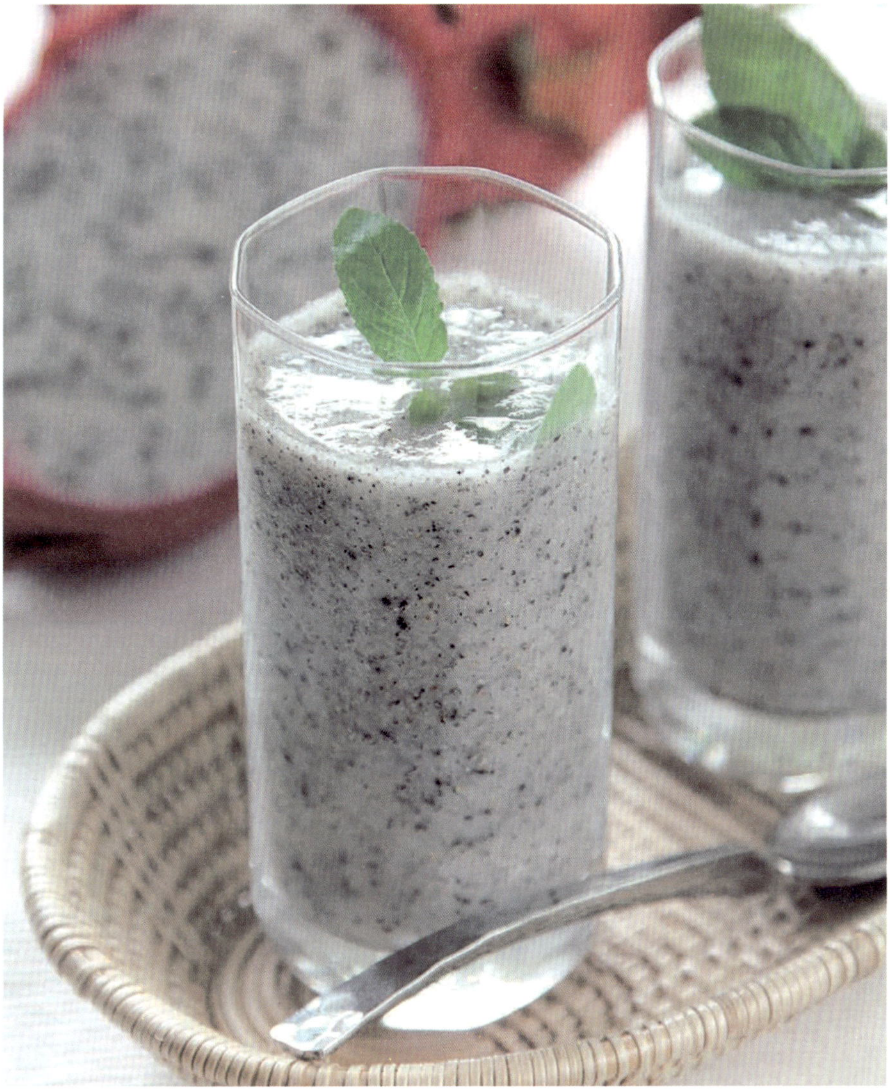

火龙果牛奶汁

材料

火龙果2个，牛奶100毫升

做法

1. 火龙果去皮，切成一口大小的块。
2. 将火龙果放入榨汁机，倒入牛奶，榨成汁即可。

黑枣苹果奶昔

材料

苹果80克，黑枣40克，牛奶80毫升，酸奶100毫升，肉桂粉20克

做法

1. 洗净的黑枣切开，去核，切小块。
2. 洗净的苹果切瓣，去皮，去核，切成块，待用。
3. 将苹果块和黑枣块倒入榨汁机中。
4. 加入牛奶。
5. 倒入酸奶。
6. 盖上盖，启动榨汁机，榨约30秒成奶昔。
7. 断电后揭开盖，将奶昔倒入杯中。
8. 放上肉桂粉即可。

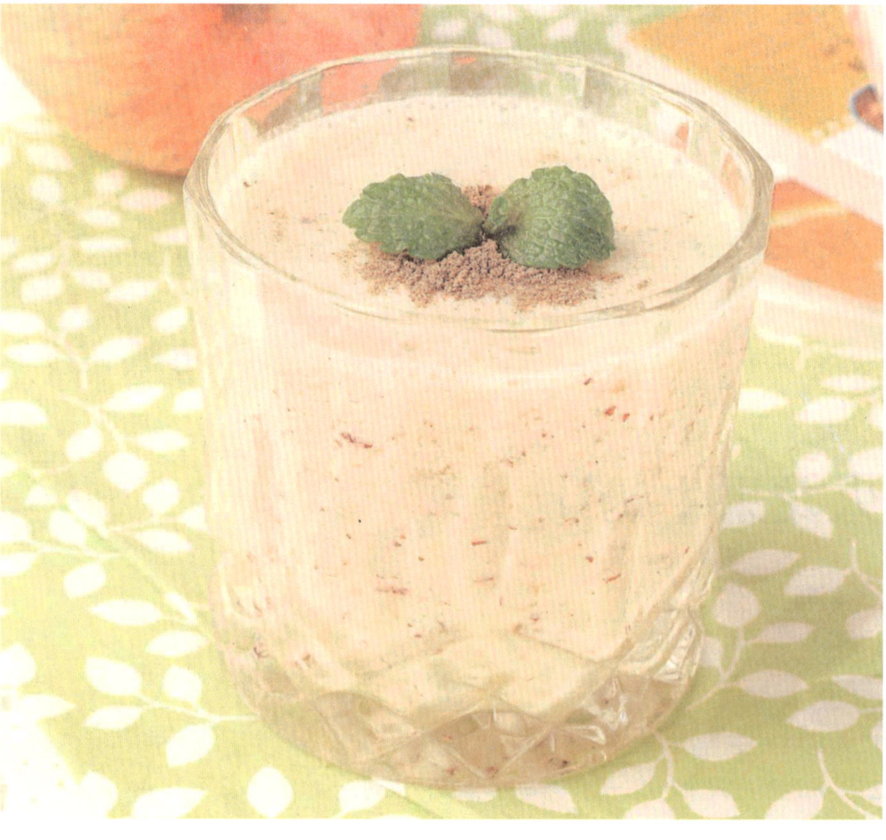

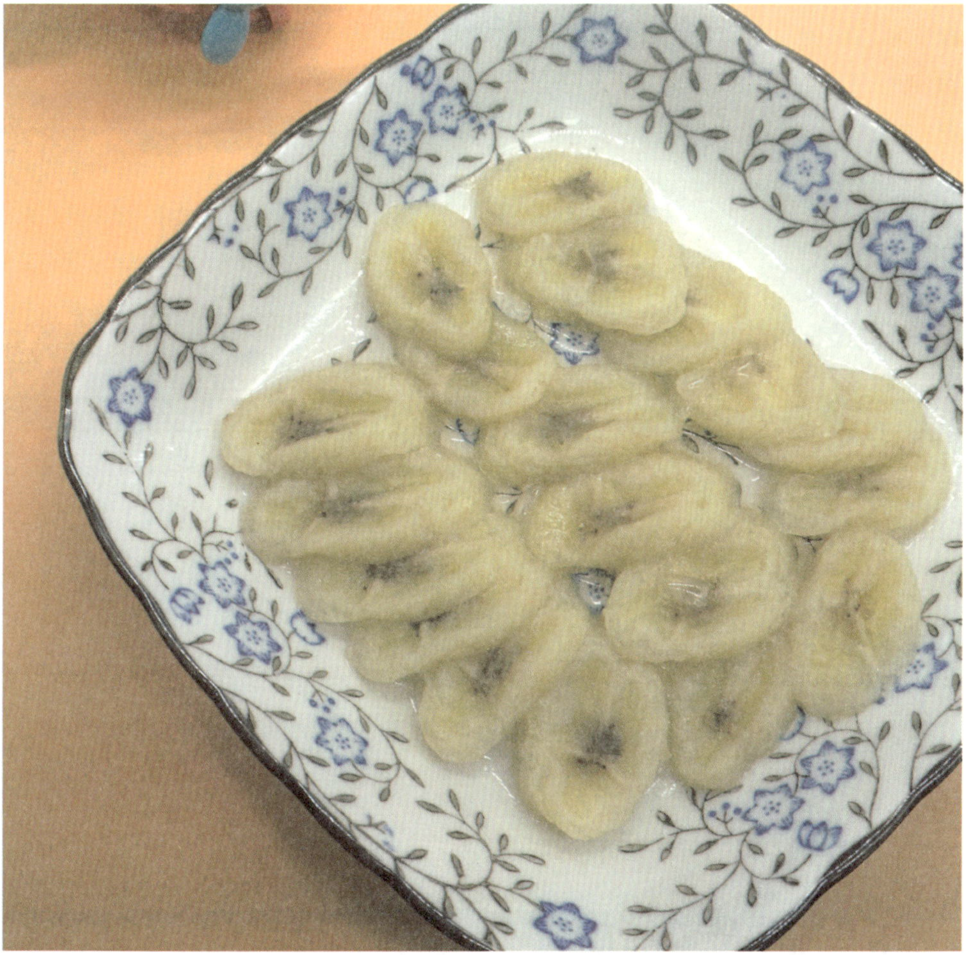

冰糖蒸香蕉

材料

香蕉120克，冰糖30克

做法

1. 将洗净的香蕉剥去果皮，用斜刀切片，备用。
2. 将香蕉片放入蒸盘，摆好，撒上冰糖。
3. 蒸锅注水烧开，把蒸盘放在蒸锅里。
4. 盖上锅盖，用中火蒸7分钟。
5. 揭开锅盖，取出蒸好的食材即可。

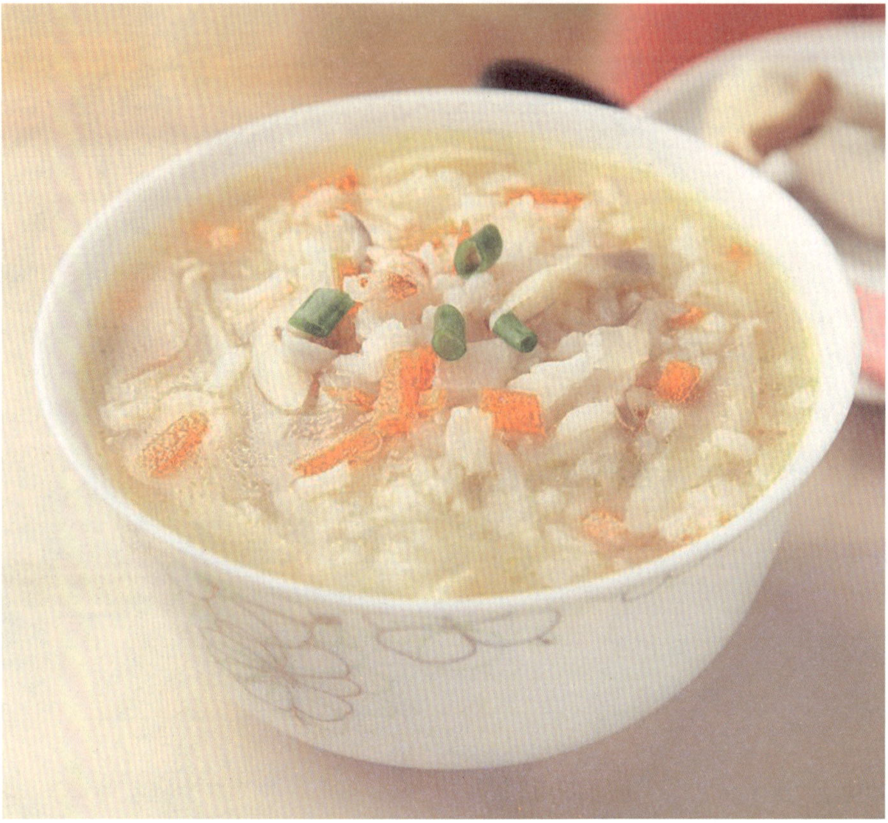

虾仁蔬菜稀饭

材料

虾仁30克，胡萝卜35克，洋葱40克，秀珍菇55克，稀饭120克，高汤200毫升，食用油适量

做法

1. 锅中注入适量清水烧开，倒入洗净的虾仁，拌匀，煮至虾身弯曲，捞出沥水待用；洗净的洋葱切片，改切成小丁，将放凉的虾仁切碎。
2. 洗净去皮的胡萝卜切片，再切细丝，改切成丁；洗好的秀珍菇切细丝，备用。
3. 砂锅置于火上，淋入少许食用油，倒入洋葱，炒香；放入胡萝卜、虾仁、秀珍菇，炒匀；倒入高汤，加入稀饭，拌匀、炒散。盖上盖，烧开后用小火煮约20分钟至食材熟透。揭盖，搅拌匀至浓稠，关火后盛出煮好的稀饭，装入碗中即可。

核桃大米粥

材料

大米100克，核桃仁30克，冰糖20克

做法

1. 砂锅中注水烧开，倒入泡好的大米，拌匀，盖上盖，用大火煮开后转小火续煮30分钟至熟，揭盖，倒入核桃仁，拌匀。
2. 盖上盖，续煮20分钟至食材软糯，揭盖，加入冰糖，搅拌至溶化，关火后盛出煮好的粥，装碗即可。

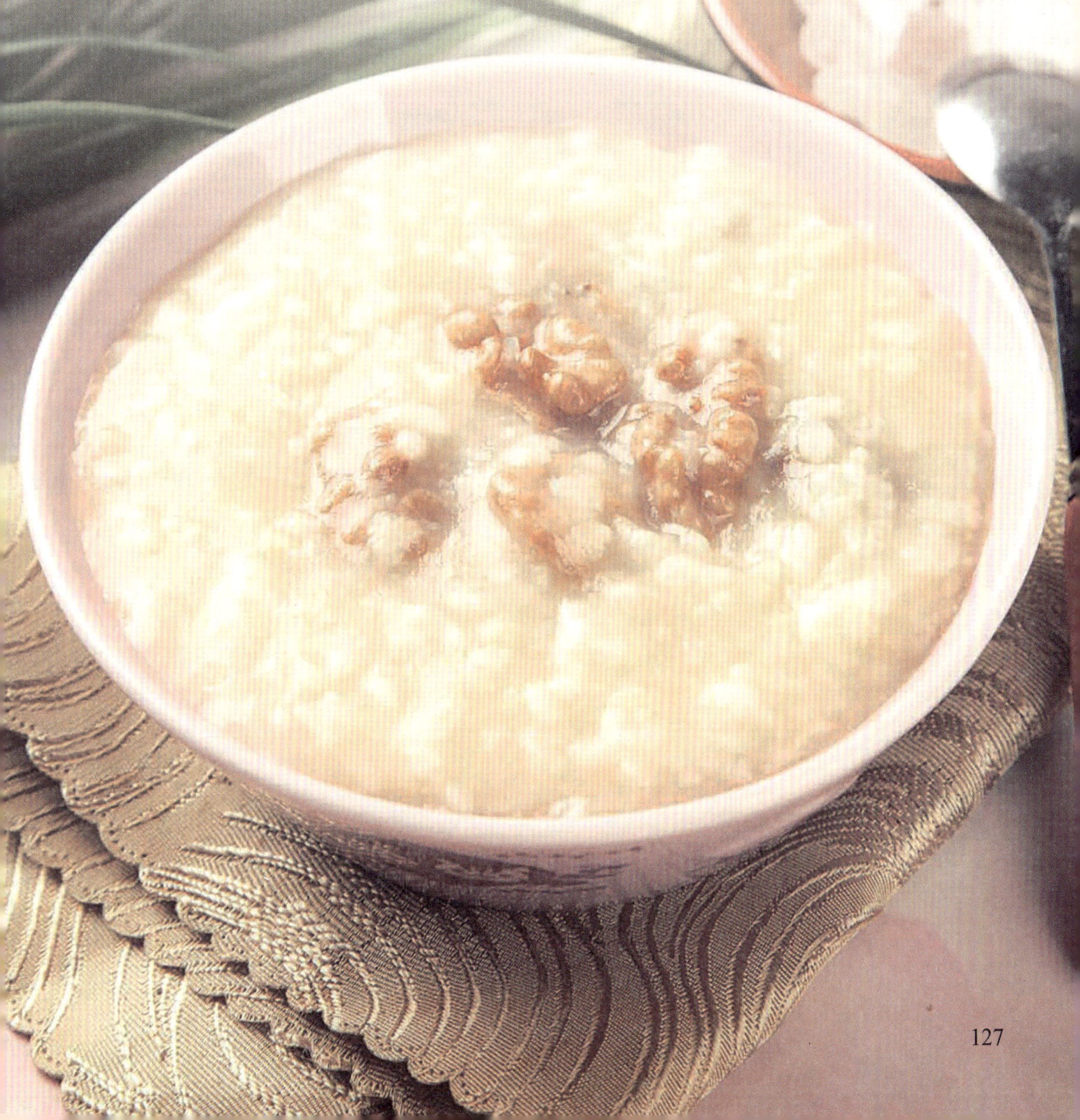

肥胖症

肥胖症主要指由遗传、环境等多种因素相互作用引起的体内脂肪堆积过多和（或）分布异常、体重增加的一种慢性代谢性疾病。临床症状有气短、关节痛、肌肉酸痛、体力活动减少等。肥胖是引起糖尿病、心脑血管疾病、肿瘤等慢性非传染性疾病的危险因素和病理基础，需引起重视。

肥胖是遗传因素、环境因素、内分泌调节异常、炎症、肠道菌群等多种原因相互作用的结果。

遗传因素：肥胖症有家族聚集倾向，遗传因素的影响占40%~70%。

环境因素：肥胖症患病率增加的主要原因是热量摄入增多和体力活动减少。所以饮食宜清淡，以低盐、低脂肪、低热量为主。

内分泌调节异常：神经-内分泌调节中任何环节的异常，均可导致肥胖。主要有下丘脑内分泌调节功能异常，以及参与能量代谢调节的重要激素如瘦素、脂联素、胰岛素、胃生长素、胰高血糖素、生长激素、甲状腺素、肾上腺素等分泌异常。

肠道菌群改变：人体肠道细菌大致分为3类：有益菌、有害菌和中性菌。肥胖症病人常发生肠道菌群改变（有益菌和有害菌比例失调）。

某些药物影响：抗惊厥药、抗抑郁药、糖皮质激素、胰岛素、促胰岛素分泌剂等可导致药物性肥胖。

治疗方针

肥胖症按其病因及发病机制可分为原发性肥胖和继发性肥胖。肥胖症的治疗强调以行为、饮食、运动为主的综合治疗，以达到减少热量摄取及增加热量消耗的目的，必要时辅以药物或手术治疗。继发性肥胖应针对病因进行治疗，各种并发症及伴随病应给予相应的处理。

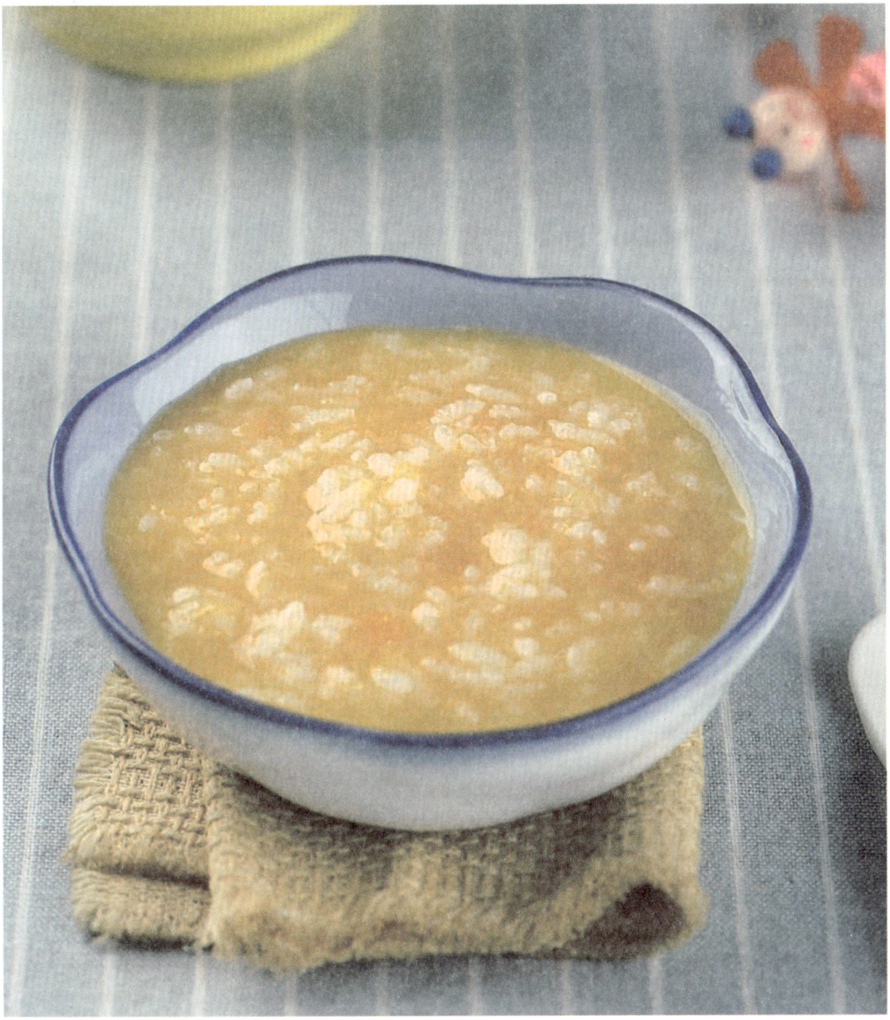

大米南瓜粥

材料

南瓜50克，大米50克

做法

1. 将南瓜清洗干净，削皮，切成碎粒。
2. 将大米清洗干净，放入小锅中，再加入400毫升的水，中火烧开，转小火继续煮20分钟。
3. 将切好的南瓜粒放入粥锅中，小火再煮10分钟，煮至南瓜软烂即可。

西蓝花牛奶粥

材料

水发大米130克，西蓝花25克，奶粉50克

做法

1. 沸水锅中放入洗净的西蓝花，焯煮至食材断生后捞出沥水，放凉后切碎待用。
2. 砂锅中注入适量清水烧开，倒入洗净的大米搅散。盖上盖，烧开后转小火煮约40分钟，至米粒变软，揭盖，快速搅动几下，放入备好的奶粉拌匀，煮出奶香味。
3. 倒入西蓝花碎，搅散，拌匀，盛出装碗即可。

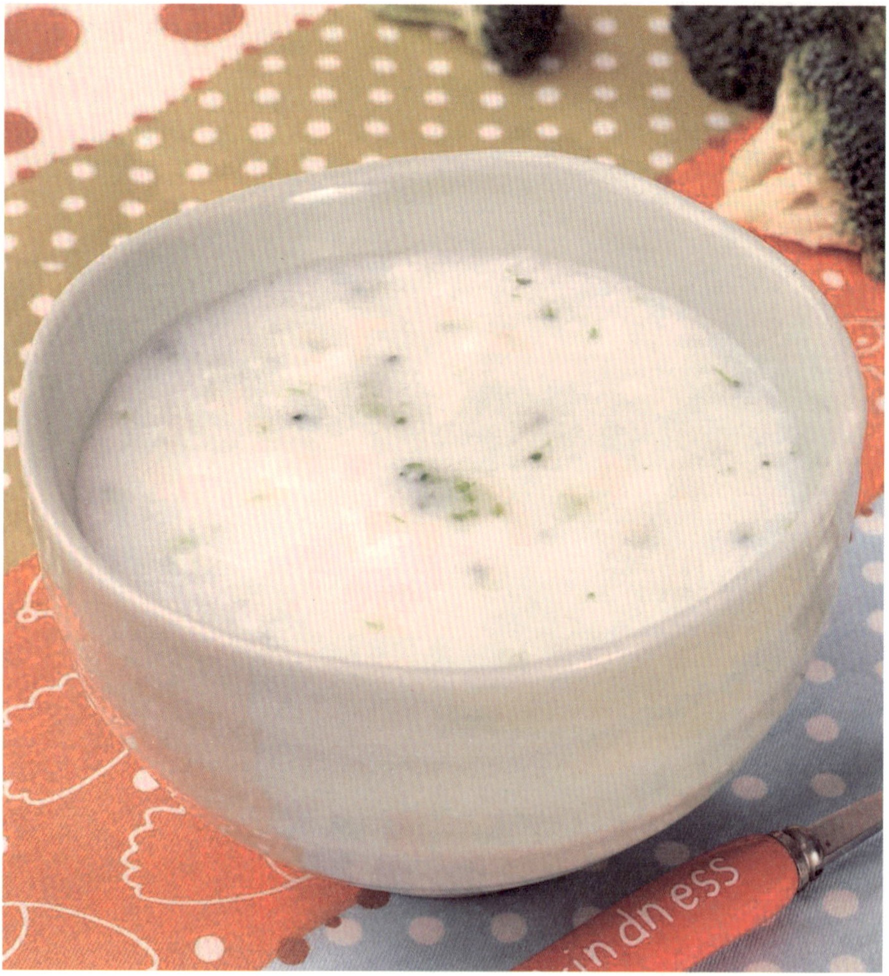

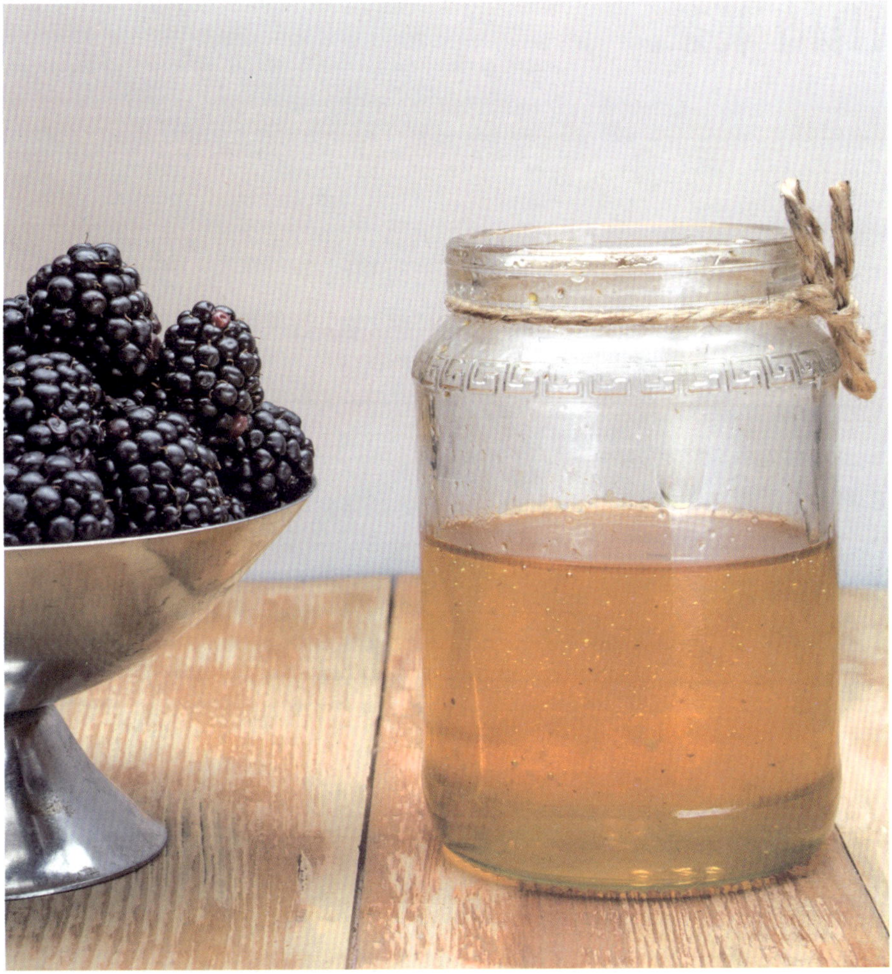

桑葚醋

材料

桑葚800克，糙米醋或陈醋1000毫升

做法

1. 桑葚洗净晾干。
2. 取一干净且干燥的玻璃罐，将桑葚、醋放进去，盖口密封。
3. 静置在阴凉处3～4个月后即可。
4. 用凉开水稀释8~10 倍，饭后饮用。

山楂果茶

材料

胡萝卜120克，鲜山楂90克，冰糖15克

做法

1. 将洗净去皮的胡萝卜切块，改切成条，再切小块。
2. 洗净的山楂切开，去除果蒂和果核，改切成小块，待用。
3. 取榨汁机，选择搅拌刀座组合，倒入切好的食材。
4. 注入适量矿泉水，盖好盖。
5. 通电后选择“榨汁”功能。
6. 搅拌一会儿，榨出蔬果汁，待用。
7. 砂锅置火上，倒入榨好的蔬果汁，用大火煮片刻。
8. 放入冰糖，搅拌匀。
9. 转中火续煮一会儿，至其溶化。关火后盛出煮好的果茶，装入杯中即成。

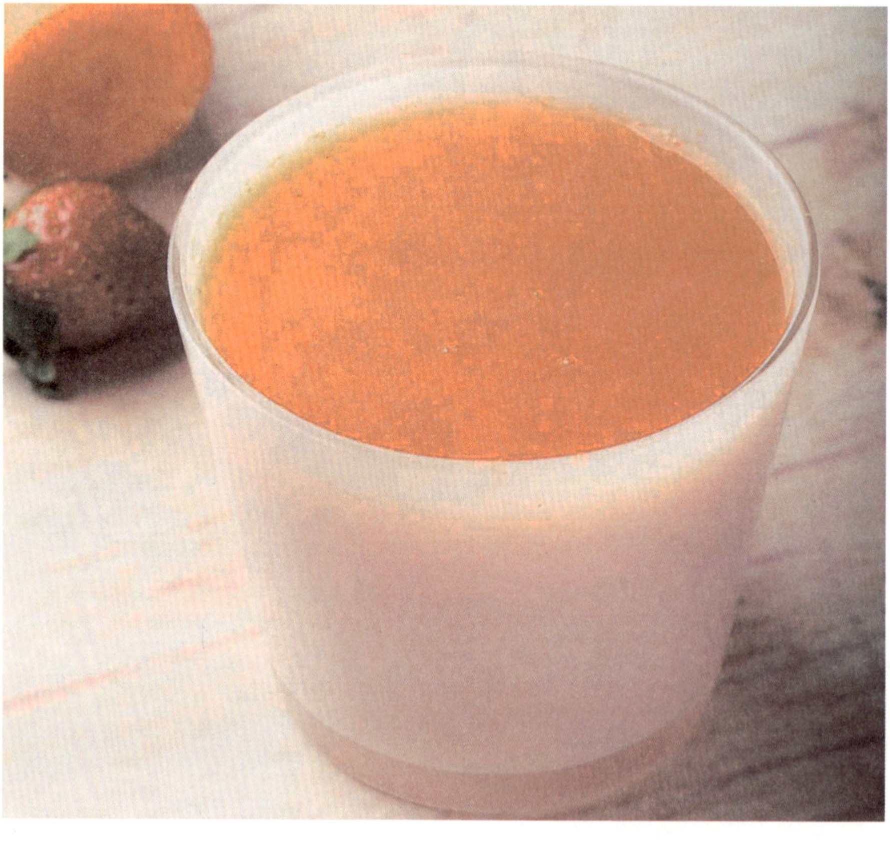

绿豆海带豆浆

材料

水发海带30克，水发绿豆40克，水发黄豆40克

做法

1. 将洗净的海带切小方块备用，将已浸泡6小时的绿豆倒入碗中，放入已浸泡8小时的黄豆，注入适量清水，用手搓洗干净，把洗好的材料倒入滤网，沥水。
2. 将备好的绿豆、黄豆、海带倒入豆浆机中，注入适量水，盖上豆浆机机头，选择“五谷”程序，开始打浆，约15分钟即成豆浆，把煮好的豆浆倒入滤网，滤取豆浆，倒入碗中即可。

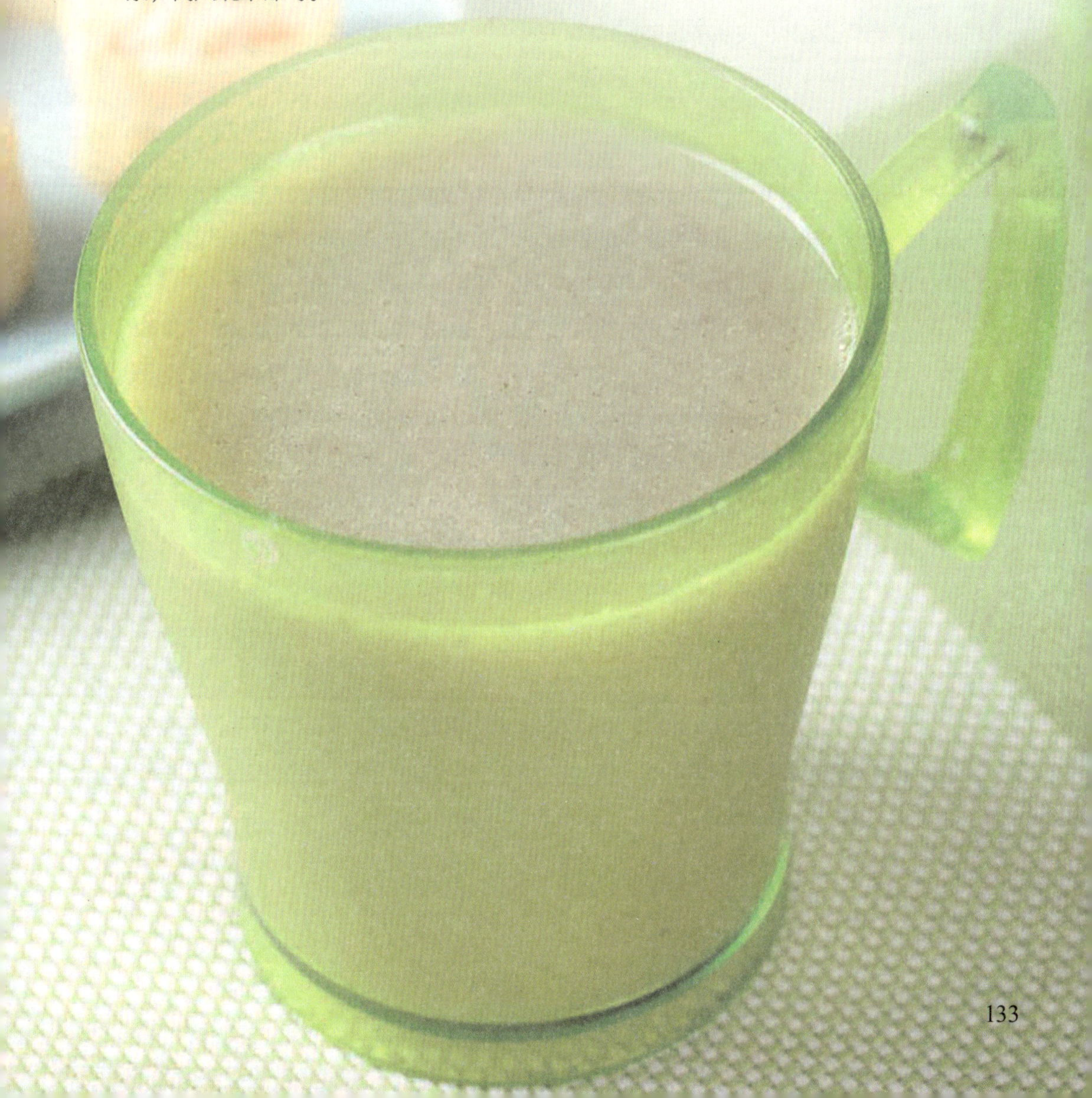

甲状腺疾病

甲状腺是位于喉结处的器官，分泌着维持全身代谢功能的甲状腺激素。甲状腺激素分泌过剩的状态就是甲状腺功能亢进症，简称“甲亢”，常与自身免疫异常、女性激素分泌、遗传因素等有关，常发生在 20~30 岁女性身上。甲状腺激素分泌减少的状态称为甲状腺功能减退症（碘缺乏为常见原因），简称“甲减”，多见于 50 岁左右的女性。前者常见症状为情绪暴躁、易疲劳、体重减轻等；后者常见症状为发冷、脸色苍白、眼睑及颊部虚肿、皮肤干燥等。

对症调理

甲亢患者：①甲亢患者代谢旺盛，对营养物质需求明显增加，因而饮食应谨记“高能量、高蛋白、高维生素”的原则，增加能量供给，平衡身体机能代谢。米饭、馒头、面条等高淀粉食物，禽蛋、牛奶、瘦肉等高蛋白食物能缓解患者的消瘦症状，新鲜蔬果则能补充维生素、增强患者的免疫力。②甲亢患者胆固醇代谢比较慢，不适宜食用动物油、肥肉、动物内脏等高脂肪、高胆固醇食物。③应控制碘的摄入，尤其是含碘丰富的海产品，以免加重病情；辛辣刺激性食物也应避免，以免增加患者心血管系统的负担，加重心慌、心悸等症状。

甲减患者：①地方性甲状腺肿与碘元素摄入量不足有关，适当进食牡蛎、海带、海参、虾、紫菜等海产品，可以促进甲状腺激素的合成，缓解怕冷、嗜睡等症状。②甲减患者身体的修复需要蛋白质的参与和作用，多进食如海带、紫菜、蛋类、乳类、肉类、豆制品等富含蛋白质的食物，能改善甲状腺功能，缓解肌无力、手抖等症状。

甲状腺疾病患者应该远离装修造成的室内污染物甲醛、苯、二甲苯、三氯乙烯等。污染物可通过呼吸道进入人体，会干扰人体内激素分泌，导致内分泌功能紊乱，从而使甲状腺疾病病情恶化，不利于甲状腺疾病的康复。

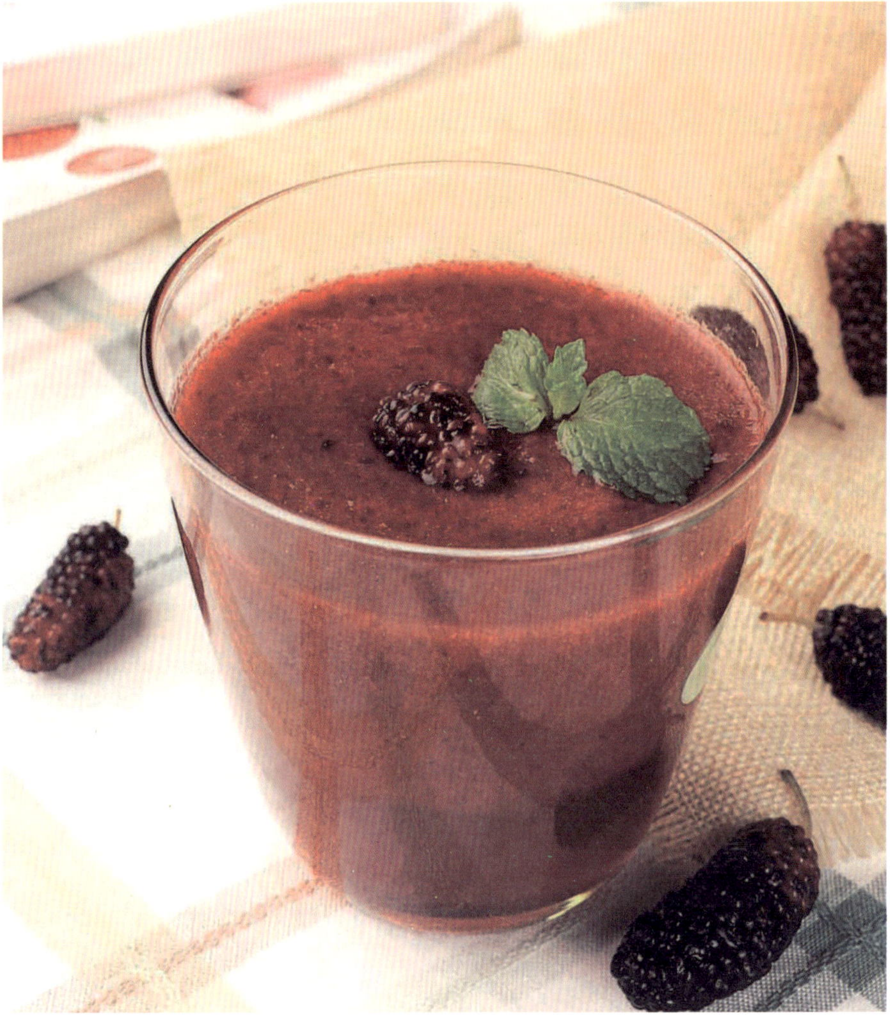

草莓桑葚果汁

材料

草莓100克，桑葚30克，柠檬30克，蜂蜜20克

做法

1. 洗净去蒂的草莓对半切开，待用，备好榨汁机，倒入草莓、桑葚，再挤入柠檬汁，倒入少许清水。
2. 盖上盖，调转旋钮至1挡，榨取果汁，将榨好的果汁倒入杯中，再淋上备好的蜂蜜即可。

水果豆腐沙拉

材料

橙子40克，日本豆腐70克，猕猴桃30克，圣女果25克，酸奶30毫升

做法

1. 将日本豆腐除去外包装，切成棋子块；去皮洗好的猕猴桃切成片；洗净的圣女果切成片；将橙子切成片。
2. 锅中注入适量清水，用大火烧开，放入切好的日本豆腐，煮半分钟至其熟透，捞出，装盘。
3. 把切好的水果放在日本豆腐块上，淋上酸奶即可。

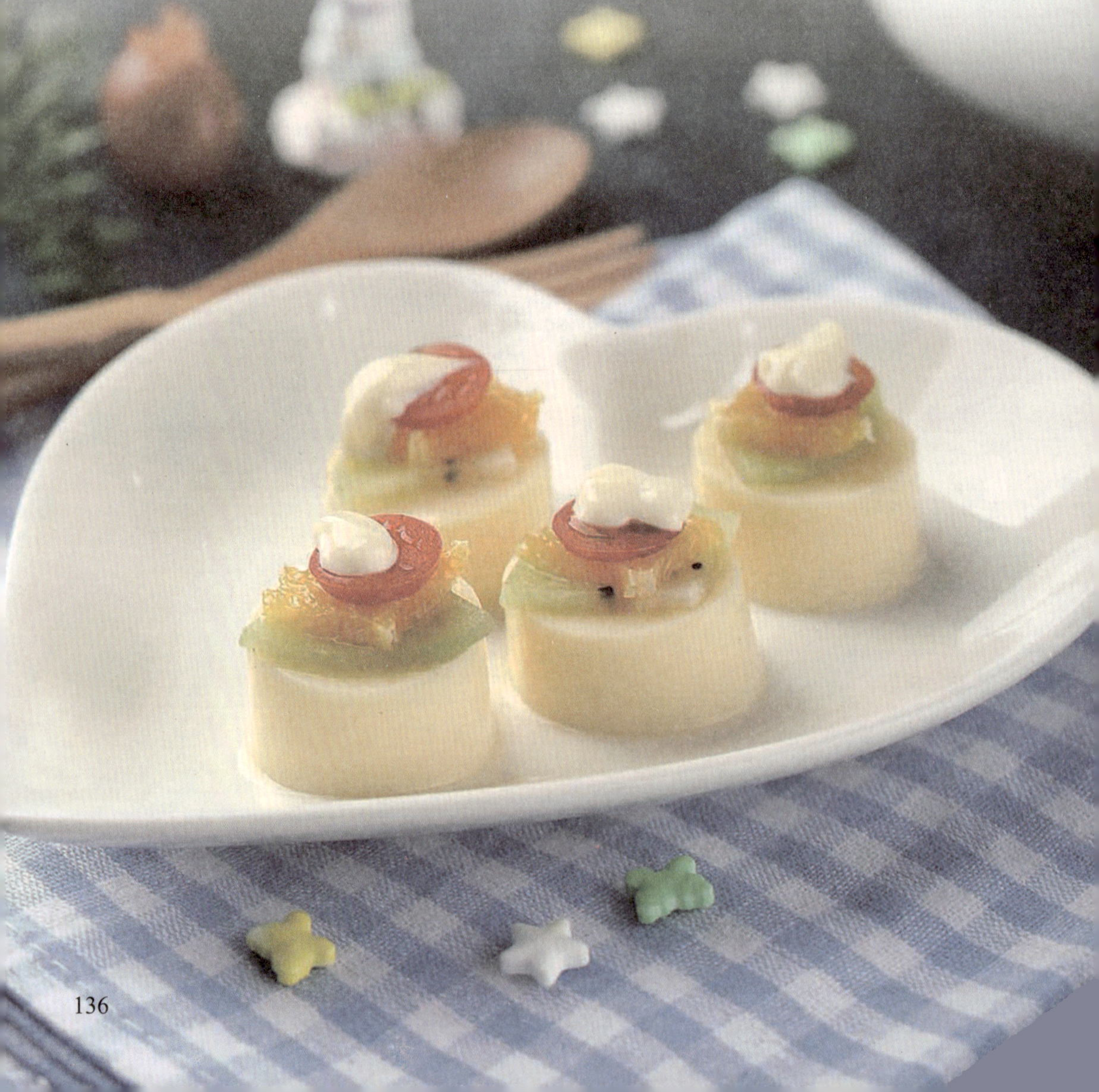

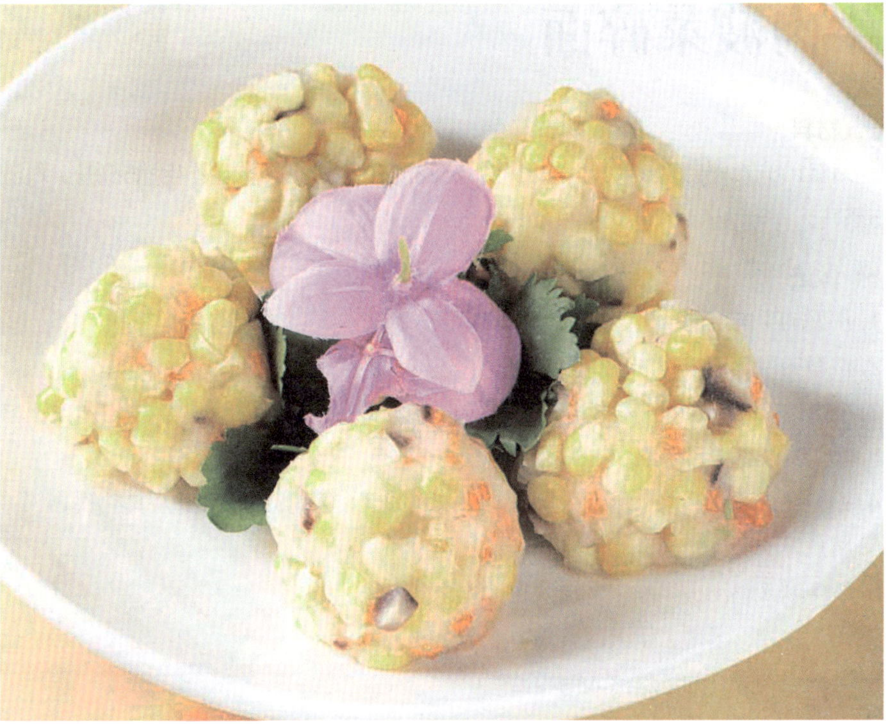

杂蔬丸子

材料

土豆150克，胡萝卜70克，香菇30克，芹菜20克，玉米粒120克，盐2克，鸡粉2克，生粉适量，芝麻油少许

做法

1. 洗净去皮的土豆切成小块，洗好的芹菜切碎，洗净的胡萝卜切成粒，香菇切成粒。
2. 锅中注入适量清水烧开，倒入胡萝卜、香菇，搅拌匀，加入少许盐，焯煮约半分钟，至其断生。捞出，装盘待用。
3. 沸水锅中倒入玉米块，煮约1分钟至其断生，捞出，沥干待用。
4. 蒸锅上火烧开，放入土豆块，盖上盖，用中火蒸约10分钟。
5. 揭开盖，取出土豆，放凉后压成泥，装入大碗。
6. 放入胡萝卜、香菇、玉米粒、芹菜碎，加入鸡粉、生粉和芝麻油，拌匀后捏成丸子。丸子装盘后放在蒸锅内蒸熟即可。

牛肉菠菜碎面

材料

龙须面100克，菠菜15克，牛肉35克，清鸡汤200毫升，盐2克，生抽5毫升，料酒5毫升，食用油适量

做法

1. 洗好的牛肉切薄片，再切细丝，改切成末。
2. 洗净的菠菜切成碎末，待用。
3. 热锅注油，放入牛肉末，炒至变色；淋入少许料酒，加入盐，炒匀调味，盛出，装入盘中，待用。
4. 锅中注入适量清水，用大火烧开。倒入龙须面，搅匀，煮3分钟至其熟软。
5. 将煮好的面条捞出，沥干水分，装入碗中。
6. 锅中倒入鸡汤、牛肉末，加入盐，搅拌至入味。
7. 淋入生抽，搅匀，倒入菠菜末，煮至熟软。
8. 关火后将煮好的汤料盛入面中即可。

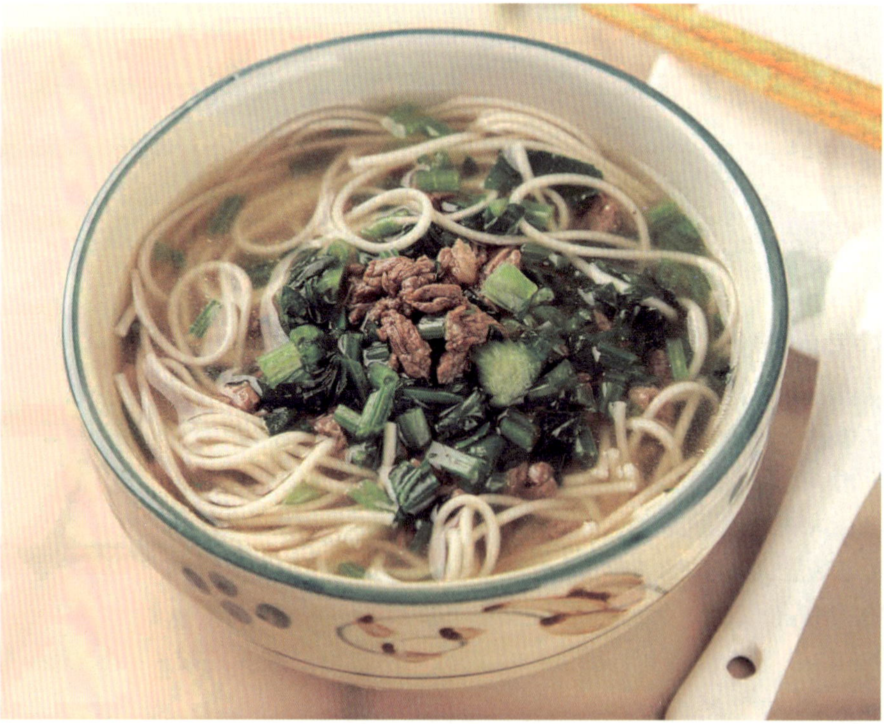

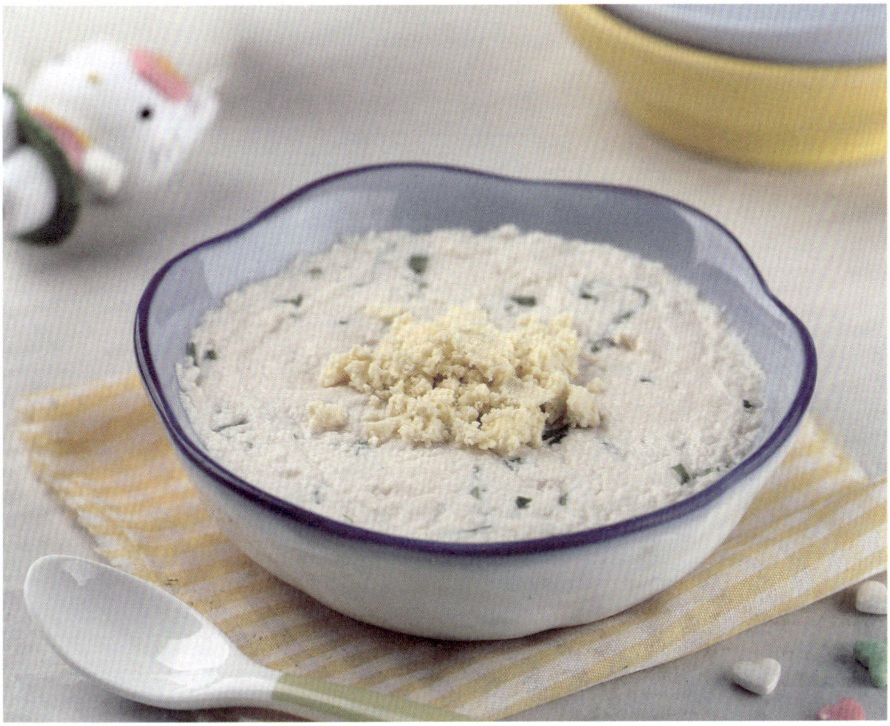

油菜蒸豆腐

材料

豆腐100克，油菜60克，熟鸡蛋1个，盐2克，水淀粉4毫升

做法

1. 锅中注入适量清水烧开，放入洗净的油菜，拌匀，焯煮约半分钟。
2. 待其断生后捞出，沥干水分，放在盘中，凉凉。
3. 将放凉后的油菜切碎，剁成末。
4. 洗净的豆腐压碎，剁成泥。
5. 熟鸡蛋取出蛋黄，切成碎末。
6. 取一个干净的碗，倒入豆腐泥，放入切好的油菜，搅拌匀。加入盐，拌至盐分溶化，淋入少许水淀粉，拌匀上浆。
7. 将拌好的食材装入另一个大碗中，抹平。再均匀地撒上蛋黄末，即成蛋黄豆腐泥。
8. 蒸锅上火烧沸，放入装有蛋黄豆腐泥的大碗，用中火蒸约8分钟即可。

偏头痛

偏头痛是临床最常见的原发性头痛类型，临床以发作性中重度、搏动样头痛为主要表现，头痛多为偏侧，可伴有恶心、呕吐，光、声刺激或日常活动均可加重头痛，安静环境、休息可缓解头痛。偏头痛是一种常见的慢性神经血管性疾患，多起病于儿童和青春期，中青年期达发病高峰，女性多见，男女患者比例为1∶（2～3）。

发病因素

遗传因素：研究发现，约60%的偏头痛病人有家族史，其亲属出现偏头痛的风险是一般人群的3～6倍。

内分泌和代谢因素：本病女性多于男性，而且发病多出现于月经前和月经期中，这显然与女性激素分泌有关。

饮食因素：含酪胺的奶酪、含亚硝酸盐防腐剂的肉类和腌制食品、含苯乙胺的巧克力、食品添加剂如谷氨酸钠（味精），红酒及葡萄酒等都存在诱发偏头痛的风险。

药物因素：口服避孕药和血管扩张剂如硝酸甘油等。

环境与精神因素：紧张、过劳、情绪激动、睡眠过度或过少、强光。

偏头痛频繁发作将影响患者的生活工作，应尽早采取治疗措施。

穴位按摩

太阳穴

取穴：位于头部侧面，眉梢和外眼角中间向后一横指凹陷处。

手法：双目自然闭合，用两个拇指指腹按揉两侧太阳穴1分钟，注意按揉动作要轻缓平和。

四神聪

取穴：在头部，百会前、后、左、右各旁开1寸（大拇指横宽），共4穴。

手法：用大拇指揉按200次，每天持续，能治疗眩晕、头痛。力道适中，以有酸胀感为宜。

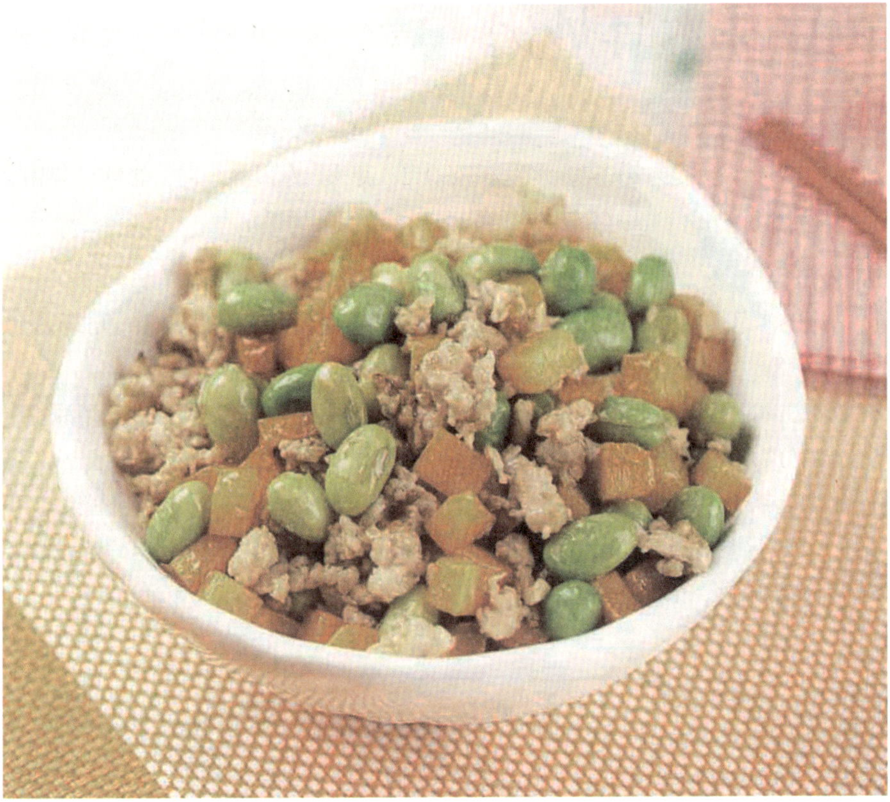

肉末胡萝卜炒青豆

材料

肉末90克，青豆90克，胡萝卜100克，姜末、蒜末、葱末各少许，盐3克，鸡粉少许，生抽4毫升，水淀粉、食用油各适量

做法

1. 将洗净的胡萝卜切条形，再切成粒，锅中注水烧开，加入少许盐，倒入胡萝卜粒，撒上洗净的青豆，再淋入少许食用油，搅拌几下，煮约1分30秒 至食材断生后捞出，沥水，放在盘中，待用。
2. 用油起锅，倒入备好的肉末，快速翻炒至其松散，待其色泽变白时倒入姜末、蒜末、葱末，炒香、炒透，再淋入少许生抽，拌炒片刻，倒入焯煮过的食材，用中火翻炒匀，转小火，调入盐、鸡粉，再翻炒片刻至全部食材熟透，淋入少许水淀粉，用中火炒匀，关火后盛出即可。

黄豆芽木耳炒肉

材料

黄豆芽100克，猪瘦肉200克，水发木耳40克，蒜末、葱段各少许，盐4克，鸡粉2克，水淀粉8毫升，料酒10毫升，蚝油8毫升，食用油适量

做法

1. 洗好的木耳切成小块，洗净的猪瘦肉切成片备用，把肉片装入碗中，加入少许盐、鸡粉、水淀粉拌匀腌渍。
2. 锅中注入适量清水烧开，加入适量盐，放入切好的木耳，淋入少许食用油煮半分钟，加入洗好的黄豆芽，再煮半分钟，将煮好的食材捞出，沥水备用。
3. 用油起锅，倒入腌好的肉片，快速翻炒至变色，放入蒜末、葱段，翻炒出香味，倒入焯过水的木耳和黄豆芽，淋入料酒，炒匀，加入适量盐、鸡粉、蚝油，炒匀调味，倒入适量水淀粉，快速翻炒均匀，关火后盛出即可。

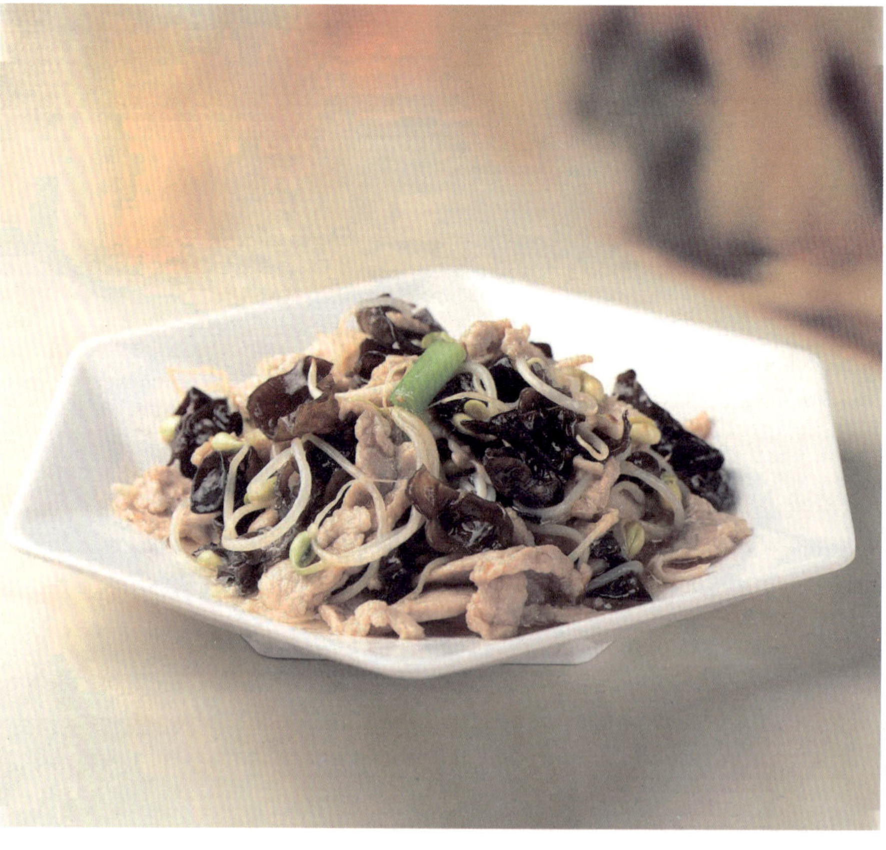

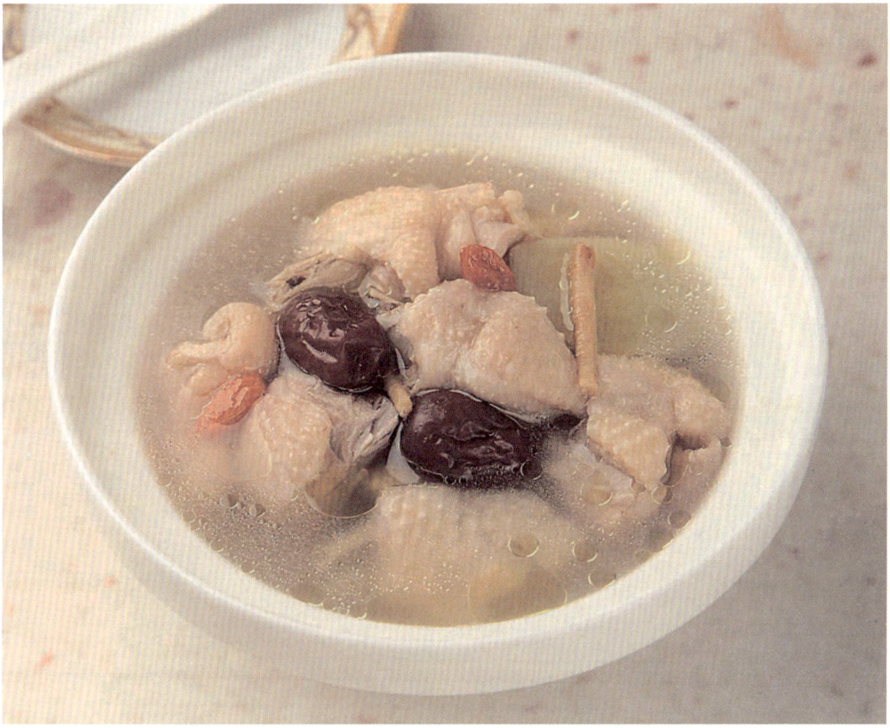

人参田七炖土鸡

材料

土鸡块320克，人参、田七、红枣、姜片、枸杞各少许，盐2克，鸡粉2克，料酒6毫升

做法

1. 锅中注入适量清水烧开，倒入土鸡块，拌匀。
2. 淋入料酒，氽去血水。
3. 捞出土鸡肉，沥干水分，待用。
4. 砂锅中注入适量清水烧热，倒入人参、田七、红枣、姜片。，
5. 放入土鸡肉，淋入少许料酒，拌匀。
6. 盖上盖，烧开后用小火炖煮约45分钟。
7. 揭开盖，放入枸杞，加入盐、鸡粉。
8. 拌匀调味。
9. 关火后盛出炖好的菜肴即可。

菊花普洱山楂饮

材料

山楂20克，普洱茶叶8克，菊花6克

做法

1. 将洗净的山楂去除头尾，对半切开，去除果核，再把果肉切小块，备用。
2. 砂锅中注入适量清水烧开，倒入切好的山楂，放入洗净的普洱茶叶、菊花，搅拌匀，盖上盖，煮沸后用小火煮约5分钟，至茶水散出香味。
3. 揭盖，搅拌匀，关火后盛出煮好的茶水，装入杯中，趁热饮用即可。

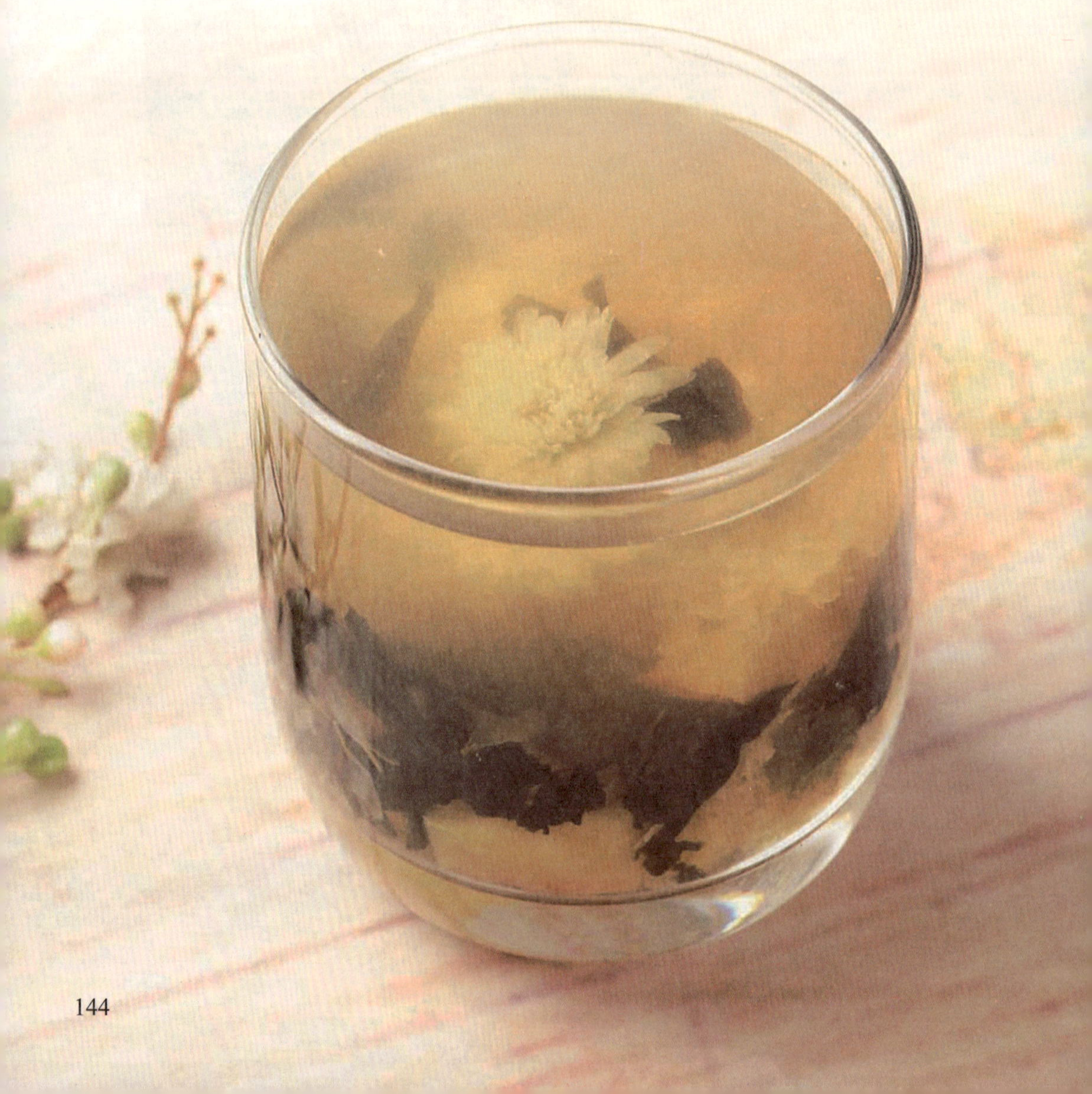

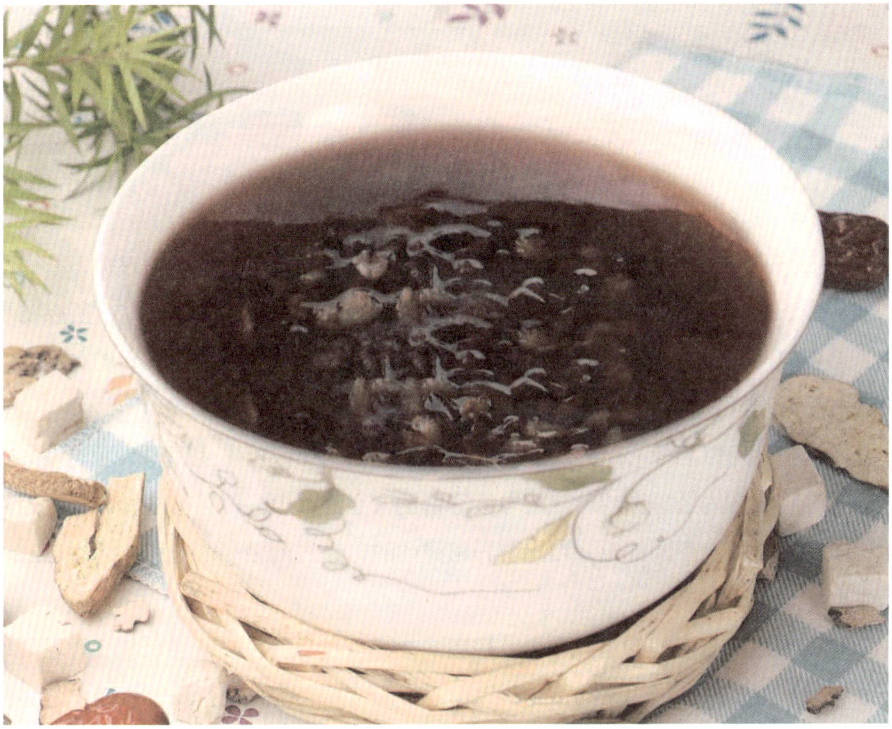

赤小豆麦片粥

材料

赤小豆30克，燕麦10克，白糖30克，水淀粉适量

做法

1. 锅中倒入约800毫升清水烧开。
2. 放入洗净的赤小豆。
3. 盖上锅盖，转小火煮约1小时至赤小豆完全熟软。
4. 揭开盖，倒入燕麦。
5. 再盖上锅盖，用小火煮约20分钟至散出麦香味。
6. 取下盖子，加入白糖。
7. 搅拌匀，续煮一会至白糖完全溶化。
8. 倒入少许水淀粉勾芡。
9. 关火后盛出煮好的甜粥。
10. 放入汤碗中即成。

心悸

如果心脏跳动时与电脉冲不同步，心跳就会不规律，或者过快或者过缓，心律不齐会引发心悸。心悸通常不需要治疗，但心悸是心脏或血管出现问题的征兆，所以要重视起来，必要时对身体进行深入检查，包括心电图检查和24小时监控，也有的医生会建议患者通过服药改善症状，抑制心律不齐。

植入起搏器可以治疗心跳过缓，心悸问题较严重时可以用电生理与消融治疗，电生理是通过在腹股沟内经静脉或动脉将电极导管插入心脏，电极导管被放置在心脏的不同部位，以检测心脏的不同部位，当出现异常律动时，通过消融治疗破坏或切除受到影响而产生异常心律的区域。

心悸患者应注重合理的营养饮食，控制钠盐，少量多餐，以减轻水肿及心脏负荷。多吃水果、蔬菜及富含维生素的食物，以促进心肌代谢，防止发生低钾血症。避免使用引起心率增快的药物不吃含刺激性的食物等。日常可通过散步、看书、交谈等方式分散注意力，并克服紧张、激动心理。穿着宽松舒适的棉质衣物，居住环境尽量舒适安静，调节适宜的温度、湿度，避免过度寒冷，帮助身心放松。

穴位按摩

内关可宁心安神、宽胸理气、调补阴阳气血、疏通经脉，是防治心脑血管疾病的特效穴位。

内关穴：手掌朝上，在腕横纹上两寸。

按摩方法：用拇指指腹按揉，两侧都要按，力度以按下去有酸胀或痛的感觉为宜。按下去持续半分钟，然后松开，再重复。每次持续最少3分钟，每天不拘次数。

按摩膻中可舒缓胸闷、吐逆，心悸、气喘、气短等不适症状。

膻中穴：在胸部正中线，两乳头连线与胸骨中线的交点。

按摩方法：取仰卧位，用拇指自下而上推擅中穴约2分钟，以胀麻感向胸部发散为佳。

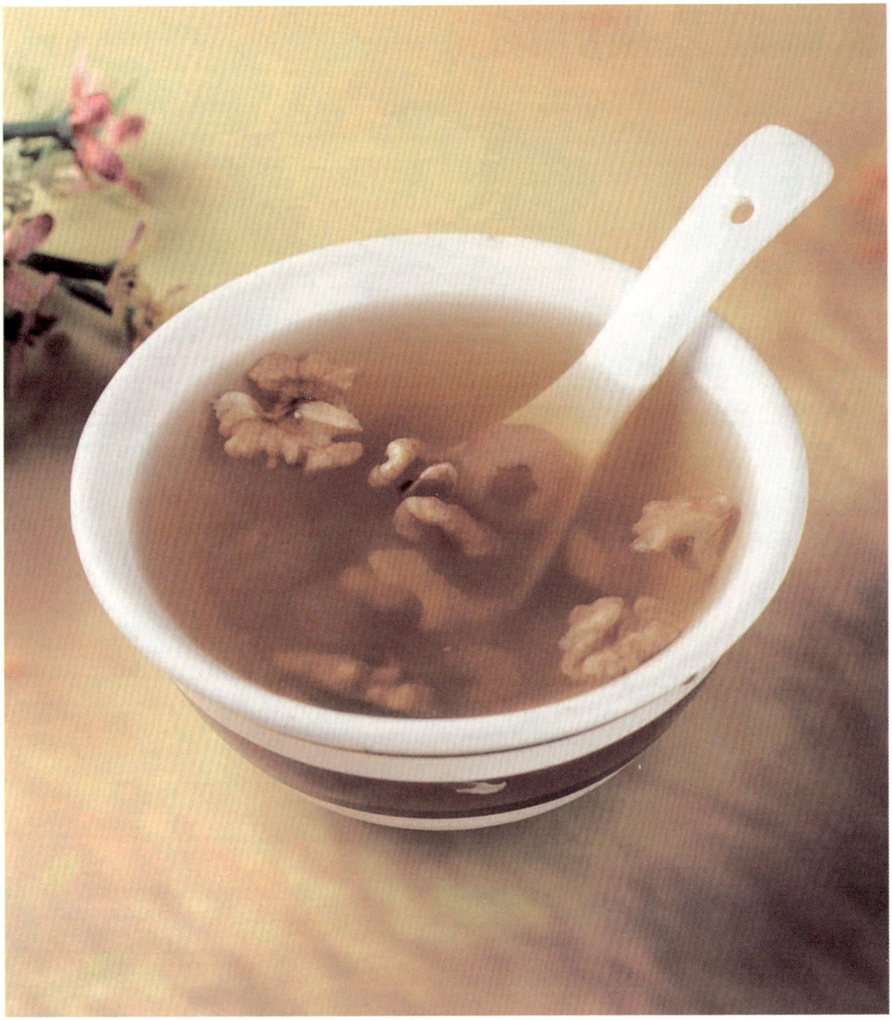

桂圆核桃茶

材料

桂圆肉15克，核桃仁30克，白糖20克

做法

1. 砂锅中注入适量清水烧开，放入备好的桂圆肉、核桃仁，盖上盖，用小火煮约20分钟至食材熟透。
2. 揭开盖，放入适量白糖拌匀，煮至白糖溶化。
3. 关火后盛出煮好的茶，装入碗中即可。

双仁菠菜猪肝汤

材料

猪肝200克，柏子仁10克，酸枣仁10克，菠菜100克，姜丝少许，盐2克，鸡粉2克，食用油适量

做法

1. 把柏子仁、酸枣仁装入隔渣袋中，收紧口袋，备用，洗好的菠菜切成段，处理好的猪肝切成片，备用。
2. 砂锅中注入适量清水烧热，放入备好的隔渣袋，盖上盖，用小火煮15分钟至药材析出有效成分，揭开盖，取出隔渣袋，放入姜丝，淋入少许食用油，倒入猪肝片拌匀，放入菠菜段，搅拌片刻煮至沸，放入少许盐、鸡粉搅拌片刻，至汤汁味道均匀，关火后盛出煮好的汤，装入碗中即可。

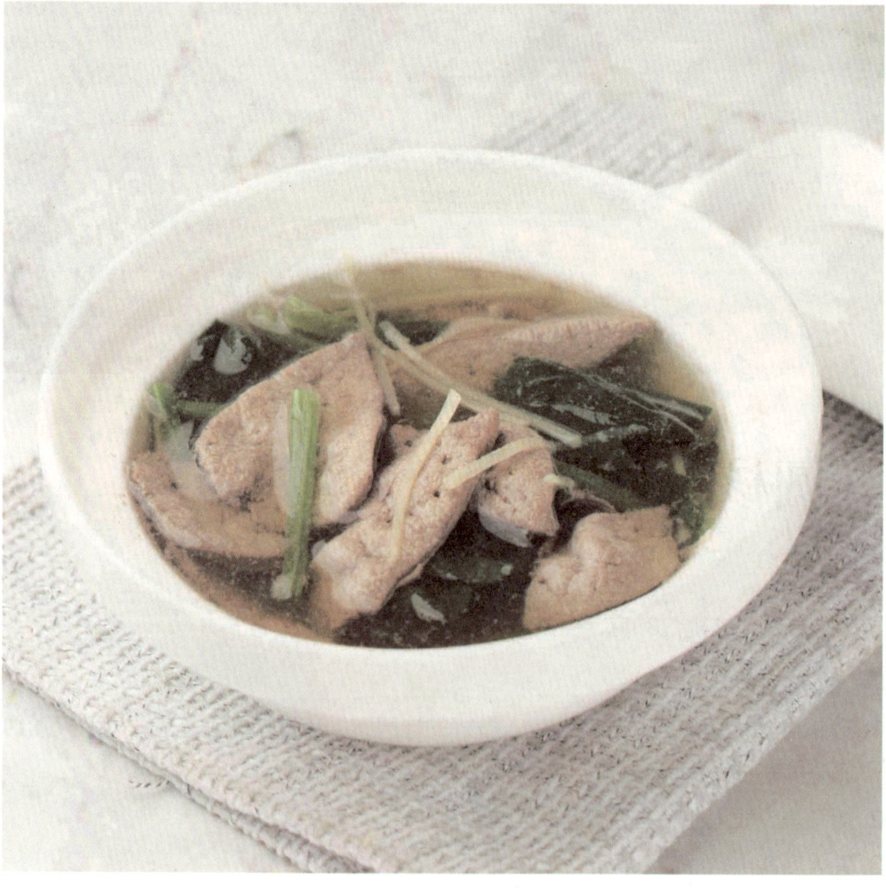

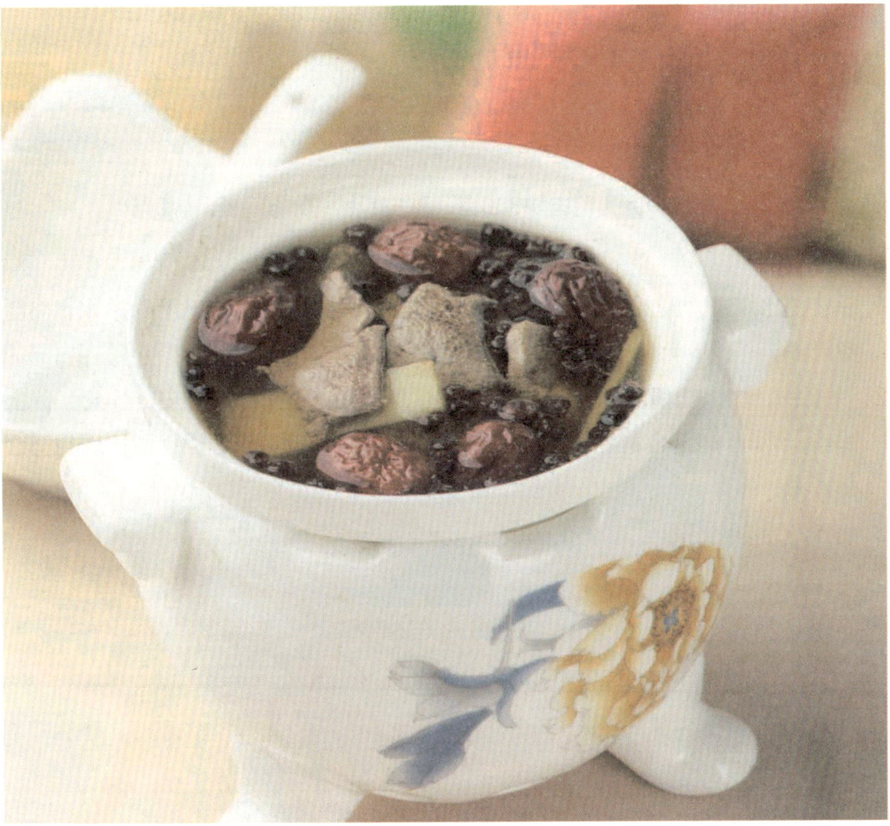

五味子炖猪肝

材料

猪肝200克，红枣20克，五味子10克，姜片20克，盐2克，鸡粉2克，生抽4毫升，料酒10毫升

做法

1. 处理好的猪肝切成片，锅中注入适量清水烧开，倒入猪肝片，搅散，煮至沸，汆去血水，捞出汆煮好的猪肝，沥干水分，把猪肝装入炖盅里，备用。
2. 锅中倒入适量清水烧开，放入姜片、五味子、红枣，淋入适量料酒，加入少许盐、鸡粉、生抽，搅拌均匀，煮至沸，将煮好的汤盛入炖盅里，把炖盅放入烧开的蒸锅中。
3. 盖上盖，用中火炖1小时，至食材熟透，揭开盖，取出炖盅即可。

土茯苓绿豆老鸭汤

材料

绿豆250克，土茯苓20克，鸭肉块300克，陈皮1片，高汤适量，盐2克

做法

1. 锅中注水烧开，放入洗净的鸭肉拌匀，煮2分钟拌匀，汆水捞出后过冷水，盛盘备用。
2. 另起锅，注入适量高汤烧开，加入鸭肉、绿豆、土茯苓、陈皮，拌匀，盖上锅盖，炖3小时至食材熟透，揭开锅盖，加入适量盐进行调味，搅拌均匀至食材入味。
3. 将煮好的汤盛出即可。

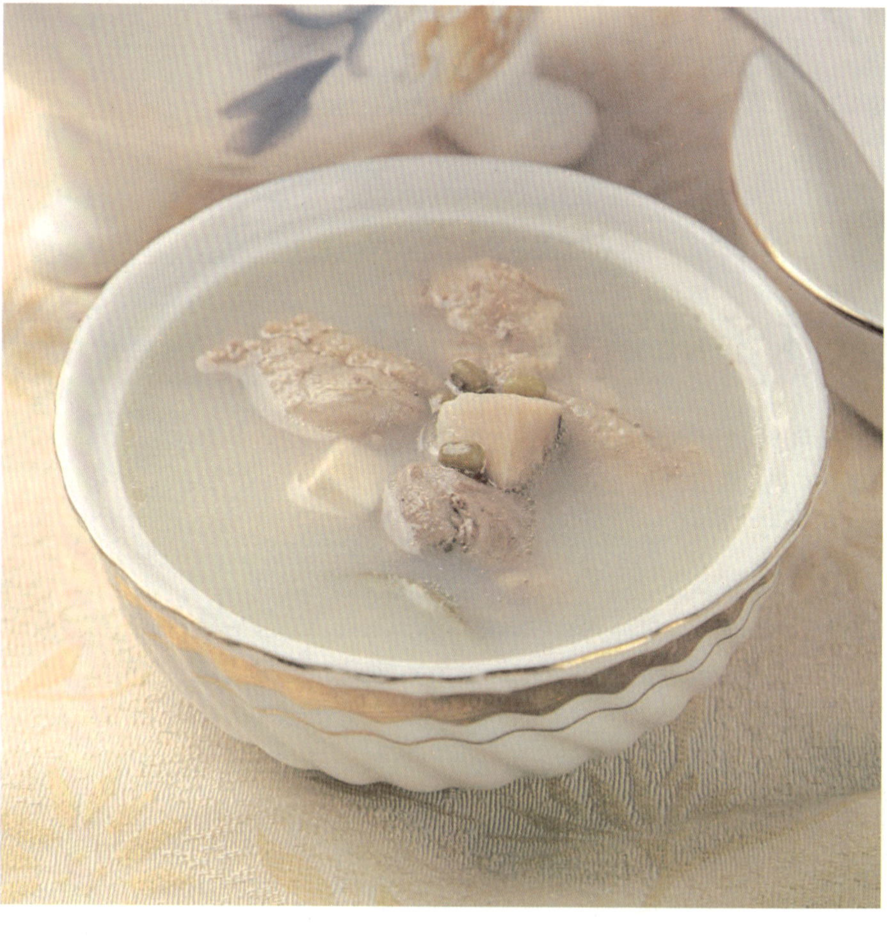

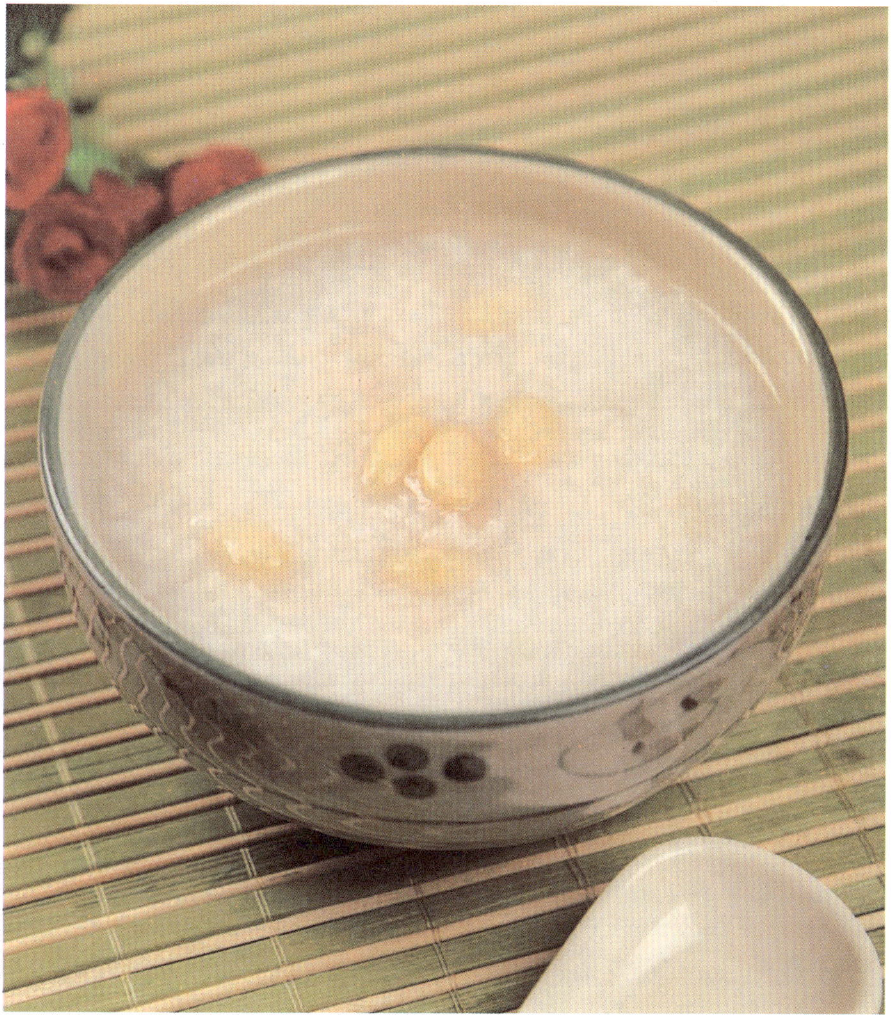

白扁豆粥

材料

白扁豆100克，粳米100克，冰糖20克

做法

1. 砂锅中注水烧开，倒入泡好的粳米，加入泡好的白扁豆拌匀，加盖，用大火煮开后转小火续煮1小时至食材熟软，揭盖，加入冰糖，搅拌至冰糖溶化。
2. 关火后盛出煮好的粥，装碗即可。

糖尿病

糖尿病是指糖类代谢异常的疾病，临床上常伴随吃多、喝多、尿多及体重减轻等不适症状。当糖尿病病程愈久，神经病变机会愈大，患者以感觉变差为主，如对痛觉及温度的感觉变差，还有肢体的异常感，犹如戴手套穿裤袜般，甚至肢体被衣服碰触也会引起疼痛。

治疗糖尿病的根本在于血糖的控制，血糖的测定指标可参考糖化血红蛋白（HbA1C）的百分率，通常每3个月检查一次，当糖尿病病人血糖中的糖化血红蛋白（HbA1C）控制小于7%时，有助于减少大小血管病变、神经病变、视网膜病变的风险。患者最好能每天自我进行血糖监测管理，有规律地测量血糖，控制目标为

空腹血糖应为3.9~7.2mmo1/L，餐后小时应小于10.0mmo1/L。

此外，妊娠型糖尿病的孕妇更需要听从医生的指导，因为血糖控制的好坏与日后胎儿及母亲是否出现并发症息息相关。

想要远离糖尿病，养成生活及饮食习惯

1. 饮食节制

注意饮食均衡，少吃会让血糖急剧上升的食物（如甜食等）。控制热量摄取，采取高纤维、低油、少量多餐的方式，控制体重。选择食用富含单不饱和脂肪酸的植物油，如橄榄油、花生油、苦茶油等，可以减轻心血管的负担。限制饱和脂肪的摄取，尤其要避免反式脂肪酸的来源。学习“糖类计算”，了解各类食物的含糖量与食物代换方法，让血糖趋于稳定状态。

2. 规律的运动

至少每周150分钟中等强度运动或每周运动3次，每次30分钟以上，年纪大者可进行缓和运动，如柔软体操等。

3. 维持在理想体重范围

对于体重过重或肥胖的病人，体重需维持在理想范围（$18.5 \leq BMI < 24$）。

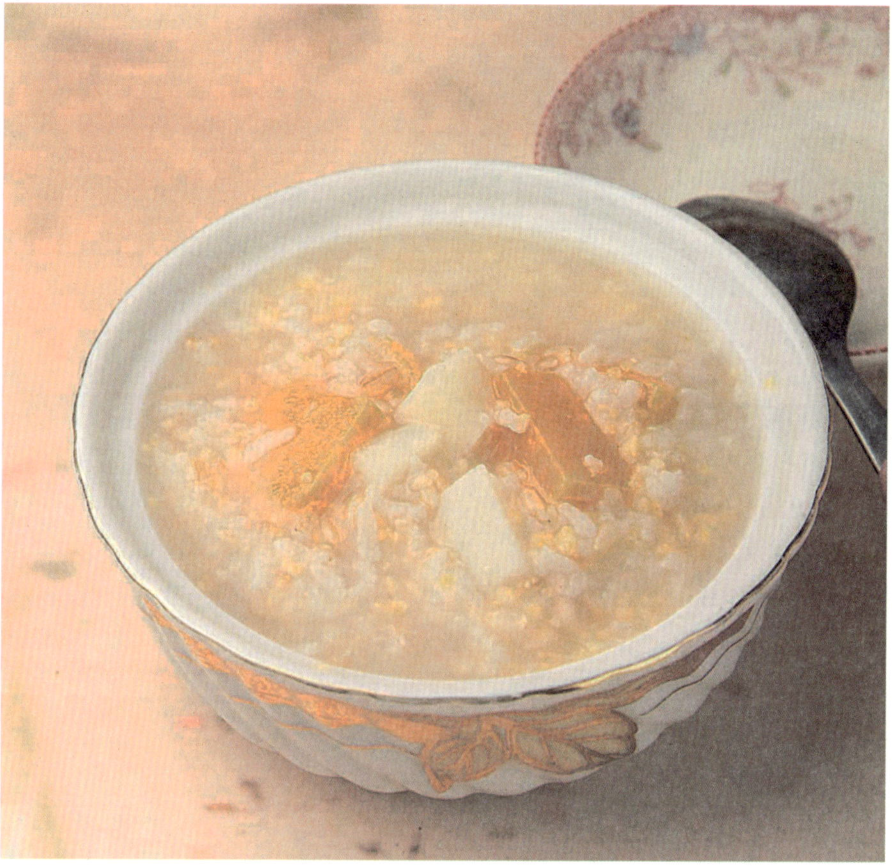

南瓜山药杂粮粥

材料

水发大米95克，玉米楂65克，水发糙米120克，水发燕麦140克，山药125克，南瓜肉110克

做法

1. 将去皮洗净的山药切小块；洗好的南瓜肉切小块。
2. 砂锅中注入适量清水烧开，倒入洗净的糙米，放入洗好的大米、燕麦，盖上盖，烧开后用小火煮约60分钟至米粒变软，揭盖，倒入切好的南瓜和山药，搅匀，再倒入备好的玉米楂，搅拌一会，使其散开，盖盖，用小火续煮约20分钟，至食材熟透。
3. 揭盖，搅拌几下，关火后盛出煮好的杂粮粥，装在碗中即可。

蛋花麦片粥

材料

鸡蛋1个，燕麦片50克，盐2克

做法

1. 将鸡蛋打入碗中。
2. 用筷子打散，调匀。
3. 锅中注入适量清水烧热。
4. 倒入适量燕麦片，搅拌匀。
5. 盖上盖，用小火煮20分钟至燕麦片熟烂。
6. 揭盖，倒入备好的蛋液，拌匀。
7. 加入适量盐，拌匀煮沸。
8. 将锅中煮好的粥盛出，装入碗中即可。

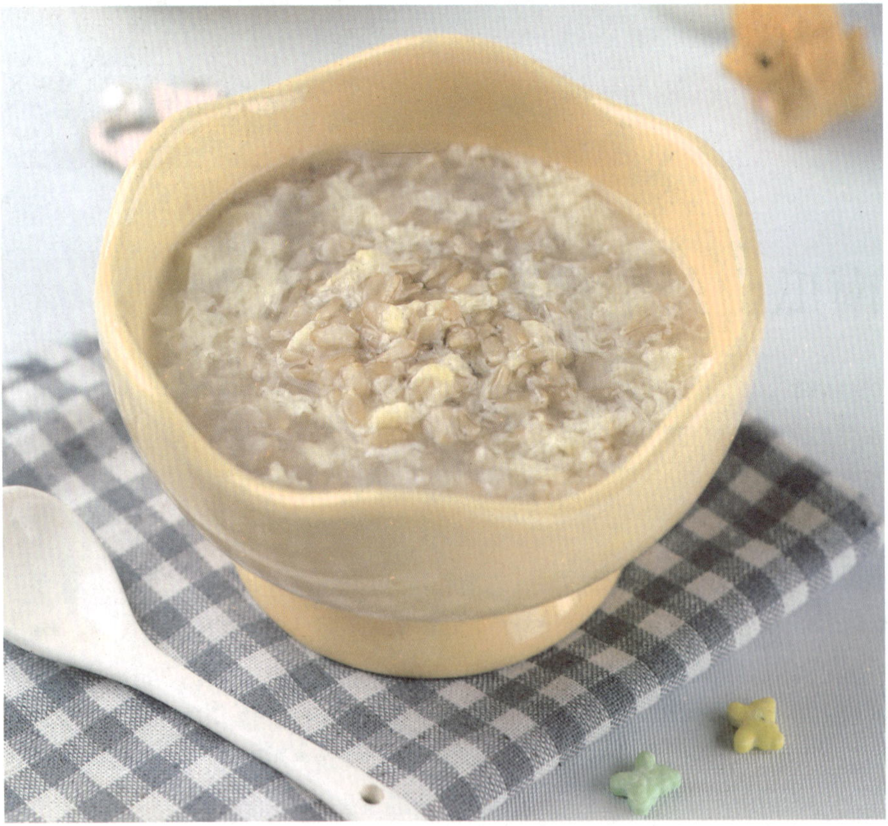

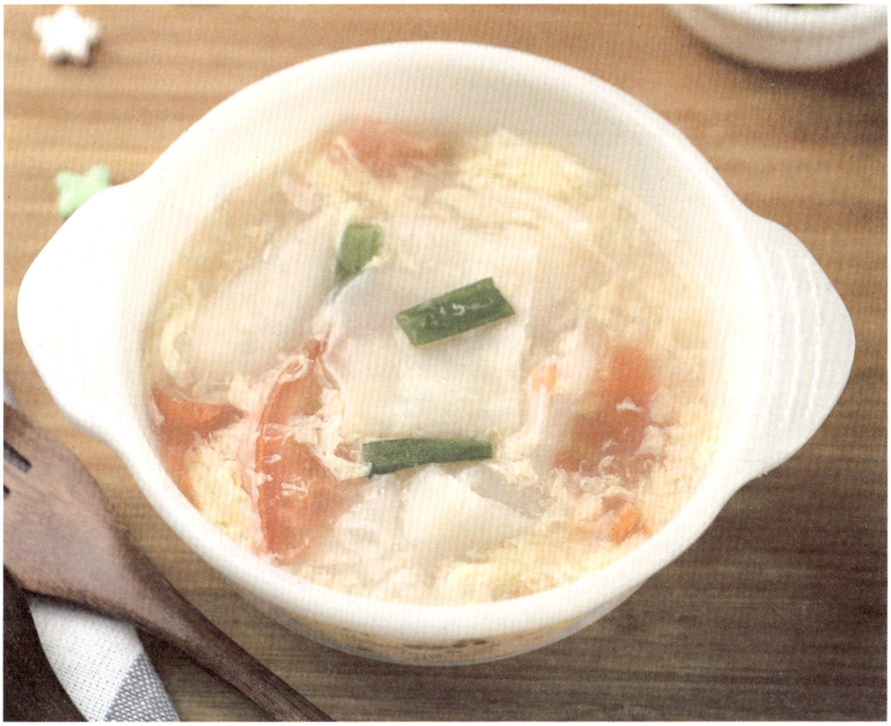

西红柿面片汤

材料

西红柿90克，馄饨皮100克，鸡蛋1个，姜片、葱段各少许，盐2克，鸡粉少许，食用油适量

做法

1. 将备好的馄饨皮沿对角线切开，制成生面片，待用。
2. 洗好的西红柿切开，再切小瓣。
3. 把鸡蛋打入碗中，搅散，调成蛋液，待用。
4. 用油起锅，放入姜片、葱段，爆香。
5. 盛出姜、葱，倒入切好的西红柿，炒匀，注入适量清水。
6. 用大火煮约2分钟，至汤水沸腾，倒入生面片。
7. 搅散、拌匀，转中火煮约4分钟，至食材熟透。
8. 再倒入蛋液，拌匀，至液面浮现蛋花。
9. 加入少许盐、鸡粉，拌匀调味即可。

凉拌嫩芹菜

材料

芹菜80克，胡萝卜30克，蒜末、葱花各少许，盐3克，鸡粉少许，芝麻油5毫升，食用油适量

做法

1. 把洗好的芹菜切成小段；去皮洗净的胡萝卜切片，切成细丝。
2. 锅中注入适量清水，用大火烧开，放入食用油、盐，再下入胡萝卜片、芹菜段，搅拌匀，续煮约1分钟至全部食材断生，捞出焯好的食材，沥干水分，待用，将沥干水的食材放入碗中，加入盐、鸡粉，撒上备好的蒜末、葱花，再淋入少许芝麻油，搅拌约1分钟至食材入味。
3. 将拌好的食材装在碗中即可。

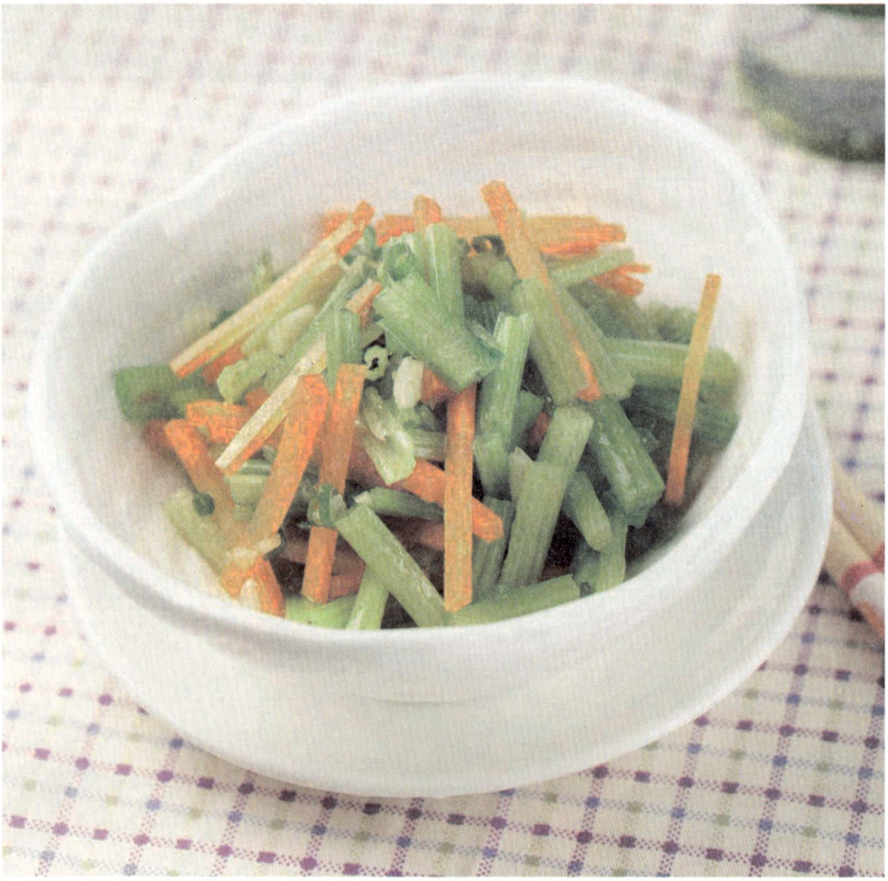

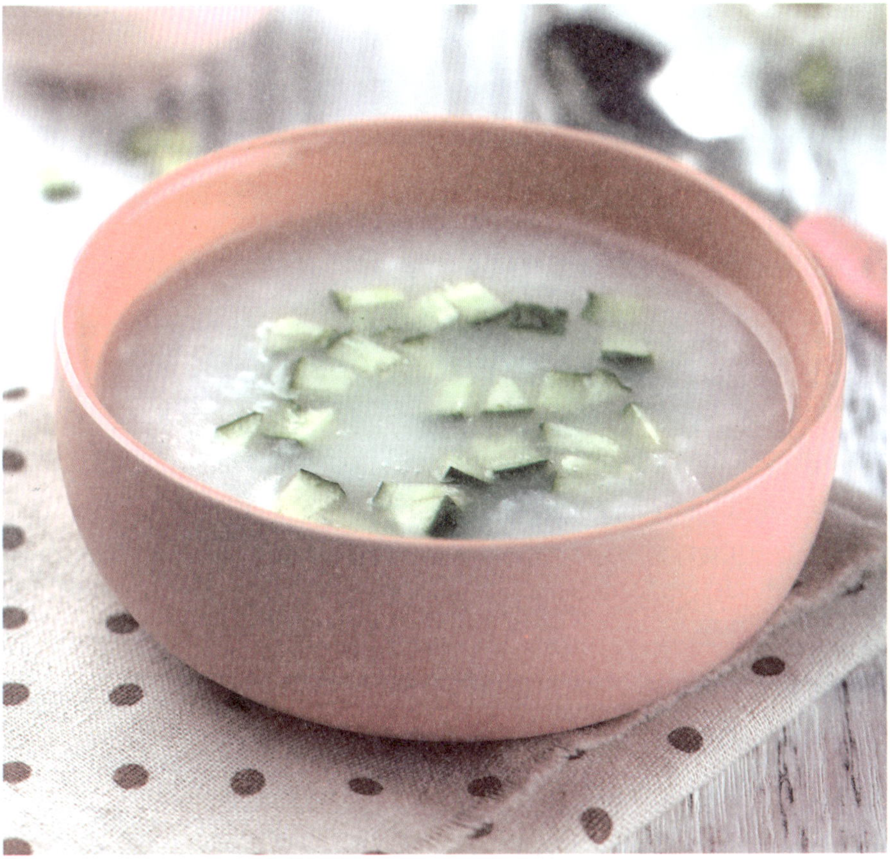

黄瓜粥

材料

黄瓜85克，水发大米110克，盐1克，芝麻油适量

做法

1. 洗净的黄瓜切开，再切成细条状，改切成小丁块，备用。
2. 砂锅注水烧开，倒入洗净的大米，拌匀。
3. 盖上锅盖，煮开后用小火煮30分钟。
4. 揭开锅盖，倒入切好的黄瓜，拌匀，煮至沸。
5. 加入少许盐，淋入适量芝麻油。
6. 搅拌均匀，至食材入味。
7. 关火后盛出煮好的粥即可。

高血压

高血压是指在静息状态下动脉收缩压和（或）舒张压增高，是最为常见的心脑血管疾病之一，常伴有心、脑、肾、视网膜等器官的功能性或者器质性改变以及脂肪和糖代谢紊乱等现象。

高血压不一定会引起不适症状，尤其是在早期。研究显示，早期症状可能有头痛、心悸、烦躁、气短、眩晕、耳鸣、肢体麻木、失眠等。高血压愈久，动脉硬化愈厉害，当血管阻塞进展 60%-70% 的程度时，才会出现血流不足的症状（如心绞痛或脑部缺血），因此高血压被称为“无形杀手”。此外，还会有相关的并发疾病，如脑卒中、冠状动脉心脏病、主动脉剥离、心脏衰竭、肾脏衰竭等。

根据2003年“美国检测评估及治疗高血压国家联合委员会”第七版高血压处理准则（JNC7）对于成人血压的分类标准及定义：收缩压指数范围为120~139mmHg（1mmHg≈0.133KPa），或舒张压80~89mmHg，就被视为前期高血压，并将高血压分类为三期（如下表）。

中嘌呤食物（每100克食物中嘌呤含量为30～150毫克）

分类	收缩压（单位：mmHg）	舒张压（单位：mmHg）
理想血压	＜120	＜80
正常血压	＜130	＜85
高血压第一期	140～159	90～99
高血压第二期	160～179	100～109
高血压第三期	≥180	≥110

高血压患者的饮食方式强调富含蔬菜、水果、低脂乳品和坚果，这种饮食的钾、钙、镁含量比一般饮食高出许多。钙能松弛血管平滑肌，降低血管的紧张度，有助于稳定血压。钾可以防止高盐摄入引起的血压升高，对轻型高血压更具有明显的降压作用。同时，避免食用含高脂肪、高饱和脂肪酸及胆固醇的食物，减少肉类食品。

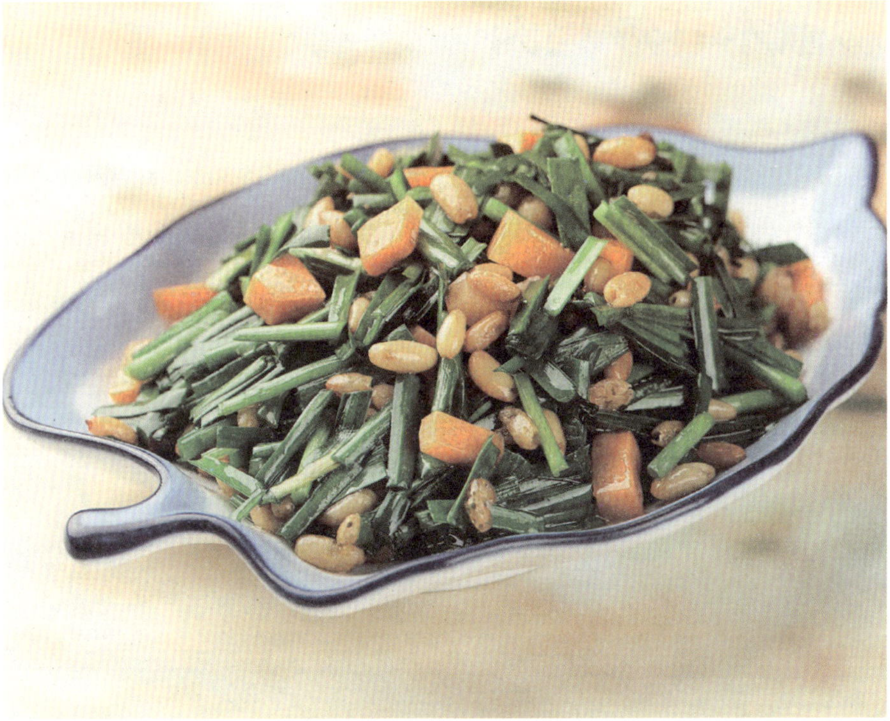

松仁炒韭菜

材料

韭菜120克，松仁80克，胡萝卜45克，盐、鸡粉各2克，食用油适量

做法

1. 将洗净的韭菜切段。
2. 洗好去皮的胡萝卜切片，再切成条形，改切成丁。
3. 锅中注入适量清水烧开，加入少许盐。倒入胡萝卜丁，搅匀，煮约半分钟。至其断生后捞出，沥干水分，待用。
4. 炒锅中注入适量食用油，烧至三成热。
7. 倒入松仁，轻轻搅拌匀，略炸一会儿。
8. 至松仁熟透后捞出，沥干油，待用。
9. 锅底留油烧热，倒入焯过水的胡萝卜丁。
10. 再放入切好的韭菜，加入少许盐、鸡粉，炒匀调味。
11. 倒入炸好的松仁，快速翻炒一会儿，至食材熟透、入味即可。

彩椒木耳炒鸡肉

材料

彩椒70克，鸡胸肉200克，水发木耳40克，蒜末、葱段各少许，盐3克，鸡粉3克，水淀粉8毫升，料酒10毫升，食用油适量

做法

1. 洗好的木耳切成小块，洗净的彩椒切成小块。
2. 洗好的鸡胸肉切片，装入碗中，加入少许盐、鸡粉，淋入适量水淀粉，拌匀，倒入食用油，腌渍10分钟，至其入味。
3. 锅中注入适量清水烧开，加入少许盐、食用油。倒入切好的木耳，搅散，煮至沸。放入彩椒块，搅拌匀，煮至断生。
4. 捞出焯煮好的木耳和彩椒，沥干水分，待用。
5. 用油起锅，放入蒜末、葱段，爆香。倒入腌好的鸡肉片，炒至变色。淋入料酒，炒匀提味。
6. 倒入焯过水的食材，翻炒匀。加入适量盐，翻炒匀，盛出即可。

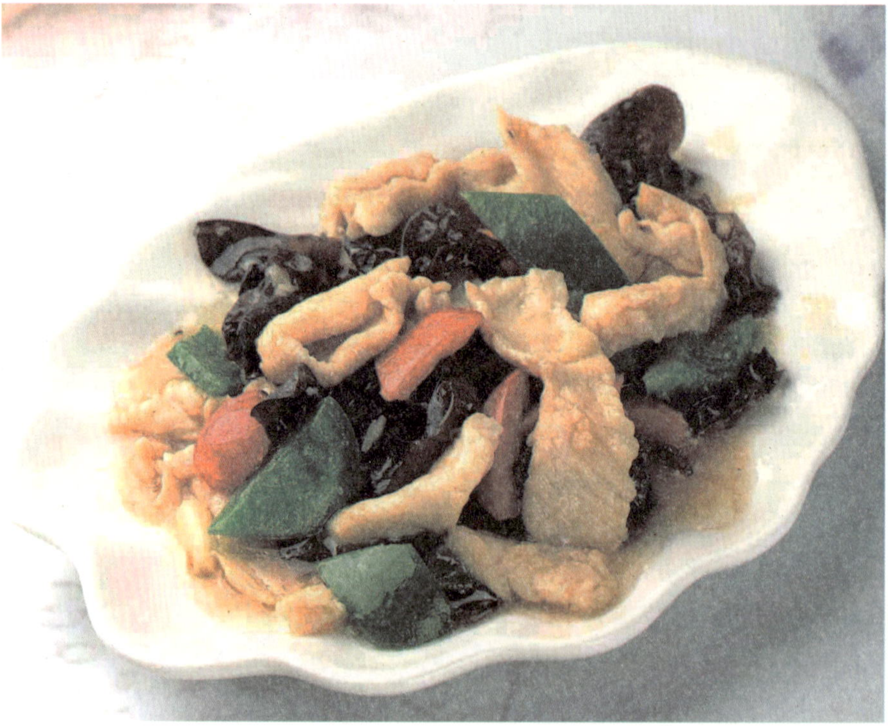

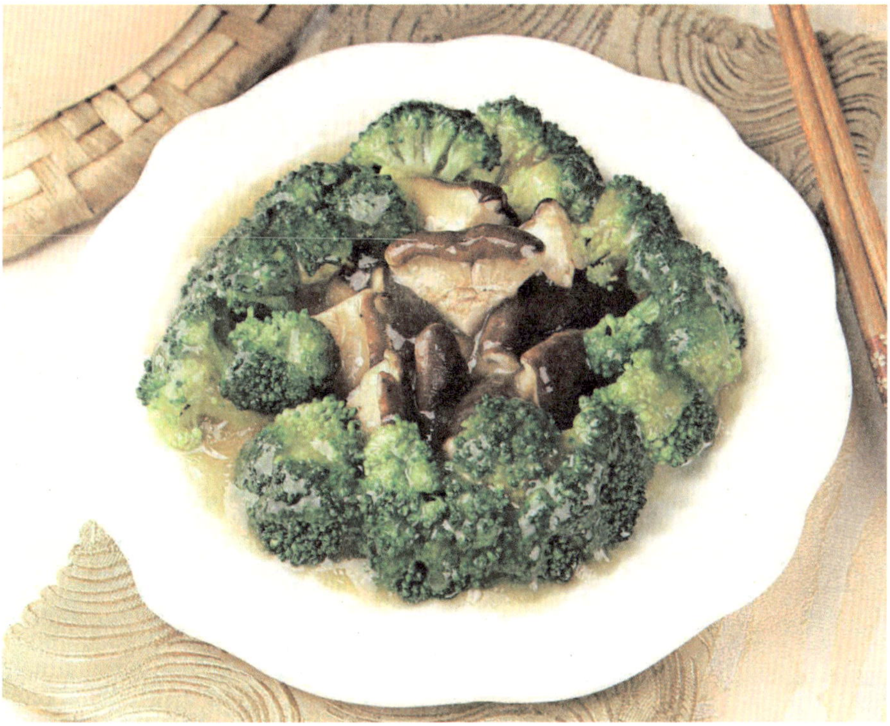

蒸香菇西蓝花

材料

香菇100，西蓝花100克，盐2克，鸡粉2克，蚝油5毫升，水淀粉10毫升

做法

1. 洗净的香菇按十字花刀切块。
2. 取盘子，将洗净的西蓝花沿圈摆盘。
3. 将切好的香菇摆在西蓝花中间。
4. 备好已注水烧开的电蒸锅，放入食材。
5. 加盖，调好时间旋钮，蒸8分钟至熟。
6. 揭盖，取出蒸好的西蓝花和香菇，放置一边待用。
7. 锅中注入少许清水烧开，加入盐、鸡粉。
8. 放入蚝油，搅拌均匀；用水淀粉勾芡，搅拌均匀成汤汁。
9. 将汤汁浇在西蓝花和香菇上即可。

菜花香菇粥

材料

西蓝花100克，菜花80克，胡萝卜80克，大米200克，香菇、葱花各少许，盐2克

做法

1. 洗净去皮的胡萝卜切丁，洗好的香菇切成条，洗净的菜花去除菜梗，再切小朵，洗好的西蓝花去除菜梗，再切小朵备用。

2锅中注水烧开，倒入洗好的大米，盖上盖，用大火煮开后转小火煮40分钟，揭盖，倒入切好的香菇、胡萝卜、菜花、西蓝花，拌匀，再盖上盖，续煮15分钟至食材熟透，揭盖，放入少许盐，拌匀调味。

3. 关火后盛出煮好的粥，装入碗中，撒上葱花即可。

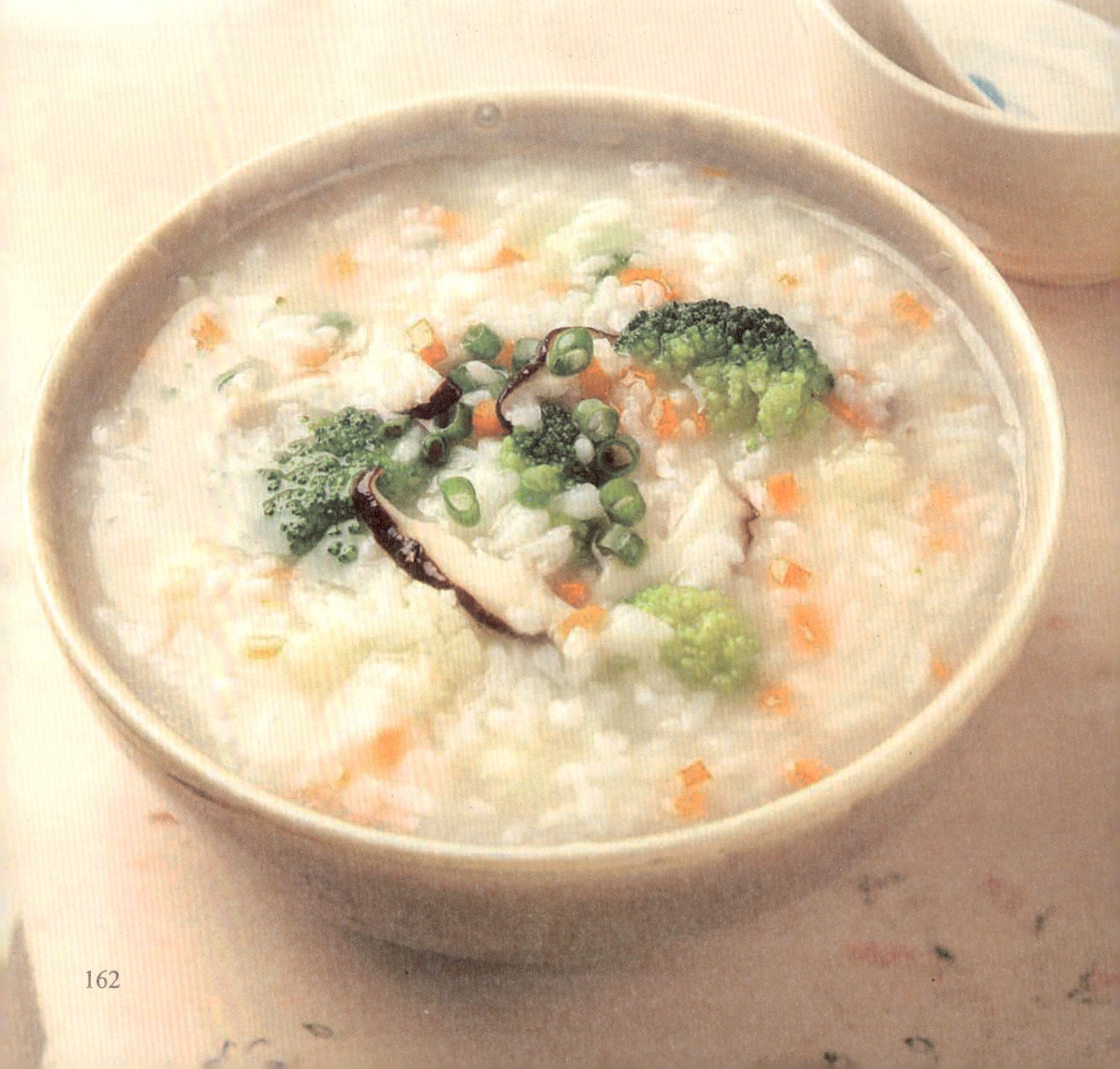

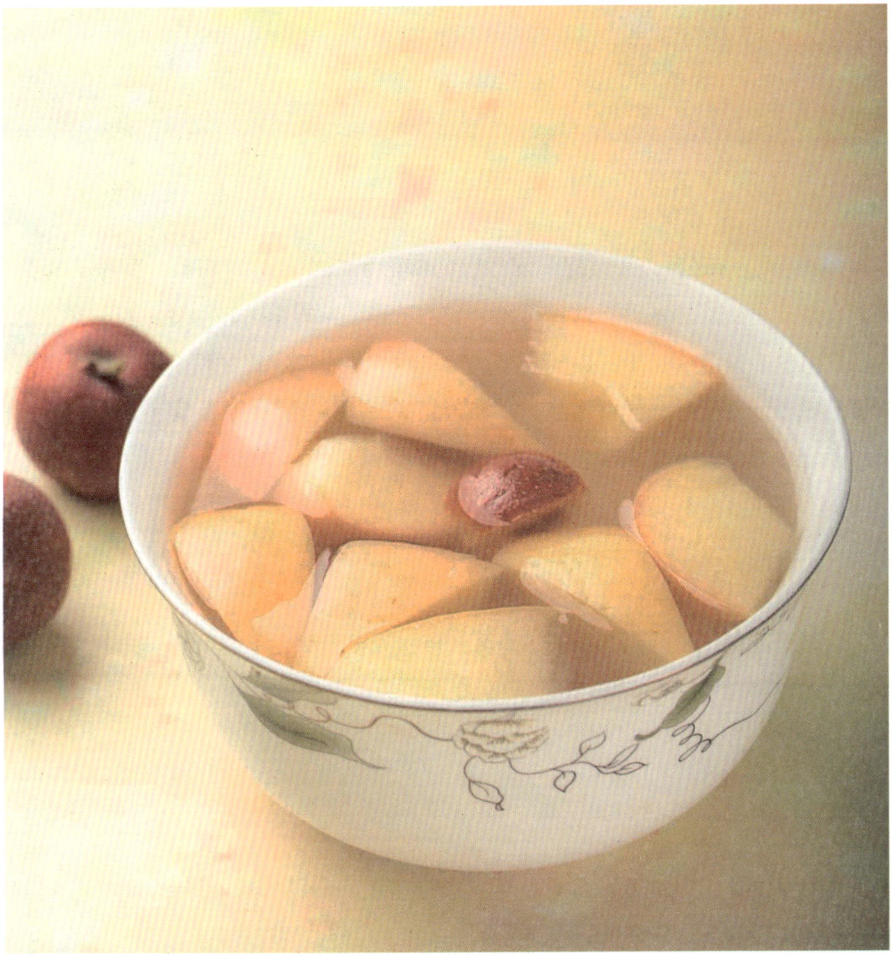

雪梨苹果山楂汤

材料

苹果100克，雪梨90克，山楂80克，冰糖40克

做法

1. 将洗净的雪梨去核，切小瓣，再把果肉切成块，洗好的苹果切瓣，去核，把果肉切成块，洗净的山楂去除头尾，对半切开，去核，再切成小块。
2. 砂锅中注水烧开，倒入切好的食材拌匀，用大火煮沸，再盖上盖，转小火煮约3分钟至食材熟软，揭盖，倒入备好的冰糖拌匀，用中火续煮至糖分溶化。
3. 关火后盛出煮好的山楂汤，装入汤碗中即成。

胃痛

胃痛是中医病症名，《灵枢·邪气脏腑病形》指出：“胃病者，腹胀，胃脘当心而痛。”胃痛多由外感寒邪、饮食所伤、情志不畅和脾胃素虚等引发。西医学的急性胃炎、慢性胃炎、胃溃疡、十二指肠溃疡、功能性消化不良、胃黏膜脱垂等以上腹部疼痛为主要症状者，属于中医学胃痛范畴。临床症状如胃脘部疼痛、上腹不适、饭后泛酸、嗳气，甚至恶心、呕吐等。治疗以理气和胃为大法，根据不同症候，采取相应治法。

外邪犯胃

外感寒湿热诸邪，内客于胃，皆可致胃脘气机阻滞，不通则痛。其中尤以寒邪为多，所以要避免受寒，保持胃部的温度。

饮食伤胃

饮食不节，过饥过饱，损伤脾胃，胃气壅滞，不通则痛。避免胃痛应忌暴饮暴食，每餐定时定量，细嚼慢咽。避免食用辛辣、生冷、油腻等食物。

情志不畅

忧思恼怒，伤肝损脾，肝失疏泄，横逆犯胃，脾失健运，胃气阻滞，均致胃失和降，而发胃痛。过度的精神刺激和情绪波动会引起大脑皮层的功能失调，导致胃壁血管痉挛性收缩，从而引发胃炎、胃溃疡。

素体脾虚

中医理论认为，脾胃为仓禀之官，主受纳运化水谷，若素体脾胃虚弱，运化失职，气机不畅或中阳不足，中焦虚寒，失其温阳而发胃痛。所以要注重调养肝脾。

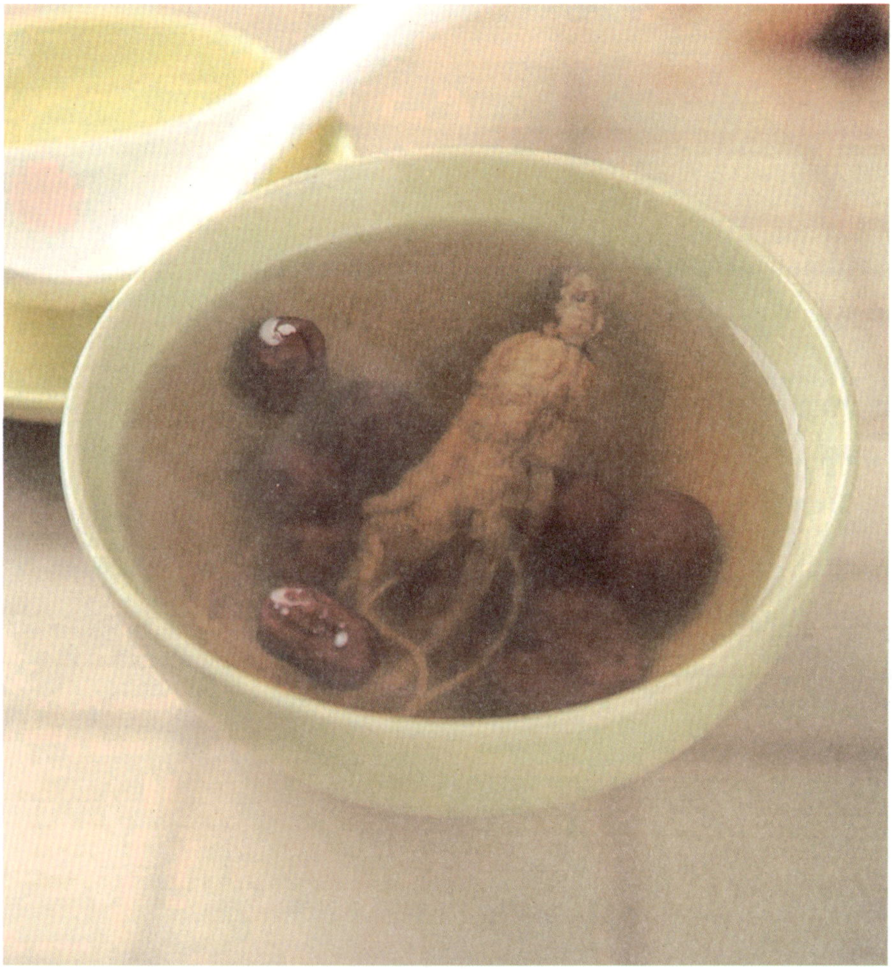

人参红枣汤

材料

人参10克，红枣15克

做法

1. 砂锅中注入适量清水烧热。
2. 倒入洗好的红枣、人参，拌匀。
3. 盖上盖，煮开后用小火煮30分钟至药材析出有效成分。
4. 揭盖，关火后盛出煮好的药汤，装入碗中。
5. 趁热饮用即可。

牛奶粥

材料

牛奶400毫升，水发大米250克

做法

1. 砂锅中注入适量的清水大火烧热。
2. 倒入牛奶、大米，搅拌均匀。
3. 盖上锅盖，大火烧开后转小火煮30分钟至熟软。
4. 掀开锅盖，持续搅拌片刻。
5. 将粥盛出装入碗中即可。

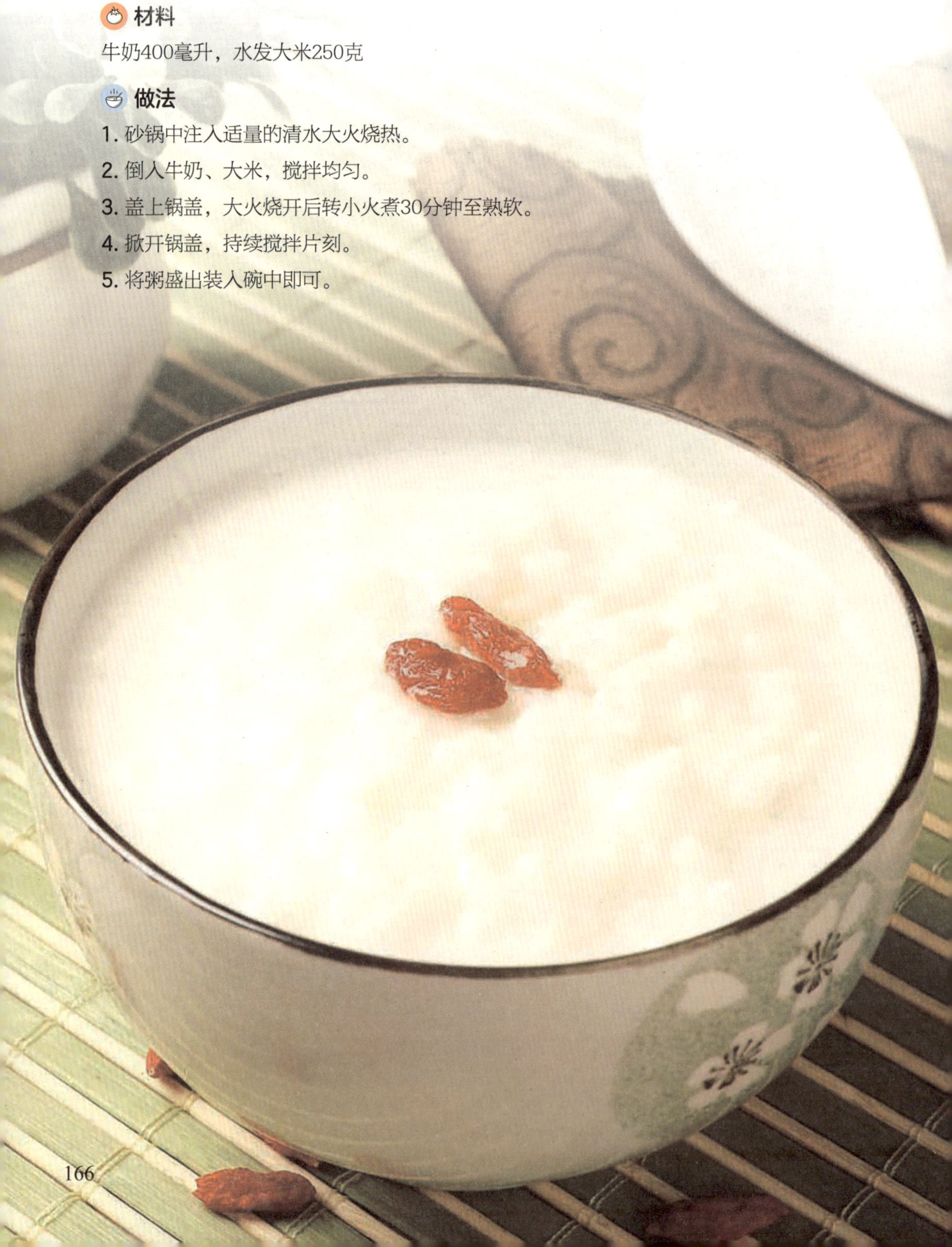

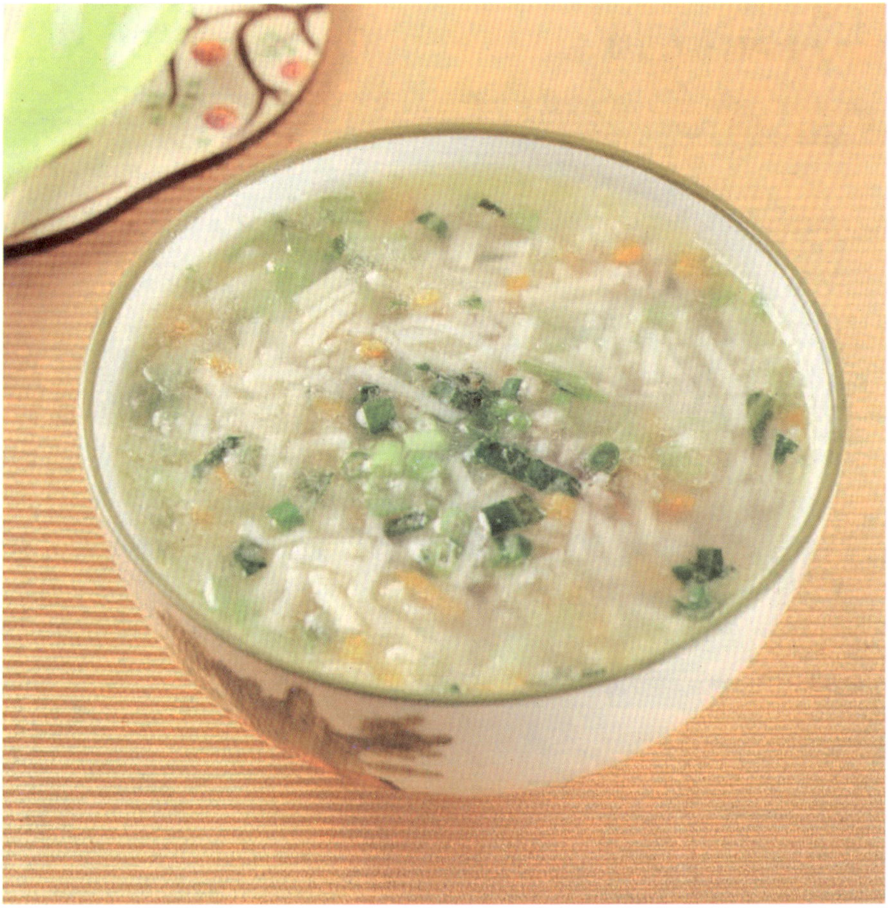

肉末碎面条

材料

肉末50克，油菜、胡萝卜各适量，水发面条120克，葱花少许，盐2克，食用油适量

做法

1. 将去皮洗净的胡萝卜切片，切成细丝，再切成丁；洗好的油菜切粗丝，再切成粒；面条切成小段；把切好的食材分别装在盘中，待用。
2. 用油起锅，倒入备好的肉末，翻炒至其松散、变色；再下入胡萝卜丁、油菜，翻炒；注入适量清水，翻动拌匀；再加入盐，拌匀调味；用大火煮片刻，待汤汁沸腾后下入面条，转中火煮至食材熟透。关火后盛出，撒上葱花即成。

木耳烩豆腐

材料

豆腐200克，木耳50克，蒜末、葱花各少许，盐3克，鸡粉2克，生抽、老抽、料酒、水淀粉、食用油各适量

做法

1. 把洗好的豆腐切成条，再切成小方块。
2. 洗净的木耳切成小块。
3. 锅中注入适量清水烧开，加少许盐，倒入豆腐块，煮1分钟，捞出，装入盘中，待用。
4. 把切好的木耳倒入沸水锅中，煮半分钟，捞出，待用。
5. 用油起锅，放入蒜末、葱花，爆香。倒入木耳，炒匀，淋入适量料酒，炒香。加入少许清水，放入适量生抽。加入适量盐、鸡粉。淋入少许老抽，拌匀煮沸。
6. 放入焯煮过的豆腐，搅匀，煮2分钟至熟。倒入适量水淀粉勾芡。
7. 盛出锅中的食材，装入碗中，

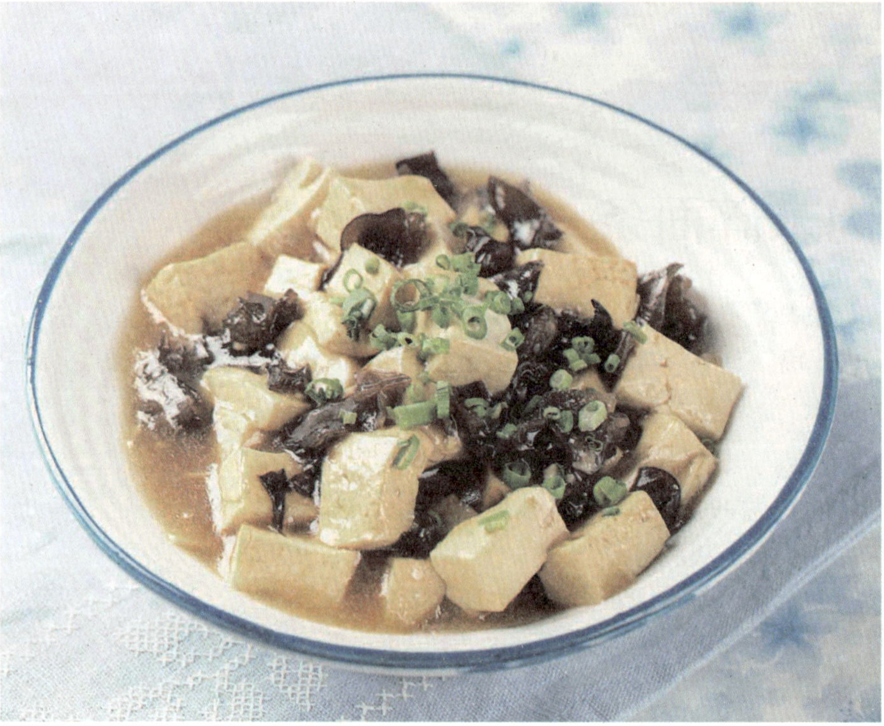

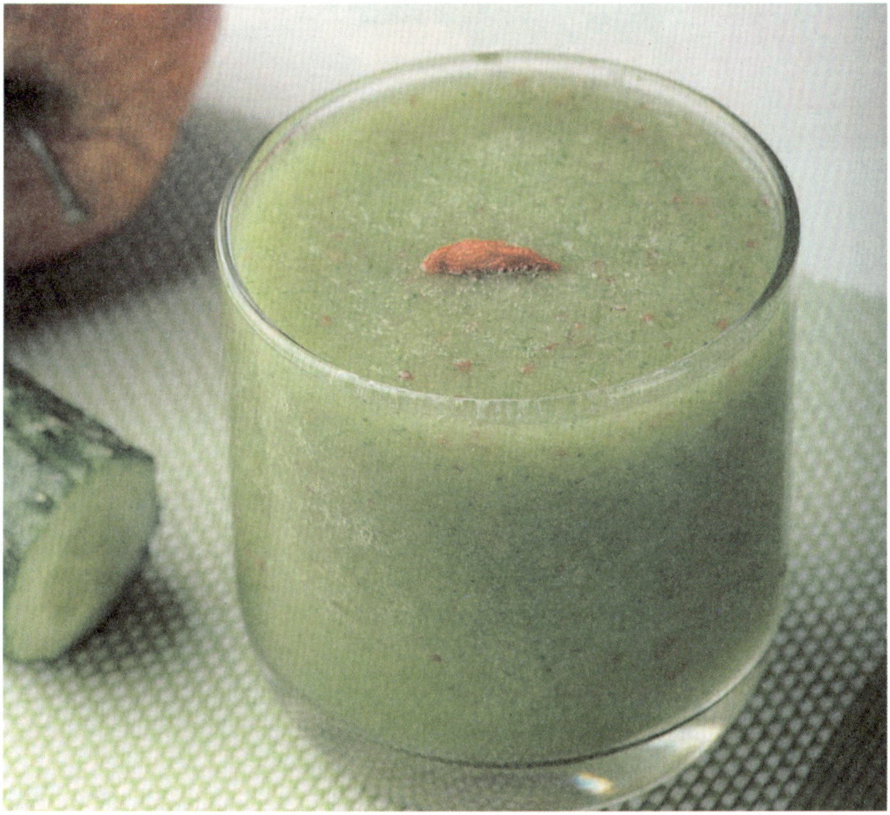

黄瓜苹果汁

材料

黄瓜120克，苹果120克，蜂蜜15毫升

做法

1. 洗好的黄瓜切条，改切成丁。
2. 洗净的苹果切瓣，去核，再切成小块，备用。
3. 取榨汁机，选择搅拌刀座组合，倒入切好的黄瓜、苹果。
4. 倒入适量矿泉水。
5. 盖上盖，选择“榨汁”功能，榨取果蔬汁。
6. 揭盖，加入适量蜂蜜。
7. 盖上盖，选择“榨汁”功能，搅拌均匀。
8. 揭开盖，将榨好的果蔬汁倒入杯中即可。

不孕症

医学研究认为，排卵障碍、输卵管异常、不明原因的不孕、子宫内膜异位症和其他如免疫学不孕均是女性不孕的重要病因，其中又以排卵障碍、输卵管异常为主。感染和手术操作极易使输卵管黏膜受损，进而纤毛消失，蠕动障碍，以及阻塞或与周围组织粘连，影响输卵管的通畅性功能。因此，输卵管阻塞或通而不畅是女性不孕的重要原因。慢性排卵障碍是很多内分泌疾病的共同表现，占妇女的20%～25%。临床表现主要为月经不规则甚至闭经，周期短于26天或长于32天提示有排卵异常。内分泌失调也会诱发不孕症，内分泌失调的常见临床症状，如出现色斑、粉刺、痘痘等肌肤问题，情绪变化大，脾气暴躁，出现乳房胀痛、乳腺增生等乳房疾病。为避免压力过度、不良饮食习惯及生活习惯导致的体内激素分泌异常，小细节也要引起重视。腰骶部酸痛、白带增多、月经规律但经血增多、经期延长、痛经等现象都是子宫向你发出的求救信号，不能轻视妇科疾病，其严重程度将影响机体的妊娠率。

健康饮食，调养不孕症

1.维生素E又称“生育酚”，能够提高女性的生育能力。坚果、谷类、豆类等都是富含维生素E的食物。

2.高油脂、高蛋白质饮食是与素食完全相反的一种饮食方式，对妊娠没有直接不良影响，但这些食物容易导致身体发胖，身体发胖就会影响内分泌，使女性月经紊乱、排卵不良。

3.有生育计划的女性不宜吃素。医学研究证明，女性经常吃素，摄入的食物中蛋白质过少，会对体内激素分泌造成破坏性影响，易使月经周期紊乱或者不排卵，会导致生殖机能异常，甚至会严重影响生殖能力。

4.少吃冰激凌、雪糕、冰镇饮料等寒凉食物，这些食物进入女性体内会消耗阳气，导致寒邪内生，侵害子宫，引起宫寒，造成盆腔瘀血，容易导致不孕。

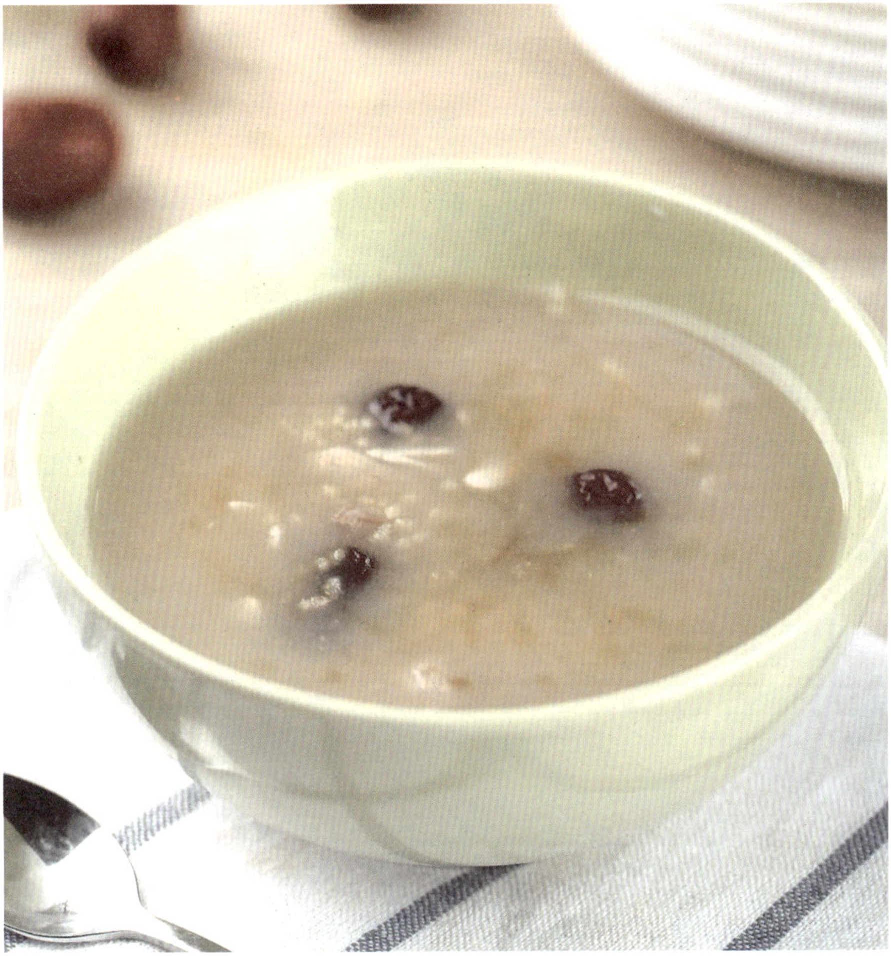

红糖小米粥

材料

小米400克，红枣8克，花生10克，瓜子仁15克，红糖15克

做法

1. 砂锅中注入适量的清水大火烧开，倒入备好的小米、花生、瓜子仁拌匀，盖上锅盖，大火煮开后转小火煮20分钟，掀开锅盖，倒入红枣搅匀，盖上锅盖，续煮5分钟，掀开锅盖，加入些许红糖。
2. 持续搅拌片刻。
3. 将煮好的粥盛出装入碗中即可。

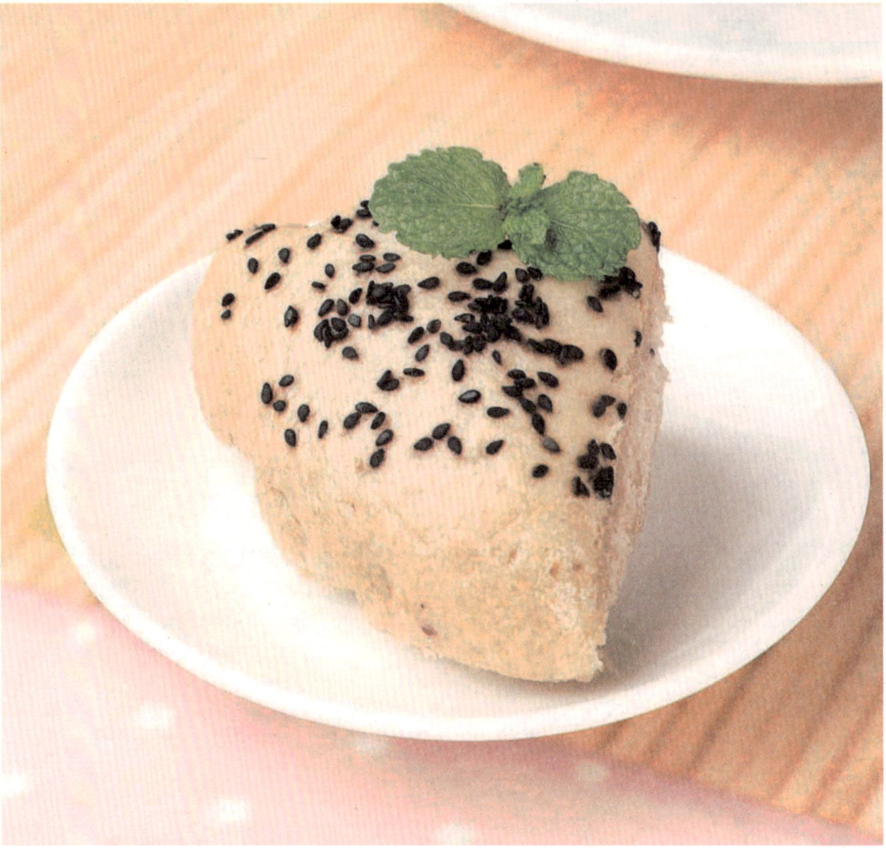

桑葚芝麻糕

材料

面粉、黏米粉各250克，鲜桑葚100克，黑芝麻35克，酵母5克，白糖25克

做法

1. 锅中注入适量清水烧开，倒入备好的桑葚，熬煮约10分钟，至煮出桑葚汁，关火后捞出桑葚渣，将桑葚汁装在碗中，放凉待用。
2. 取一大碗，倒入面粉、黏米粉，放入酵母，撒上白糖拌匀，注入备好的桑葚汁，混合均匀，揉搓一会儿，制成纯滑面团，用保鲜膜封住碗口，静置约1小时，待用。
3. 取发酵好的面团，揉成面饼状，放入蒸盘中，撒上黑芝麻，即成芝麻糕生坯，蒸锅上火烧开，放入蒸盘，用大火蒸约15分钟至生坯熟透，关火后取出蒸盘即可。

山药杏仁糊

材料

山药180克，小米饭170克，杏仁30克，白醋少许

做法

1. 将去皮洗净的山药切片，再切条，改切成丁。
2. 锅中注入适量清水烧开，倒入切好的山药。
3. 加入少许白醋，拌匀，煮2分钟至熟透。
4. 把煮熟的山药捞出装盘。
5. 取榨汁机，选搅拌刀座组合，把山药倒入榨汁机杯中。
6. 加入小米饭、杏仁，倒入适量清水。
7. 盖上盖子，选择“搅拌”功能，榨成糊。
8. 把山药杏仁糊倒入汤锅中，用勺子持续搅拌匀，再用小火煮约1分钟。
9. 把煮好的山药杏仁糊盛出，装入碗中即可。

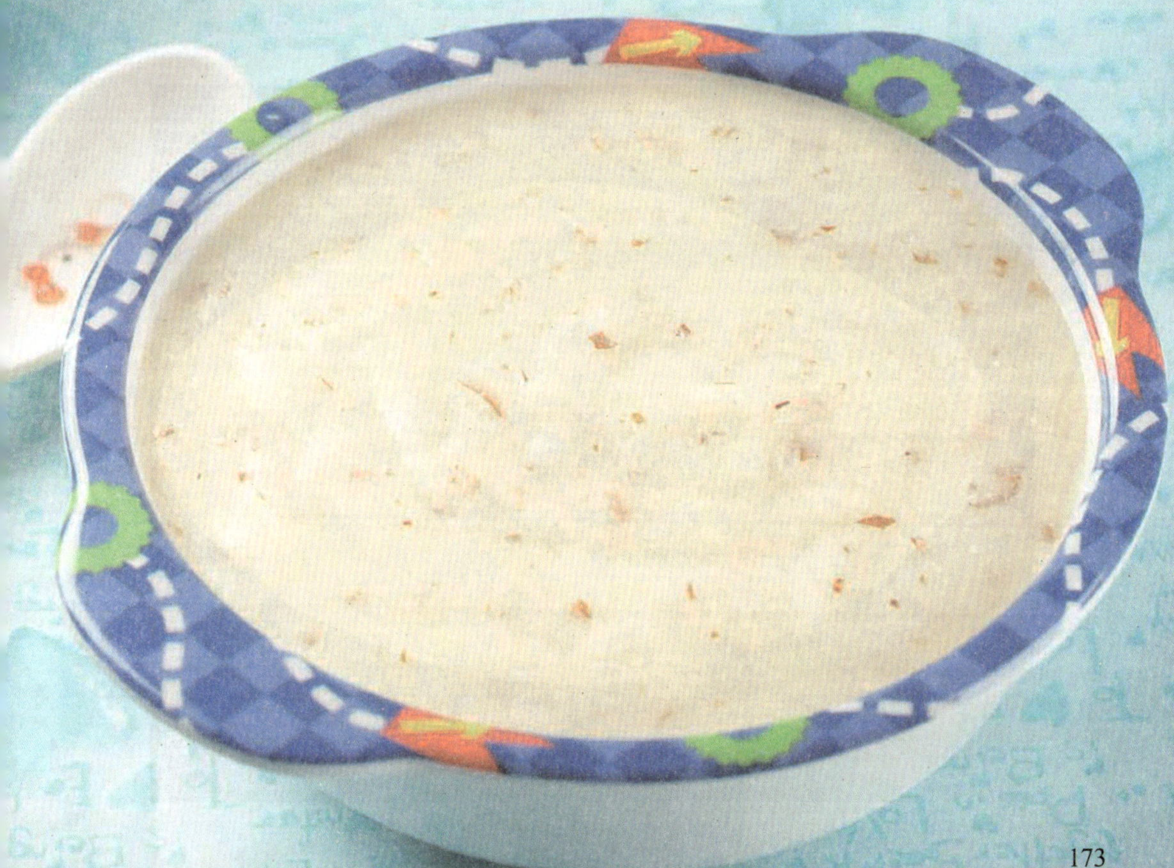

山药香菇瘦肉粥

材料

山药180克，鲜香菇45克，瘦肉90克，水发大米150克，葱花少许，盐4克，鸡粉3克，芝麻油3毫升，水淀粉6毫升，食用油少许

做法

1. 把洗净的瘦肉切成薄片。洗好的香菇切成片。去皮洗净的山药切成片。
2. 将瘦肉片放入碗中，加入少许盐、鸡粉，再淋入少许水淀粉，拌匀。注入适量食用油，腌渍约10分钟。
3. 砂锅中倒入800毫升清水烧开。倒入大米，轻轻搅拌几下。再盖上盖子，煮沸后用小火续煮约30分钟至大米成粥。
4. 取下盖子，放入切好的山药、香菇，搅拌匀。再煮约3分钟至断生。
5. 下入腌渍好的瘦肉片，拌匀，煮至沸腾。
6. 加入盐、鸡粉，淋入少许芝麻油。
7. 拌煮至入味，盛出后撒上葱花即可。

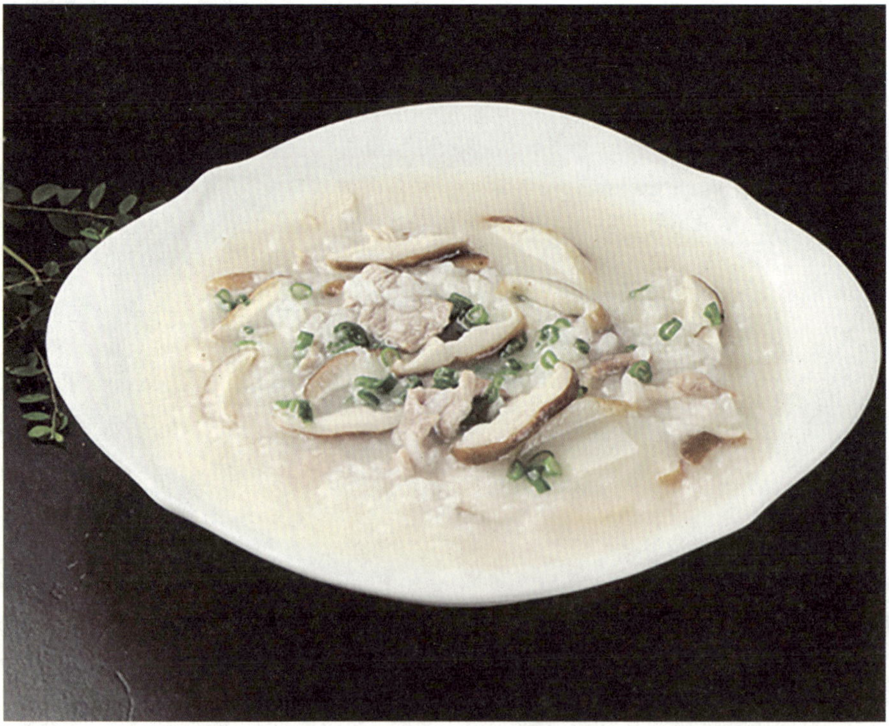

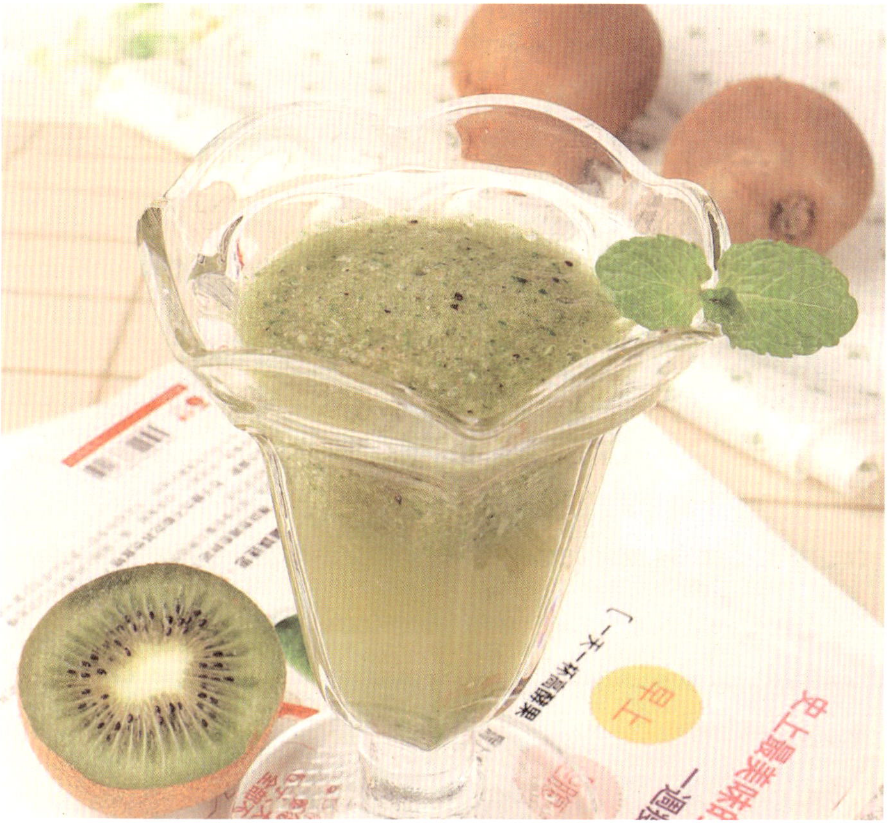

油菜猕猴桃柚汁

材料

油菜50克，去皮猕猴桃80克，葡萄柚50克

做法

1. 洗净去皮的猕猴桃切块。
2. 洗净的油菜切块。
3. 葡萄柚去皮取果肉，切块，待用。
4. 将切好的葡萄柚和油菜倒入榨汁机中。
5. 放入切好的猕猴桃。
6. 注入100毫升凉开水。
7. 盖上盖，启动榨汁机，榨约30秒成蔬果汁。
8. 断电后将蔬果汁倒入杯中即可。

冠心病

冠状动脉粥样硬化性心脏病是冠状动脉血管发生动脉粥样硬化病变而引起血管腔狭窄或阻塞，造成心肌缺血、缺氧或坏死而导致的心脏病，常常被称为“冠心病”。世界卫生组织将冠心病分为5大类：无症状心肌缺血（隐匿性冠心病）、心绞痛、心肌梗死、缺血性心力衰竭（缺血性心脏病）和猝死5种临床类型。中老年人、吸烟者、高血压患者、糖尿病患者、肥胖者均为多发群体，常见症状包括胸痛、发热、惊恐、出汗、恶心、呕吐。目前，国内冠心病的患病率城市为1.59%，农村为0.48%，近年，呈上升趋势。冠心病的发作常常与季节变化、情绪激动、体力活动增加、饱食、大量吸烟和饮酒等有关。

健康调理

1.体重过高会增加心脏负荷，加重血压上升；注意控制体重，切忌暴饮暴食，否则血脂的突然增高也会加重心脏的负担。

2.高热量的饮食使血脂、血压水平增高，因此要养成合理的饮食习惯，不偏食。少吃高胆固醇、高脂肪的食物，如蛋黄、鱼子、动物内脏等。少吃肉，多吃蔬菜和水果。

3.不要吸烟、喝酒。吸烟会使动脉壁收缩，能诱发动脉粥样硬化；喝酒则会容易使情绪激动，导致血压升高，从而引发冠心病。

4.保持充足的睡眠，使情绪稳定，舒缓精神压力，切忌急躁、激动或闷闷不乐，避免情绪过度紧张。

5.坚持适当的体育锻炼，增强体质。

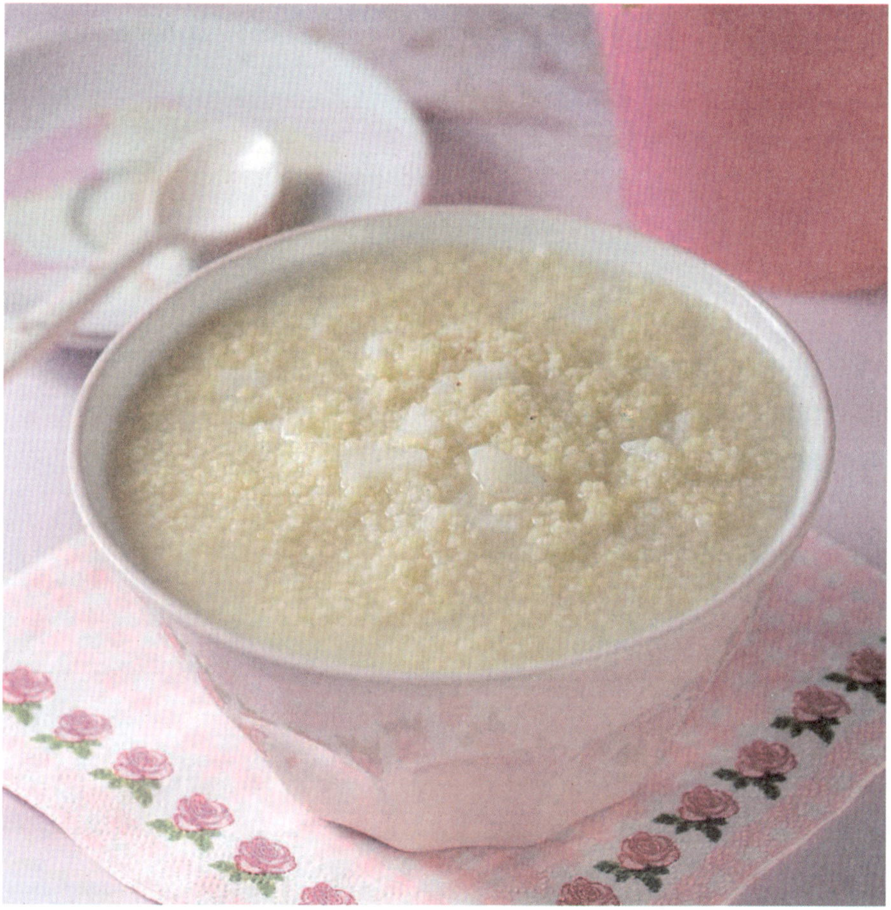

小米山药甜粥

材料

水发小米230克，山药110克，白糖15克

做法

1. 将洗净去皮的山药切成条，再切成丁，备用。
2. 锅中注水烧开，倒入洗净的小米，拌匀。大火煮开后转小火煮40分钟至小米熟软；倒入切好的山药，拌匀。
3. 煮开后用小火煮20分钟至全部食材熟透，加入适量白糖，关火后盛出煮好的粥即可。

西红柿紫菜蛋花汤

材料

西红柿100克，鸡蛋1个，水发紫菜50克，葱花少许，盐2克，鸡粉2克，胡椒粉、食用油各适量

做法

1. 洗好的西红柿对半切开，再切成小块。
2. 鸡蛋打入碗中，用筷子打散、搅匀。
3. 用油起锅，倒入西红柿，翻炒片刻。
4. 加入适量清水，煮至沸腾。
5. 盖上盖，用中火煮1分钟。
6. 揭开盖，放入洗净的紫菜，搅拌均匀。
7. 加入适量鸡粉、盐、胡椒粉，搅匀调味。
8. 倒入蛋液，搅散至浮起蛋花。
9. 盛出煮好的蛋汤，装入碗中，撒上葱花即可。

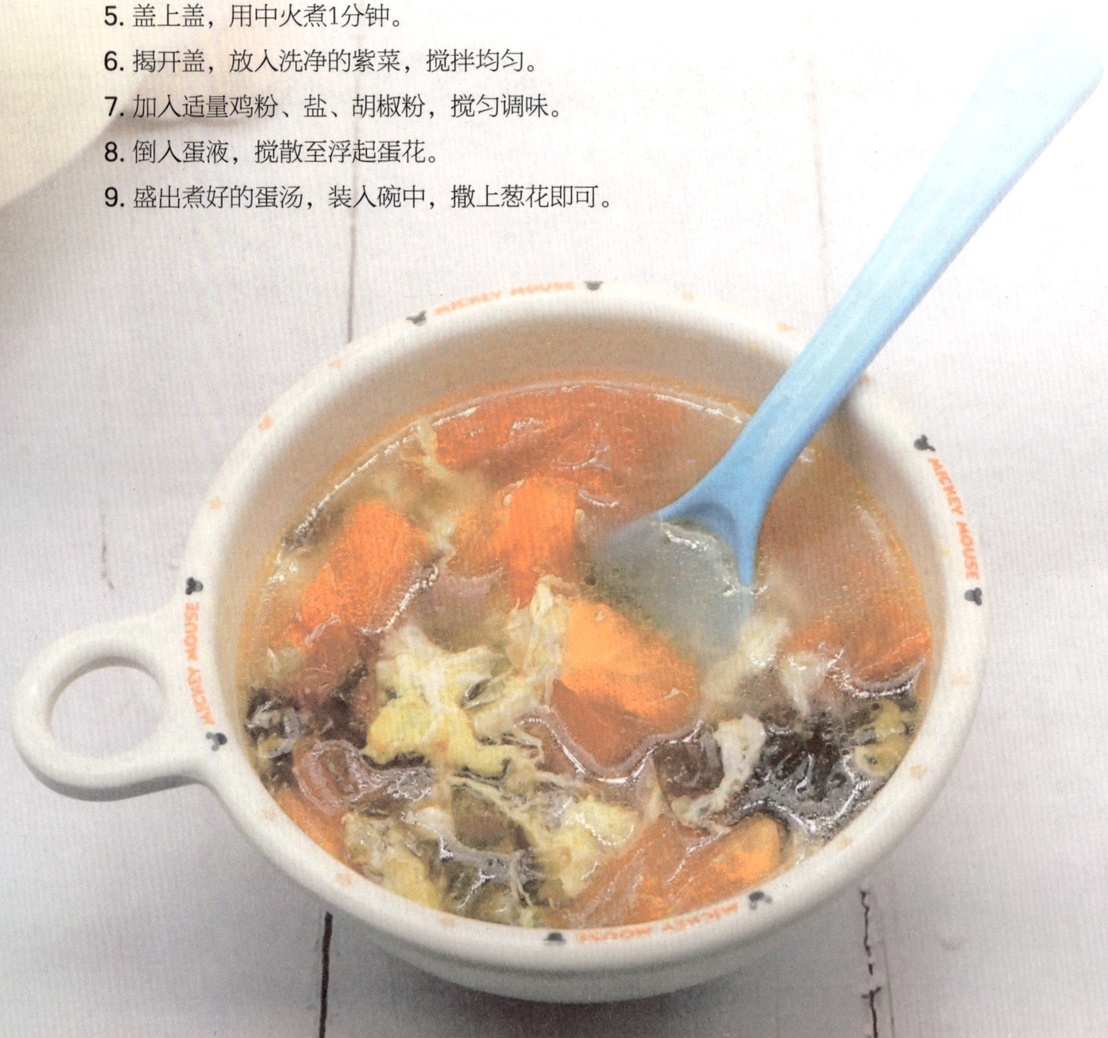

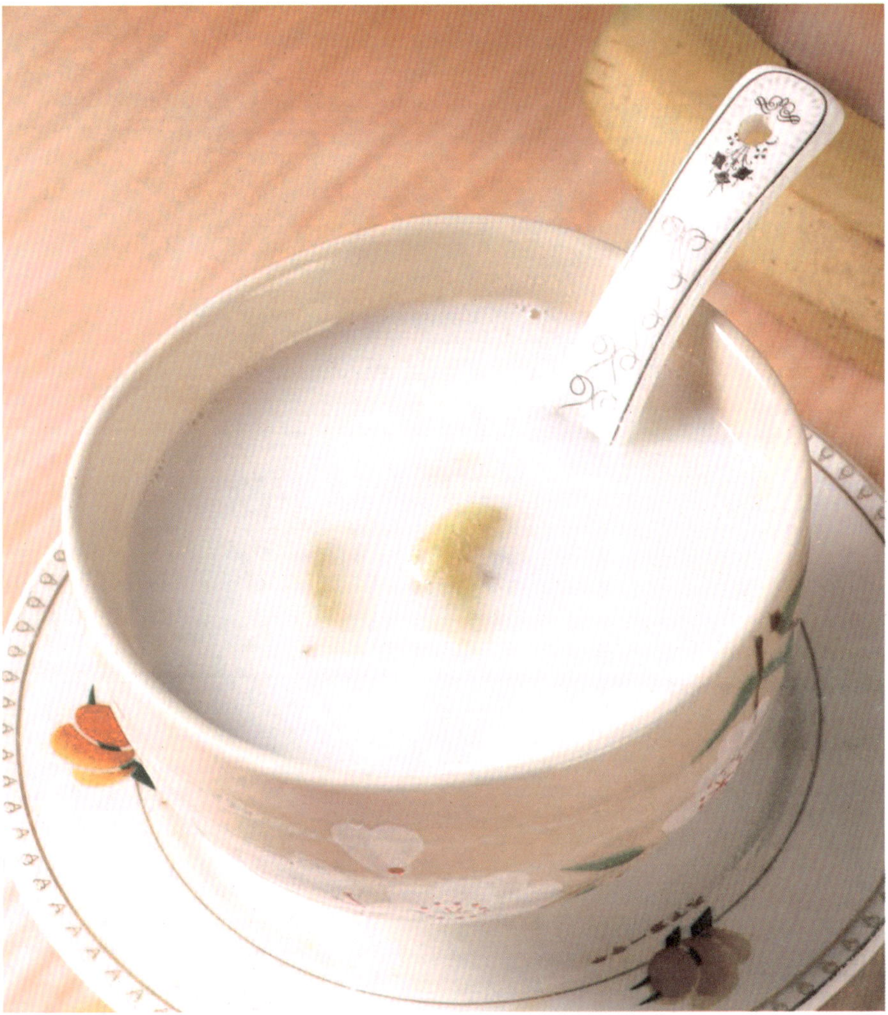

香蕉牛奶甜汤

材料

香蕉60克，牛奶少许，白糖适量

做法

1. 香蕉去皮，切成小块，备用。
2. 锅中注入适量清水烧开，将香蕉倒入锅中，搅拌片刻，盖上锅盖，用小火煮7分钟，揭开锅盖，倒入备好的牛奶，加入适量白糖，搅拌片刻至其溶化。
3. 将煮好的香蕉甜汤盛出，装入碗中即可。

西瓜汁

材料

西瓜400克

做法

1. 洗净去皮的西瓜切小块。
2. 取榨汁机，选择搅拌刀座组合，放入西瓜，加入少许矿泉水。
3. 盖上盖，选择“榨汁”功能，榨取西瓜汁，倒入杯中即可。

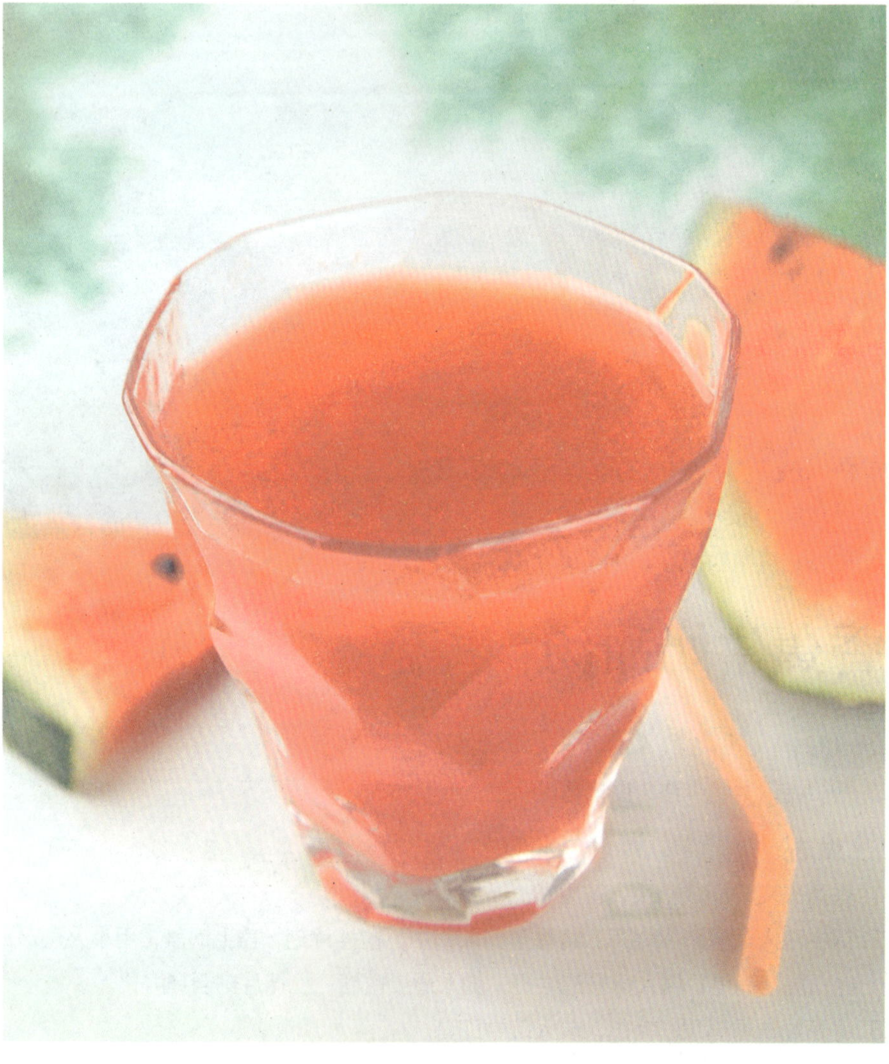

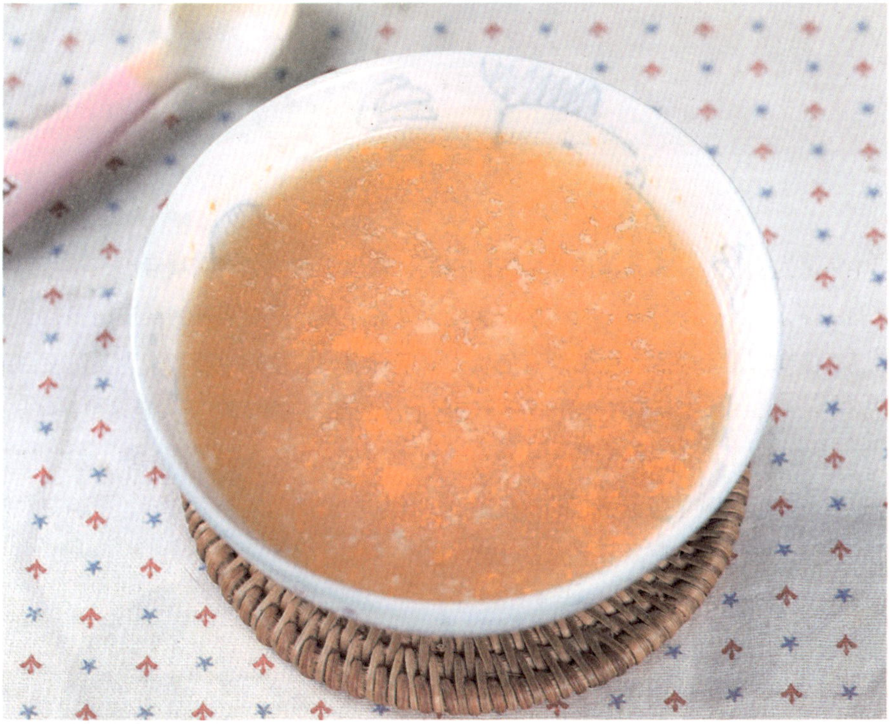

土豆胡萝卜肉末羹

材料

土豆110克，胡萝卜85克，肉末50克

做法

1. 把去皮洗净的土豆切成块。
2. 洗好的胡萝卜切成片。
3. 把胡萝卜和土豆分别装盘，放入烧开的蒸锅中。
4. 盖上盖，用中火蒸15分钟至熟。
5. 揭盖，把蒸好的胡萝卜、土豆取出。
6. 取榨汁机，选搅拌刀座组合，把土豆、胡萝卜倒入杯中，加入适量清水。
7. 盖上盖子，选择“搅拌”功能，榨取土豆胡萝卜汁。
8. 把榨好的蔬菜汁倒入碗中。
9. 砂锅中注入适量清水烧开，放入肉末，倒入榨好的蔬菜汁，拌匀煮沸。
10. 用勺子持续搅拌，煮至食材熟透即可。

脱发、白发

中医认为，脱发的根本原因是肾气的衰弱，肾气阴两虚或者肾精亏虚，头发得不到充足的滋养，因此逐渐脱落。其中肾气阴两虚型的脱发，主要表现为头皮屑多，头皮瘙痒，同时伴有耳聋耳鸣、腰膝酸软等症状。肾精亏虚型脱发则主要表现为头发发白或者发黄，没有光泽，虽然头屑较少，但是伴随着心烦意乱、头晕耳鸣、失眠多梦等症状。

《黄帝内经》中提及脱发的表述有：“女子五七，阳明脉衰，面始焦，发始堕。”可通过穴位按摩来改善肾虚引起的脱发问题，比如按摩风池穴、百会穴、三阴交穴等。生活中应保证充足的睡眠，不宜洗头过勤，也不宜使用塑料和尼龙的梳子及脱脂性或者强碱性的洗发水。

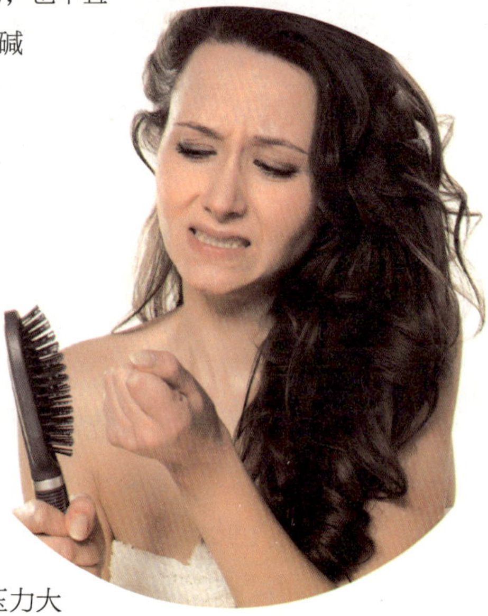

《黄帝内经》中提到：“女子七岁，肾气盛，齿更发长……六七，三阳脉衰于上，面皆焦，发始白。”先天性长白发与遗传有关，后天性长白发与精神压力、饮食失调有密切的关系。中医认为发为血之余，又发表于肾，所以说肾其华在发，当心肾不交时，或先天禀赋不足，或思虑过度耗伤精血，或担惊受怕伤肾精时，头发都会变白。压力大是导致白发的一个重要因素，因此要懂得精神调节，避免精神高度紧张、操劳过度。

中医说五脏主五色，肾对应的是黑色，所以除了芝麻，多吃黑豆、黑木耳等黑色食物，也有补肾乌发的作用。注意补气血，可用杜仲泡水作茶饮，多吃枸杞子、黑芝麻等。

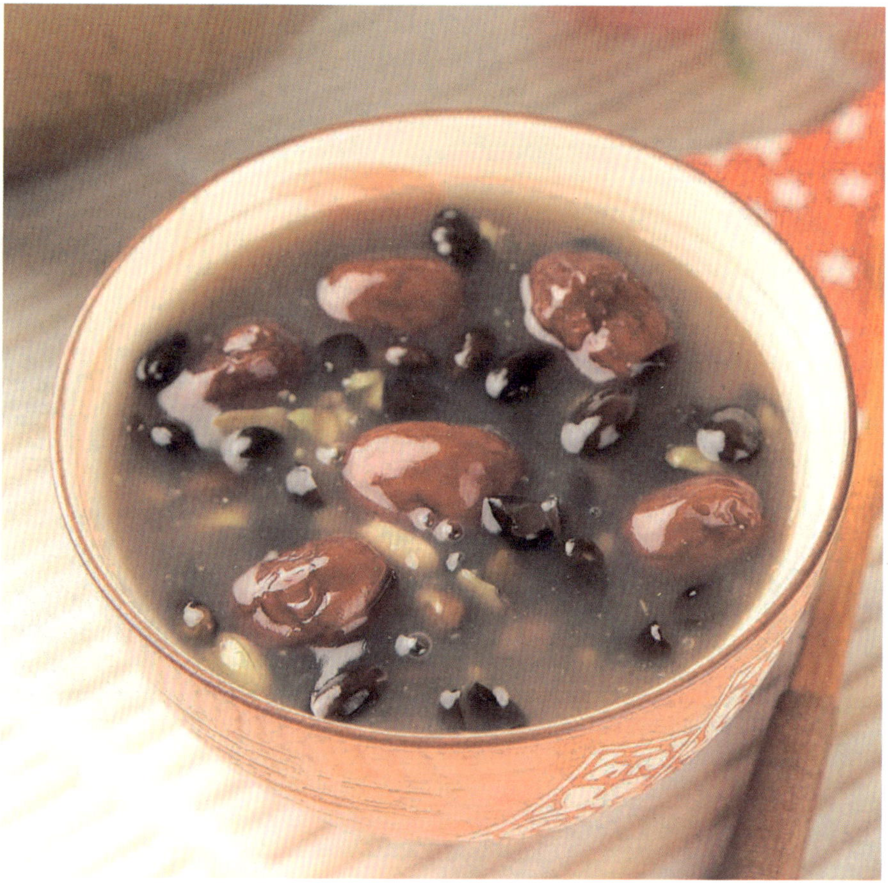

红枣黑豆粥

材料

水发黑豆100克，红枣10克，白糖适量

做法

1. 砂锅注入适量清水烧开，放入泡好的黑豆。
2. 倒入洗净的红枣，搅匀。
3. 用大火煮开。
4. 加盖，用小火煮1小时至粥熟软浓稠。
5. 揭盖，关火后，倒入白糖。
6. 搅匀至白糖溶化。
7. 盛出粥，装碗即可。

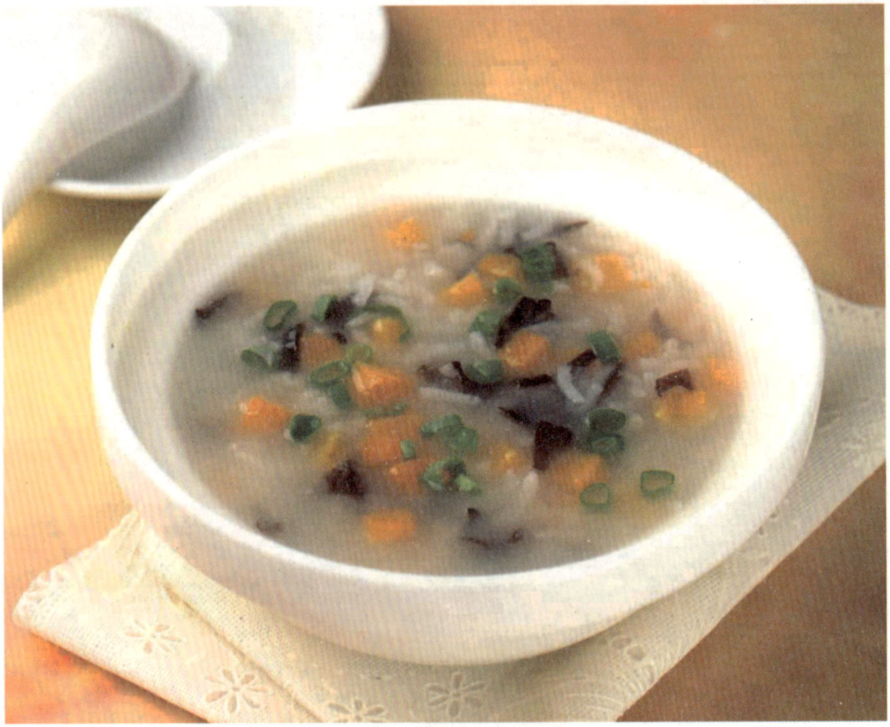

南瓜木耳糯米粥

材料

水发糯米100克，水发黑木耳80克，南瓜50克，葱花少许，盐、鸡粉各2克，食用油少许

做法

1. 将洗净去皮的南瓜切片，再切条形，改切成丁。
2. 洗净的黑木耳切碎，备用。
3. 砂锅中注入适量清水烧开，倒入洗好的糯米。
4. 拌煮至沸，再放入切好的黑木耳，搅拌匀。
5. 盖上盖，烧开后用小火煮约30分钟，至食材熟软。
6. 揭盖，倒入南瓜丁，快速搅拌匀。
7. 再盖好盖，用小火续煮约15分钟，至全部食材熟透。
8. 取下盖子，加入少许盐、鸡粉，拌匀调味。
9. 淋入少许食用油，转中火拌煮至入味，关火后盛出后撒上葱花即可。

芝麻杏仁粥

材料

水发大米120克，黑芝麻6克，杏仁12克，冰糖25克

做法

1. 锅中注入适量清水，用大火烧热。
2. 放入洗净的杏仁，倒入泡好的大米，搅拌匀。
3. 再撒上洗净的黑芝麻，轻轻搅拌几下，使食材散开。
4. 盖上盖子，用大火煮沸，再转小火煮约30分钟至米粒变软。
5. 取下盖子，放入备好的冰糖，轻轻搅拌匀。
6. 再用中火续煮一会，至糖分完全溶化。
7. 关火后盛出煮好的粥。
8. 装在碗中即成。

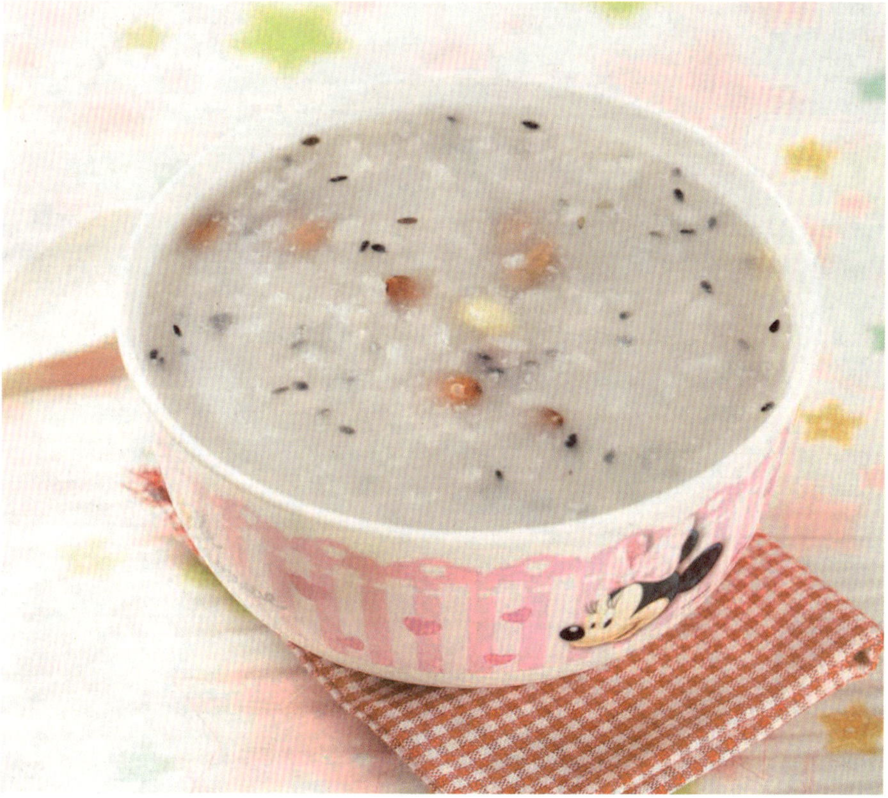

人参当归煲猪腰

材料

猪腰200克，人参5克，当归5克，姜片少许，料酒12毫升

做法

1. 处理好的猪腰用平刀切开，除去白色筋膜，再切成小片，备用。
2. 砂锅中注入适量清水，用大火烧热，倒入备好的当归、人参、姜片，再倒入猪腰，淋入少许料酒，搅拌均匀，盖上锅盖，用中火煮约20分钟至食材熟透。
3. 揭开锅盖，搅拌片刻，关火后将煮好的汤盛出，装入碗中即可。

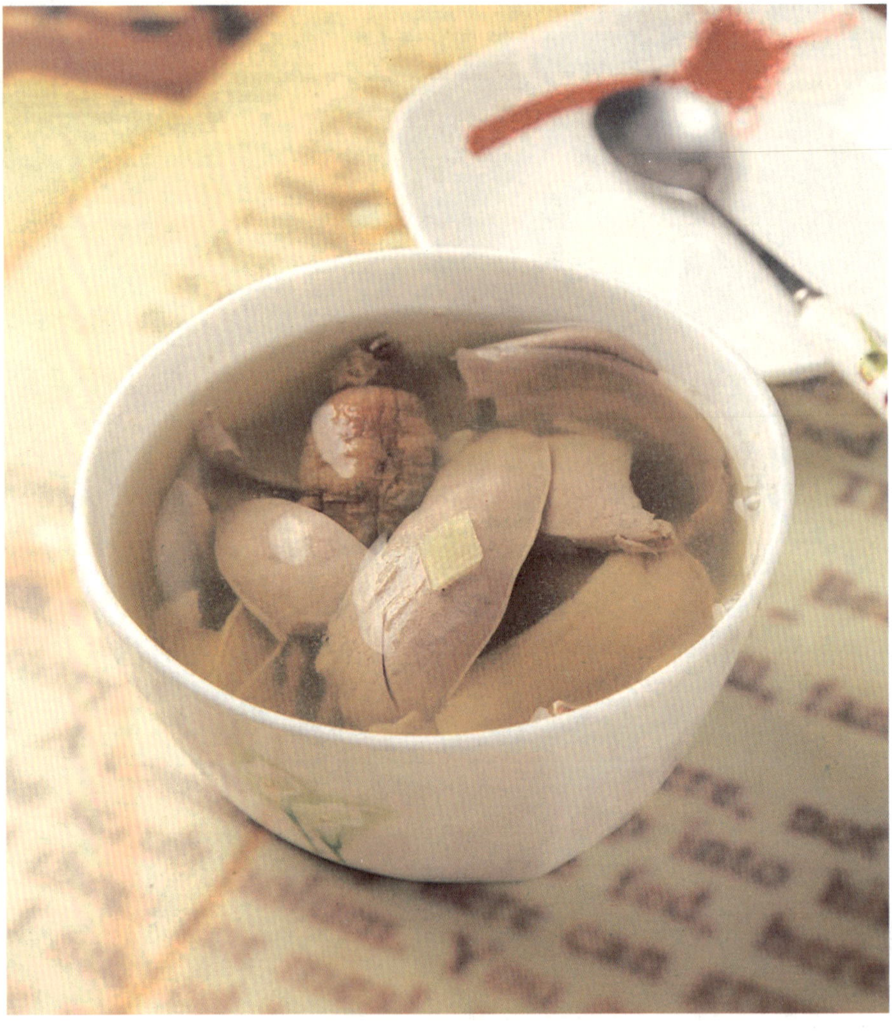

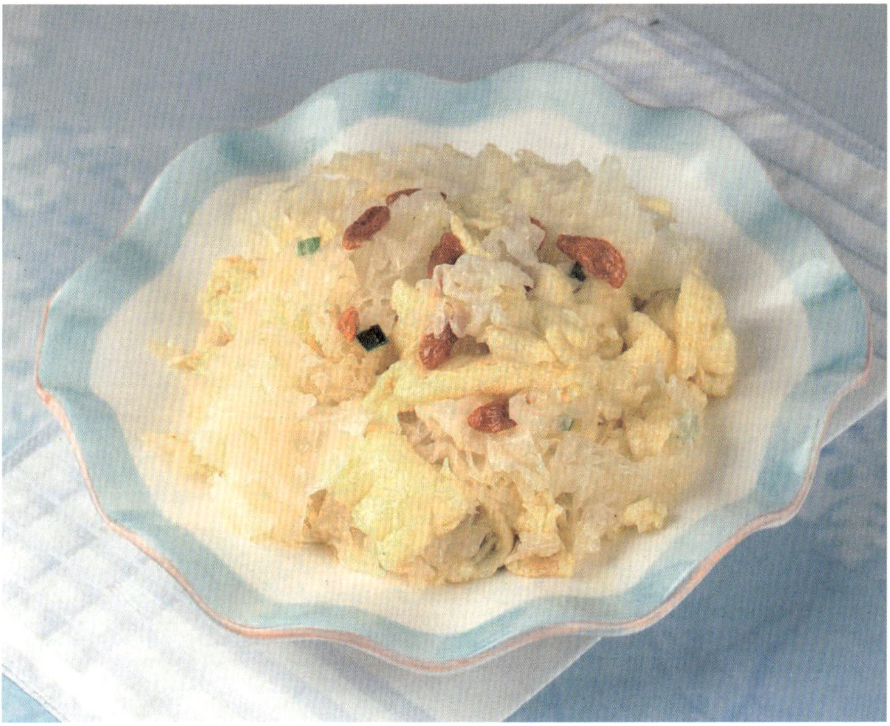

银耳枸杞炒鸡蛋

材料

水发银耳100克，鸡蛋3个，枸杞10克，葱花少许，盐3克，鸡粉2克，水淀粉14毫升，食用油适量

做法

1. 洗好的银耳切去黄色根部，切成小块。
2. 鸡蛋打入碗中，加入少许盐、鸡粉，淋入适量水淀粉，用筷子打散调匀。
3. 锅中注入适量清水烧开，加入切好的银耳，放入少许盐，拌匀，煮半分钟，至其断生，捞出，沥干水分，待用。
4. 用油起锅，倒入蛋液，炒至熟，盛出，装入碗中，备用。
5. 锅底留油，倒入焯过水的银耳，放入鸡蛋。
6. 放入洗净的枸杞，加入葱花，翻炒匀。
7. 加入盐、鸡粉，炒匀调味，淋入适量水淀粉，快速翻炒均匀。
8. 关火后盛出炒好的食材即可。

肩周炎

肩关节周围炎简称肩周炎，俗称凝肩、五十肩。肩关节周围炎是以肩关节疼痛和活动不便为主要症状的常见病症。本病的好发年龄在50岁左右，女性发病率略高于男性，多见于体力劳动者。如得不到有效的治疗，有可能严重影响肩关节的活动功能。

临床症状

1. 肩部疼痛

起初肩部呈阵发性疼痛，多数为慢性发作，以后疼痛逐渐加剧或钝痛，或刀割样痛，且呈持续性，气候变化或劳累后常使疼痛加重，疼痛可向颈项及上肢（特别是肘部）扩散，当肩部偶然受到碰撞或牵拉时，常可引起撕裂样剧痛。

2. 肩关节活动受限

肩关节向各方向活动均可受限，以外展、上举、内旋、外旋更为明显，随着病情进展，由于长期废用引起关节囊及肩周软组织的粘连，肌力逐渐下降，加上喙肱韧带固定于缩短的内旋位等因素，使肩关节各方向的主动和被动活动均受限，特别是梳头、穿衣、洗脸、叉腰等动作均难以完成。

3. 怕冷

患者肩怕冷，对气候变化特别敏感，不少患者终年用棉垫包肩，即使在暑天，肩部也不敢吹风。

4. 压痛

多数患者在肩关节周围可触到明显的压痛点，压痛点多在肱二头肌长头肌腱沟处、肩峰下滑囊、喙突、冈上肌附着点等处。

5. 肌肉痉挛与萎缩

三角肌、冈上肌等肩周围肌肉早期可出现痉挛，晚期可发生废用性肌萎缩，出现肩峰突起，上举不便，后伸不能等典型症状，此时疼痛症状反而减轻。

本病主要采用X线检查和肩关节MRI检查。生活中多注意防寒保暖，特别是避免肩部受凉。需要伏案工作、双肩经常处于外展状态的人群，应注意保持正确姿势。

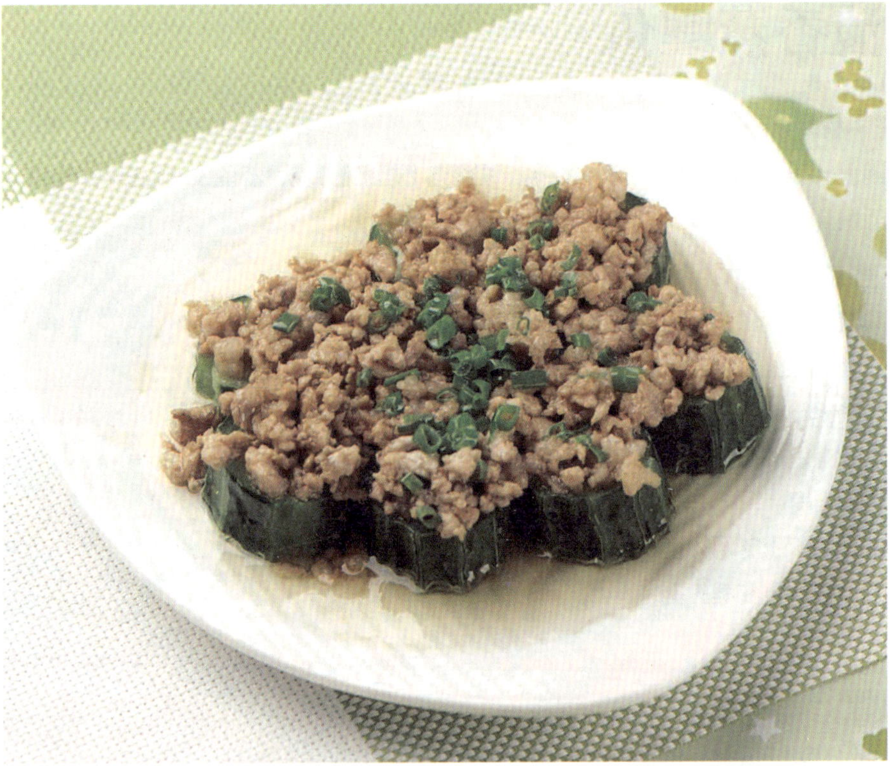

肉末蒸丝瓜

材料

肉末80克，丝瓜150克，葱花少许，盐、鸡粉、老抽各少许，生抽、料酒各2毫升，水淀粉、食用油各适量

做法

1. 将洗净去皮的丝瓜切成棋子状的小段，备用。
2. 用油起锅，倒入肉末，翻炒匀，至肉质变色。淋入少许料酒，炒香、炒透。再倒入少许生抽、老抽，炒匀上色。加入鸡粉、盐，炒匀调味。倒入适量水淀粉，炒匀，制成酱料。
3. 关火后盛出酱料，放在碗中，待用。
4. 取一个蒸盘，摆放好丝瓜段。再放上备好的酱料，铺匀。
5. 蒸锅上火烧开，放入装有丝瓜段的蒸盘。盖上盖，用大火蒸约5分钟，至食材熟透。关火后揭取出蒸好的食材，趁热撒上葱花，浇上热油即成。

清香蒸鲤鱼

材料

鲤鱼500克，姜片10克，葱丝10克，盐3克，胡椒粉1克，蒸鱼豉油8毫升，食用油适量

做法

1. 处理干净的鲤鱼切下头尾，在鲤鱼上均匀地抹盐，再抹上胡椒粉。
2. 将鱼头竖立在盘子一端，摆好鱼身和鱼尾，并均匀放上姜片。
3. 备好已注水烧开的电蒸锅，放入鲤鱼，加盖，调好时间旋钮，蒸10分钟至熟。
4. 揭盖，取出蒸好的鲤鱼。
5. 取走姜片，将蒸出的汤水倒掉，放上葱丝。
6. 锅置火上，倒入食用油，烧至八成热。
7. 将热油浇在鲤鱼上，淋上蒸鱼豉油即可。

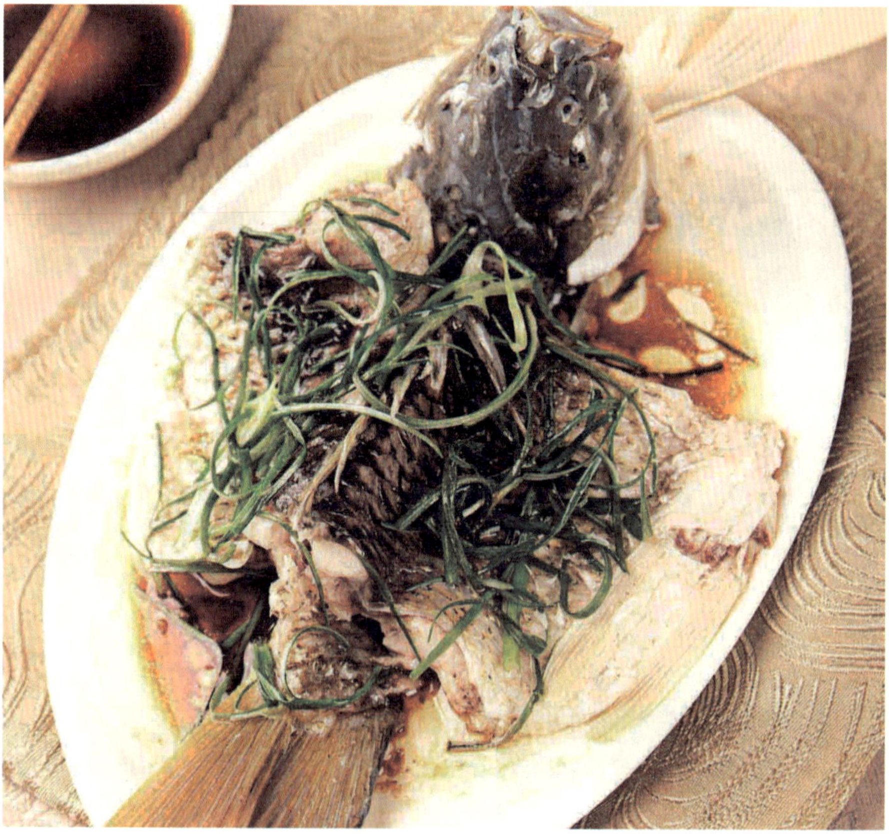

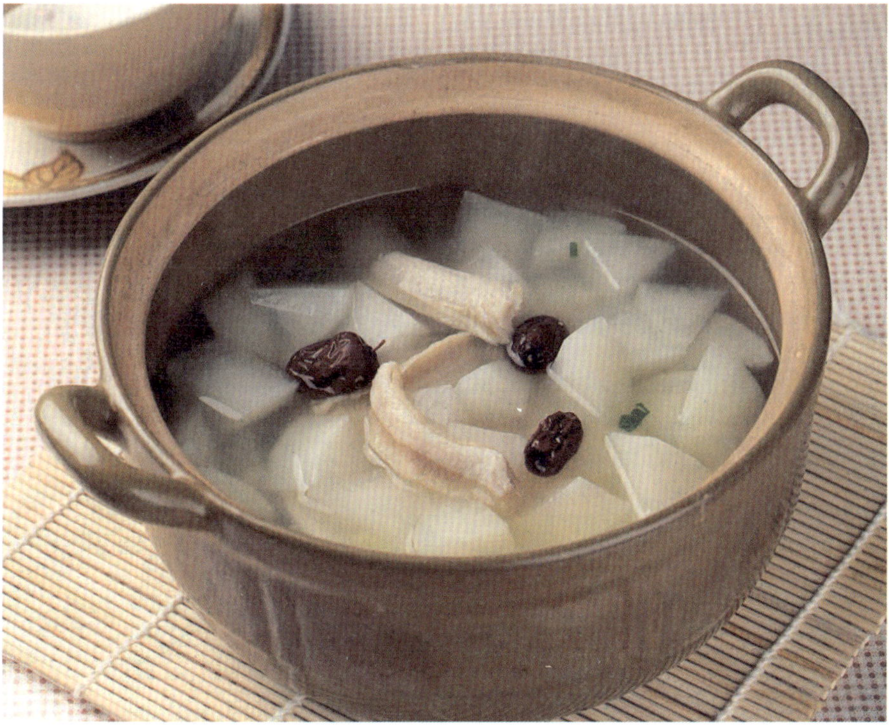

白萝卜牛肚煲

材料

白萝卜300克，牛肚100克，红枣10克，姜片、葱花各少许，盐2克，鸡粉2克

做法

1. 将洗净去皮的白萝卜切开，再切成块，改切成丁。
2. 洗好的牛肚切成片。
3. 将切好的牛肚和白萝卜分别装盘，待用。
4. 砂锅中注入适量清水，用大火烧开，倒入牛肚。
5. 放入洗好的红枣，加入少许姜片，用勺搅拌一会儿。
6. 再将切好的白萝卜倒入锅中。
7. 用勺搅拌匀。
8. 盖上锅盖，烧开后用小火再炖20分钟至食材熟烂。
9. 揭开盖，加入适量鸡粉、盐。
10. 搅匀调味，略煮片刻，再撒入适量葱花。关火，端下砂锅即成。

黄花菜炖乳鸽

材料

乳鸽肉400克，水发黄花菜100克，红枣20克，枸杞10克，花椒、姜片、葱段各少许，盐、鸡粉各2克，料酒7毫升

做法

1. 将洗净的黄花菜切除根部。
2. 锅中注入适量清水烧开，放入处理干净的乳鸽肉，略煮一会儿，淋入少许料酒，煮约半分钟。
3. 捞出氽煮好的乳鸽，沥干水分，待用。
4. 砂锅中注入适量清水烧开，撒上洗净的花椒，放入姜片；再倒入洗净的红枣、枸杞，放入氽过水的乳鸽，倒入切好的黄花菜，搅拌匀，淋入适量料酒提味。
5. 盖上盖，煮沸后用小火炖煮约1小时，至食材熟透。
6. 揭盖，加入少许鸡粉、盐，搅匀提味。用大火续煮一会儿，至汤汁入味。
7. 关火后取下砂锅，趁热撒上葱段即成。

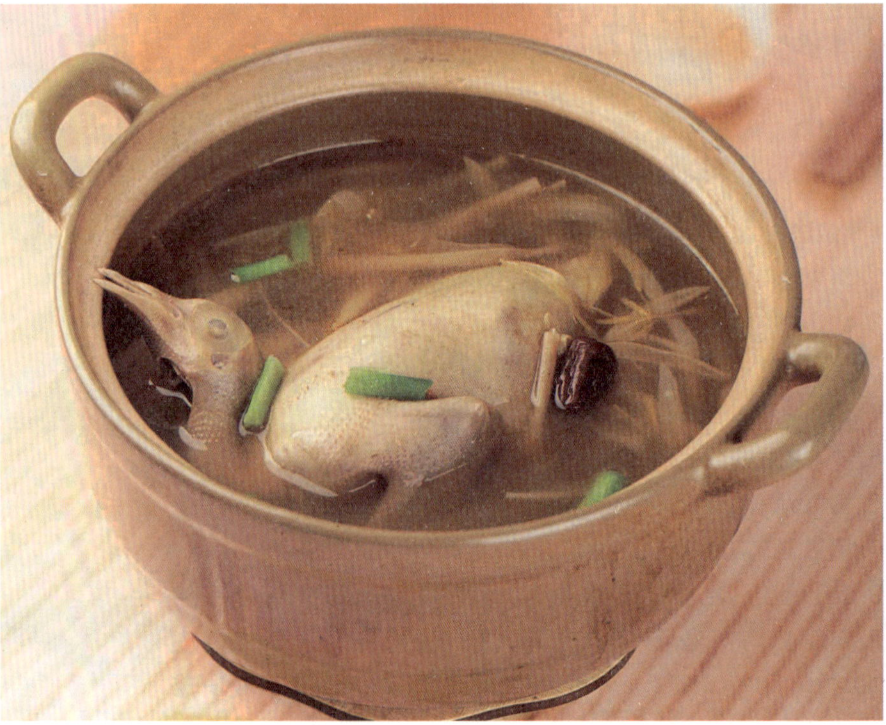

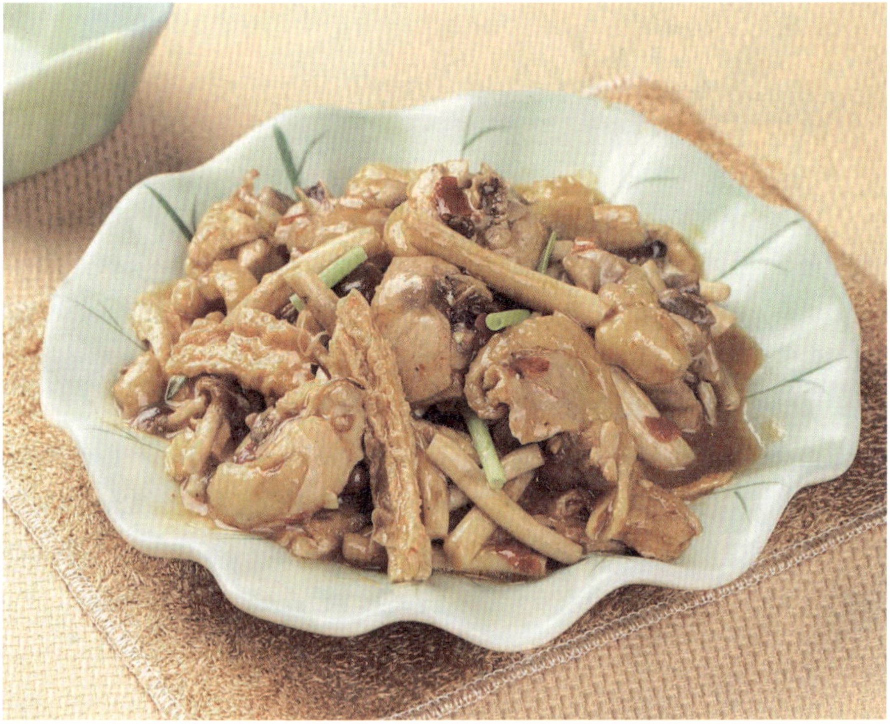

茶树菇腐竹炖鸡肉

材料

光鸡400克，茶树菇100克，腐竹60克，姜片、蒜末、葱段各少许，豆瓣酱6克，盐3克，鸡粉2克，料酒、生抽各5毫升，水淀粉、食用油各适量

做法

1. 洗净的茶树菇切成段。将光鸡斩成小块。锅中注入适量清水烧热，倒入鸡块，搅匀，用大火一会儿，掠去浮沫。捞出，沥干水分，待用。
2. 热锅注油，烧至四成热，倒入洗好的腐竹，炸约半分钟，至其呈虎皮状。捞出沥油，再浸在清水中，泡软后待用。
3. 用油起锅，放入姜片、蒜末、葱段，用大火爆香，倒入汆过水的鸡块，翻炒至断生。淋入少许料酒，炒香、炒透。放入生抽、豆瓣酱，翻炒几下。
4. 加入盐、鸡粉，炒匀调味。注入适量清水，倒入泡软的腐竹，翻炒匀。
5. 盖上盖，煮沸后用小火煮至全部食材熟透；取下盖，倒入切好的茶树菇翻炒匀，续煮至其熟软，转大火收汁，倒入适量水淀粉勾芡，关火后盛出即可。

腰椎间盘突出症

腰椎间盘突出症主要是因为腰椎间盘各部分（髓核组织、纤维环及软骨板），尤其是髓核组织，有不同程度的退行性改变后，在外力因素的作用下，椎间盘的纤维环破裂，髓核组织从破裂之处突出（或脱出）于后方或椎管内，导致相邻脊神经根遭受刺激或压迫，从而产生腰部疼痛，一侧下肢或双下肢麻木、疼痛等一系列临床症状。

腰椎间盘突出症大多数病人可以经非手术治疗缓解或治愈。其治疗原理是改变椎间盘组织与受压神经根的相对位置或部分回纳，减轻对神经根的压迫，松解神经根的粘连，消除神经根的炎症，从而缓解症状。非手术治疗主要适用于年轻、初次发作或病程较短者；症状较轻，休息后症状可自行缓解者；影像学检查无明显椎管狭窄。

腰椎间盘突出症的预防措施

提起重物时，应多加注意采取对腰部伤害最小的姿势，尽量不要突然用力过大扭转腰部而造成腰部劳损、拉伤。

借助一些体育锻炼来加强背部肌肉的锻炼，让背部肌肉来保护脊椎，使腰椎的稳固性增强。

饮食要点

蛋白质是形成肌肉、韧带所不可或缺的营养素。日常生活中可通过补充富含蛋白质的食物，如猪肉、鸡肉、牛肉、肝脏、鱼类、鸡蛋、豆类及其豆制品等。

维生素C能增强腰椎椎间盘的纤维环的强度，也能缓解腰椎间盘突出症状。维生素C含量多的食物有红薯、马铃薯、油菜花、青椒、卷心菜、芹菜、草莓、甜柿子、柠檬、橘子等。

维生素E有扩张血管、促进血液循环、消除肌肉紧张的作用，同样能缓解腰椎间盘突出的疼痛的症状。日常生活中含维生素E多的食物有鳝鱼、大豆、花生米、芝麻、杏仁等。

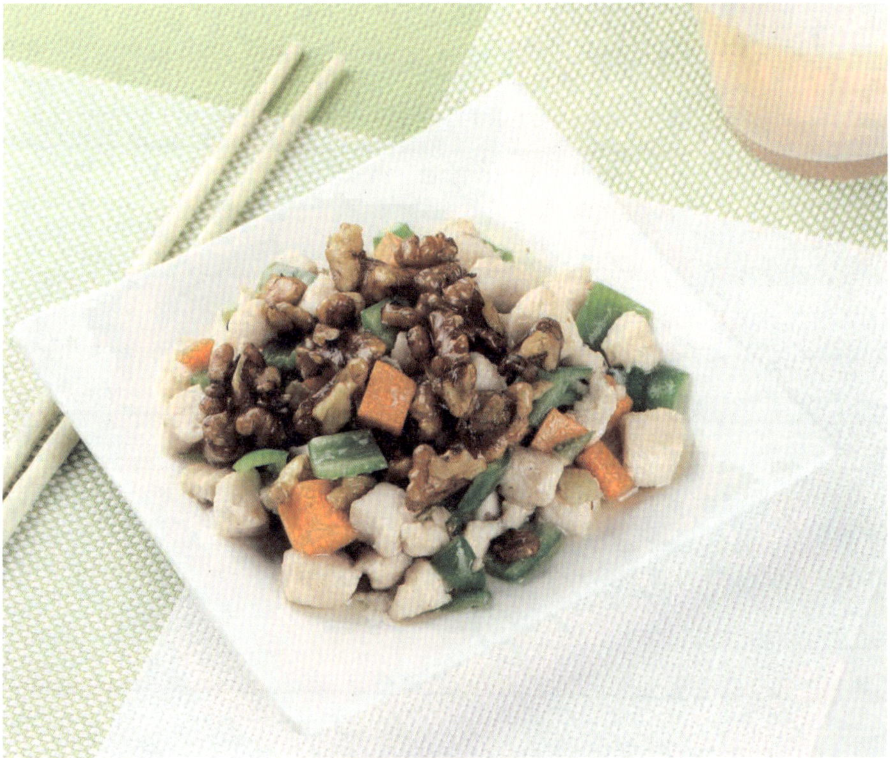

核桃仁鸡丁

材料

核桃仁30克，鸡胸肉180克，青椒40克，胡萝卜50克，姜片、蒜末、葱段各少许，盐3克，鸡粉2克，料酒、水淀粉、食用油各适量

做法

1. 将洗净去皮的胡萝卜切成丁。洗好的青椒对半切开，去籽，切成丁。洗净的鸡胸肉切成丁，装入碗中，加少许盐、鸡粉。倒入适量水淀粉，抓匀。注入适量食用油、料酒，腌渍10分钟至入味。
2. 锅中注水烧开，放入胡萝卜，焯煮1分钟，至其七成熟。捞出，备用。
3. 锅中放入核桃，焯煮1分钟。捞出，备用。
4. 热锅注油，烧至三成热，放入核桃仁，炸出香味。捞出，备用。
5. 锅底留油，放入姜片，蒜末，倒入鸡胸肉，翻炒匀。放入胡萝卜、青椒，翻炒匀。撒上葱段，拌匀，盛出。撒上核桃仁即可。

草莓土豆泥

材料

草莓35克，土豆170克，牛奶50毫升，黄油、奶酪各适量

做法

1. 将洗净去皮的土豆切成块，再切成薄片，装入盘中。
2. 洗好的草莓去蒂，切成薄片，剁成泥，备用。
3. 蒸锅注水烧开，放入准备好的土豆片。
4. 在土豆片上放入少许黄油。
5. 盖上锅盖，用中火蒸10分钟。
6. 揭开锅盖，取出蒸好的食材，放凉待用。
7. 把土豆片倒入碗中，捣成泥状。
8. 放入适量奶酪，搅拌均匀。
9. 注入少许牛奶。
10. 取一个小碗，盛入拌好的食材，点缀上草莓泥即可。

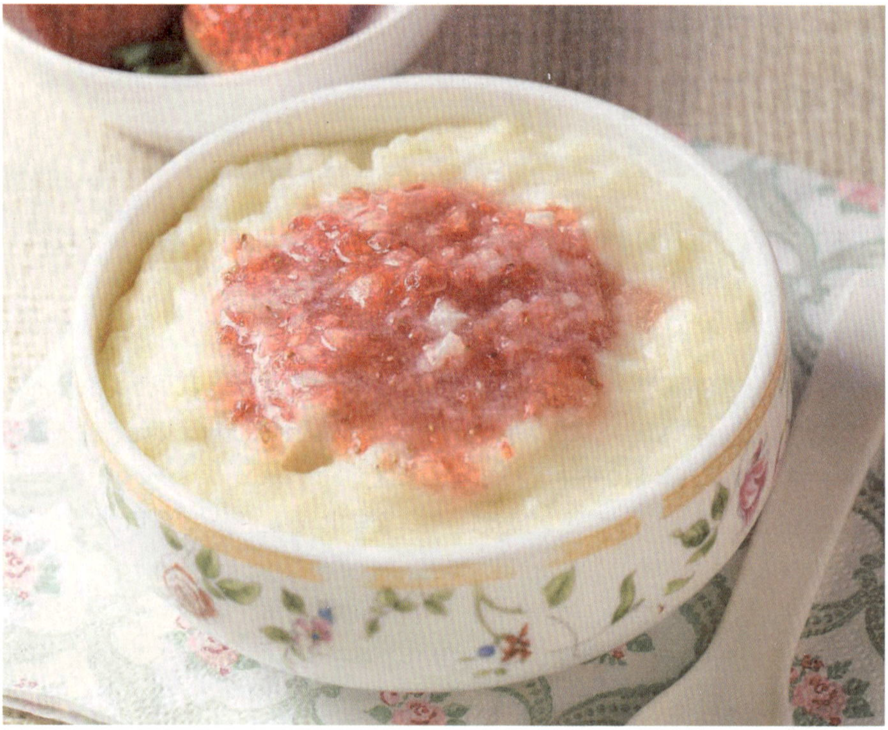

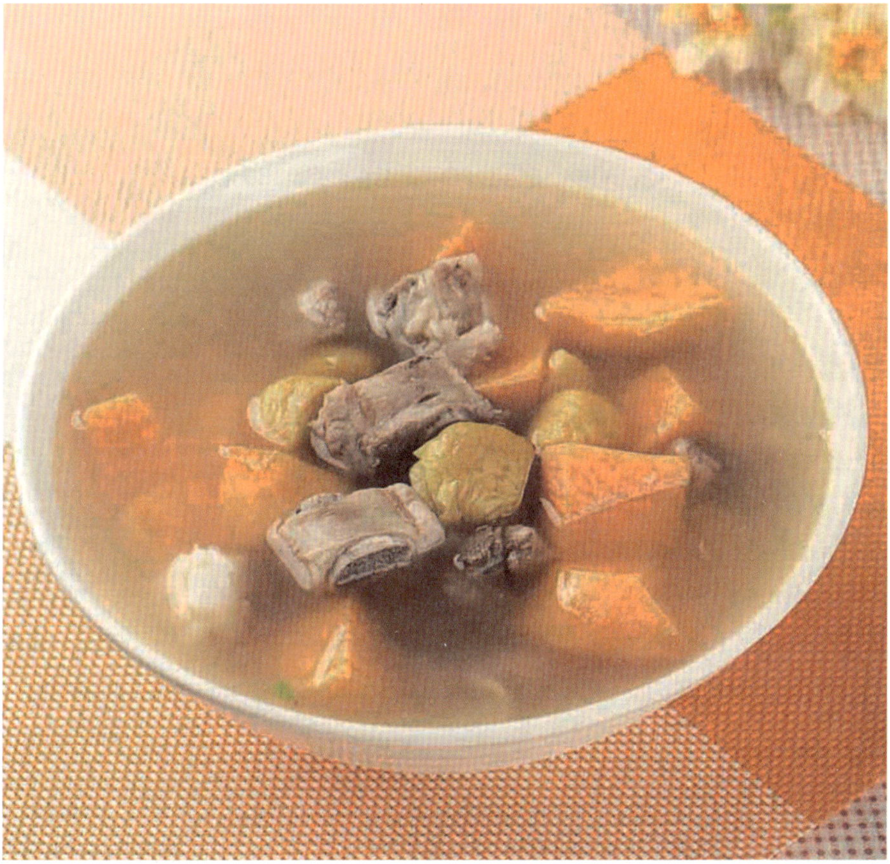

红薯板栗排骨汤

材料

红薯150克，排骨段350克，板栗肉60克，姜片少许，盐、鸡粉各2克，料酒5毫升

做法

1. 将洗净去皮的红薯对半切开，再切成小块，洗净的板栗肉切块，锅中注入适量清水烧开，放入洗净的排骨段，搅匀汆煮，捞出沥水待用。
2. 锅中注入适量清水烧开，倒入汆煮过的排骨，放入切好的板栗肉，撒上姜片，淋入少许料酒，盖上盖，煮沸后用小火煮约30分钟至食材熟软。
3. 揭开盖，倒入红薯块搅拌。
4. 再盖上盖，用小火续煮约15分钟，至全部食材熟透。
5. 取下盖子，加入盐、鸡粉，搅匀调味，再煮至食材入味，关火后盛出煮好的排骨。

牛肉白菜汤饭

材料

牛肉110克，虾仁60克，胡萝卜55克，白菜70克，米饭130克，海带汤300毫升，芝麻油、盐各少许

做法

1. 锅中注入适量清水烧开，放入牛肉，煮约10分钟至其断生。捞出，沥干水分，放凉待用。
2. 沸水锅中倒入虾仁，煮至变色。捞出，沥干水分，待用。
3. 洗净去皮的胡萝卜切成粒，洗好的白菜切丝。
4. 将放凉的牛肉切成粒，汆过水的虾仁切碎，剁碎，备用。
5. 砂锅置于火上，倒入海带汤，放入牛肉、虾仁、胡萝卜，拌匀。盖上盖，烧开后用小火煮约10分钟。
6. 揭开盖，倒入米饭，放入白菜，拌匀。再盖上盖，用中火续煮约15分钟，加入芝麻油、盐拌匀即可。

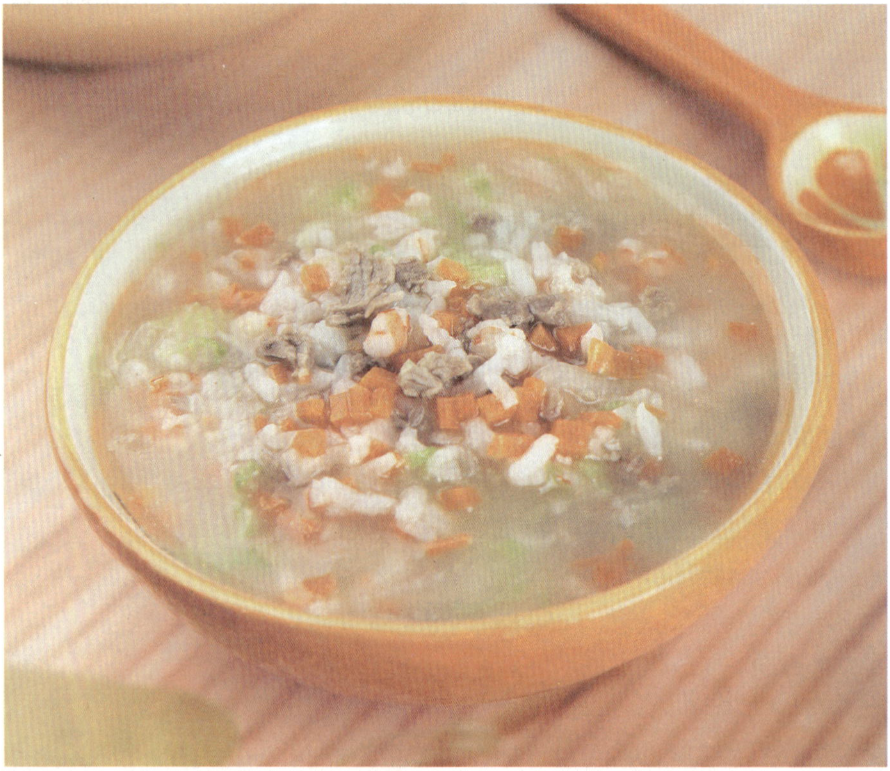